Selected
Works
of
Chinese
Solar
Term
Dishes

24
节气

中华节气菜

作　　　品　　　选

世界中餐业联合会
《餐饮世界》杂志社　组编

中国轻工业出版社

图书在版编目（CIP）数据

中华节气菜作品选 / 世界中餐业联合会，《餐饮世界》杂志社组编. —北京：中国轻工业出版社，2023.7
ISBN 978-7-5184-4404-5

Ⅰ.①中… Ⅱ.①世… ②餐… Ⅲ.①食物养生—菜谱
Ⅳ.①R247.1 ②TS972.161

中国国家版本馆CIP数据核字（2023）第060398号

责任编辑：方　晓　贺晓琴
文字编辑：吴曼曼　　　　责任终审：高惠京　整体设计：锋尚设计
策划编辑：史祖福　方　晓　责任校对：晋　洁　责任监印：张　可

出版发行：中国轻工业出版社（北京东长安街6号，邮编：100740）

印　　刷：鸿博昊天科技有限公司

经　　销：各地新华书店

版　　次：2023年7月第1版第1次印刷

开　　本：889×1194　1/16　印张：20.75

字　　数：448千字

书　　号：ISBN 978-7-5184-4404-5　定价：298.00元

邮购电话：010-65241695

发行电话：010-85119835　传真：85113293

网　　址：http://www.chlip.com.cn

Email：club@chlip.com.cn

如发现图书残缺请与我社邮购联系调换

230407K9X101ZBW

2018年5月，世界中餐业联合会率先提出"中华节气菜"的概念：遵循春夏秋冬的时令变化规律，以"阴阳平衡""五味调和"为核心理念，敬畏天地、珍爱生命、尊重食材，以多样化的烹调技法，打造具有鲜明中华优秀传统文化特色的菜式体系。

In May 2018, the World Federation of Chinese Catering Industry took the lead in initiating the concept of the "Chinese Solar Term Dishes": adapting to the pattern and change rules of the seasons, with "Yin-Yang balance" and "five-flavor coordination" as its core concepts, revering the nature, cherishing life, respecting food ingredients, through diverse cooking skills, establishing a system of dishes with outstanding characteristics of the excellent Chinese traditional culture.

组织编写

世界中餐业联合会

《餐饮世界》杂志社

顾　问

董振祥（世界中餐业联合会副会长、大董餐饮投资有限公司董事长）

屈　浩（世界中餐业联合会国际中餐名厨专业委员会主席）

王海东（世界中餐业联合会国际中餐青年名厨专业委员会主席）

特约编辑

彭　程　钱佳忆　梁　曦

中华节气菜
Chinese Solar Term Dishes

传统文化
创新融合
之魅力

The Charm of Innovative Integration of Traditional Culture

春雨惊春清谷天
夏满芒夏暑相连
秋处露秋寒霜降
冬雪雪冬小大寒

Beginning of Spring, Rain Water, Awakening of Insects, Spring Equinox, Pure Brightness and Grain Rain Following, Beginning of Summer, Grain Buds, Grain in Ear, Summer Solstice, Minor Heat and Major Heat Connecting, Beginning of Autumn, End of Heat, White Dew, Autumn Equinox, Cold Dew and Frost's Descent Occurring, Beginning of Winter, Minor Snow, Major Snow, Winter Solstice, Minor Cold and Major Cold Integrating

前言
Foreword

应天时而动，就地利而兴。在与天地的对话互动中，我们的祖先认识了自然，创立了二十四节气。从"种田无定例，全靠看节气"到"春牛春杖，无限春风来海上"，二十四节气从最初的指导农耕生产，逐渐深入到中国人的衣食住行，穿越了2000年的时光，于2016年11月30日正式列入人类非物质文化遗产代表作名录。这是中国人集体智慧的结晶，彰显了中国人对自然界认知的独特性及其实践活动的丰富性。

Act in accordance with the favorable timing of nature, and thrive with the geographical advantageous conditions. Through interaction and communication with the climate and land, our ancestors established the 24 solar terms based on the knowledge of nature. Traveling through more than 2000 years, from the initiation with the purpose of guiding agricultural production, to the gradual penetration of its influences into Chinese people's lifestyle, as the crystallization of the collective wisdom of the Chinese people, which manifests the uniqueness of their understanding of nature and the richness of their practical activities, the 24 solar terms were officially listed in the Representative List of the Intangible Cultural Heritage of Humanity, on November 30th, 2016. Just like the old Chinese poems and proverbs said, "There are no settled rules in agricultural activities, but all depends on the solar terms" and "The day when farm cattle and plowing sticks are everywhere in the field, it's the time when all the blessings would come along with the wind from the sea."

被世界国际气象界誉为"中国的第五大发明"的二十四节气，"顺时应节"不仅关乎农事、祭祀、养生以及与此相关的各种美食活动，更蕴含着一整套根深蒂固的时间认知与哲学观念。在物质生活充裕、科技发展进步的今天，其古老的智慧和美学，依旧在潜移默化地影响着人们的饮食习惯、思想观念、行为生活，是人们在与自然的相处中研习出特有的生存之道。

With its reputation as "China's Fifth Outstanding Invention" in the international meteorological community and its essence of "adapting to seasons and timing", the 24 solar terms not only perform significantly in agriculture activities, worships, health preservation, and other activities related to food, but also contains comprehensive and solid recognition on time and philosophical concepts. Nowadays, with abundant material life and developed technology, as a special philosophy of living that has been studied and practiced through the interaction and communication between humanity and nature, the ancient wisdom and aesthetics of the 24 solar terms still keep spreading influences unconsciously on people's diet pattern, ideas and values, and lifestyles.

党的十八大以来，以习近平同志为核心的党中央高度重视中华优秀传统文化的历史传承和创新发展，始终从中华民族最深沉与最深厚的精神追求深度看待优秀传统文化、从国家战略资源的高度继承优秀传统文化、从推动中华民族现代化进程的角度创新发展优秀传统文化。习近平总书记多次强调指出，"要加强对中华优秀传统文化的挖掘和阐发，使中华民族最基本的文化基因与当代文化相适应、与现代社会相协调……要推动中华文明创造性转化、创新性发展，激活其生命力，让中华文明同各国人民创造的多彩文明一道，为人类提供正确的精神指引。"

Since the 18th National Congress of the Communist Party of China, the Party Central Committee with Xi Jinping as its core has been attaching great importance to the historical inheritance and innovative development of the excellent Chinese traditional culture, regarding the excellent traditional culture from the perspective of the deepest and the most profound spiritual pursuit of the Chinese nation, inheriting the excellent traditional culture from the perspective of national strategic resources, and developing the excellent traditional culture from the perspective of promoting the modernization process of the Chinese nation on innovative-driven. General Secretary Xi Jinping has emphasized multiple times, "Strengthen the exploration and the elucidation of the excellent Chinese traditional culture, so that the minimum cultural genes of the Chinese nation could be adapted to contemporary culture and coordinated with modern society... Promote creative transformation and innovative development of the Chinese civilization, activate its vitality, and provide proper spiritual guidance for humanity by working together with the colorful civilizations created by all peoples across the world."

中共中央办公厅、国务院办公厅印发的《关于实施中华优秀传统文化传承发展工程的意见》指出："加强对传统历法、节气、生肖、饮食、医药的研究阐释、活态利用，使其有益的文化价值深度嵌入百姓生活……加强中华优秀传统文化相关学科建设，重视保护和发展具有重要文化价值和传承意义的'绝学''冷门学科'。"

The *Opinions on the Implementation of the Project for the Inheritance and Development of the Excellent Chinese Traditional Culture*, issued by the General Office of the Central Committee of the Communist Party of China and the General Office of the State Council points out: "Strengthen the research, interpretation, and active utilization of traditional calendars, solar terms, zodiac signs, diet, and medicine, so that their beneficial cultural values can be deeply embedded in people's lives... Strengthen the construction of disciplines related to excellent Chinese traditional culture, and attach importance to the protection and development of 'unique studies' and 'byway studies' with important cultural value and inheritance significance."

为了贯彻落实"让中华优秀传统文化内涵更好更多地融入生产生活各方面，转化为不可或缺的日常组成部分，形成人人传承发展中华优秀传统文化的生动局面，在全社会形成参与守护、传播弘扬优秀传统文化的良好环境"等一系列重要指示精神，世界中餐业联合会于2018年5月29日，在著名中华老字号全聚德前门起源店召开了"中华节气菜推广项目会"，创建了"中华节气菜"餐饮新概念——遵循春夏秋冬的时令变化规律，以"阴阳平衡""五味调和"为核心理念，敬畏天地、珍爱生命、尊重食材，以多样化的烹调技法，打造具有鲜明中华优秀传统文化特色的菜式体系。

In order to implement a series of important directives such as "Let the connotation of the excellent Chinese traditional culture be better and more integrated into all aspects of the production and life, transform it into an indispensable part of daily life, create a vivid situation for everyone to inherit and develop the excellent Chinese traditional culture, and create a good environment for participation, protection, publicity, and promotion of the excellent Chinese traditional culture in the whole society", during the project promoting conference held on May 29th, 2018, Qianmen Quanjude Roast Duck Restaurant, the well-known China Time-honored Brand, the World Federation of Chinese Catering Industry initiated the concept of "Chinese Solar Term Dishes" — Adapting to the pattern and change rules of the seasons, with "Yin Yang balance" and "five-flavor coordination" as its core concepts, revering the nature, cherishing life, respecting food ingredients, through diverse cooking skills, establishing a system of dishes with outstanding characteristics of the excellent Chinese traditional culture.

2018年2月，《餐饮世界》杂志社聚焦"中华节气菜"的宣传与推广；同年11月，恰逢小雪节气，《餐饮世界》微信公众号首次创播中华节气菜制作视频，深受浏览者喜爱。在此基础上，杂志社于2019年4月推出"中华节气菜专刊"；2020年9月再度推出"中华节气菜专刊"。此举既是对多年来推广中华节气菜工作的阶段性总结，也是对逾百家餐饮企业鼎力支持、百余位名厨和大师精心烹制的感谢，特别是围绕不同节气推出的近500道时令美味佳肴，为丰富中华饮食文化增添了多彩的一笔。

In February 2018, the *World Cuisine* magazine booted up the publicity and promotion of the "Chinese Solar Term Dishes"; in November 2018, with the coincidence with one of the solar terms, Minor Snow, the WeChat official account of *World Cuisine* posted a video clip of the cooking processes of few Chinese solar term dishes for the first time, which received high praises from the audiences. On this basis, the *World Cuisine* magazine launched the *Chinese Solar Term Dishes Column* in April 2019; and again, in September 2020. This was not only the periodic summary of the promotion of the Chinese Solar Term Dishes over the years, but also showing our gratitude and appreciation for the wholehearted support from more than 100 catering enterprises and cooking performances from over 100 master chefs. In particular, almost 500 solar-term dishes based on various solar terms had a complete revelation, enriching the Chinese food culture with a colorful touch.

2018年6月26日，以"世界的味道"为主题的第三届世界厨师艺术峰会围绕"中华节气美食"遇见"国际节日美食"的热点话题，为与会者带来美食之美、文化之美与跨界之美的灵感与思考。演讲嘉宾、评论嘉宾、主持嘉宾汇聚一堂，在畅谈各国饮食文化、烹饪艺术、健康食材、美食发展趋势的同时，分享不同季节、不同节日的主题餐饮营销经典案例和成功经验，带给人们全新的烹饪艺术体验，为餐饮企业提升文化附加值、打造品牌影响力、主题宴会的策划与营销建言献策。期间，举办了"中华节气菜标识设计全球征集发布暨顾问专家聘任仪式"。

On June 26th, 2018, with the theme of "World · Taste", the 3rd World Chef Art Festival focused on the hot topic of the meeting between the "Chinese Solar Term Dishes" and the "International Festival Food", entertained all the participants with inspiration and reflection on the beauty of food, culture, and crossover. With all the speakers, critics, and guests gathered in the same hall, talking about food culture, culinary art, healthy food ingredients, and the development trend of food in different countries, sharing classic cases and successful experiences of themed catering marketing in different festivals and seasons, the event enjoyed the audiences with a brand new experience of culinary art, and provided suggestions for promoting the cultural added value of catering enterprises, building up brand influence, and themed banquet planning and marketing. During this period, the "Global Solicitation and Release for the Logo Design of the Chinese Solar Term Dishes and the Appointment Ceremony of Consulting Experts" were held.

2018年9月，《餐饮世界》杂志社与天士力控股集团有限公司、帝泊洱文化工作室合作推出《二十四节气养生食笺》。该书根植中华传统节气文化，并与科学饮食有机融合，既是一本节气美食生活的指导书，也是倡导人们养成健康生活理念和行为、共建品质生活的指引书。

In September 2018, the *World Cuisine* magazine, Tianshili Holdings Group Co., Ltd., and Diboer Culture Studio jointly launched the *24 Solar Term Healthy Food Note*. Rooted in the traditional Chinese solar term culture and integrated with scientific diet, this book is not only an introduction to a solar term dishes lifestyle, but also a guide for advocating people to form and develop a healthy concept and behavior, and to jointly build a high-quality life.

2018年10月，由商务印书馆出版的《中国美食哲学》面世。作者白玮先生以开创性的哲学视角对中华饮食文明中的"时令饮食理念""本味理论""阴阳平衡学说""五味调和思想"和"食疗养生体系"进行了梳理，以大众熟知的维度为切入点，详细讲述了以"人之道"为本体的天之道、地之道、食之道、烹之道、味之道的美食哲学体系，并着重阐述了中国美食的时令饮食思想。

In October 2018, the *Philosophy of Chinese Cuisine* by the Commercial Press was published. The author Bai Wei, from a groundbreaking philosophical perspective, has sorted out the Seasonal Dietary Philosophy, Flavor Theory, Yin-Yang Balance Theory, Five-Flavor Coordination Thought, and Food Therapy and Health Preservation System in Chinese food civilization. Starting from a public well-known entry point, based on the "way of human-beings", the author elaborates on the culinary philosophical system formed with the ways of heaven, earth, eating, cooking, and taste, emphasizing the seasonal dietary ideas of Chinese cuisine.

2018年10月，在北京举办的"中华节气菜与世界美食高峰论坛"，汇聚了国内外美食文化名家，分别以"大董餐桌二十四节气菜品实践""节气菜品设计""中华节气饮食哲学""意大利美食文化"和"墨西哥特色美食"为主题，演绎了二十四节气的中华饮食文化与现代生活结合，加强了世界美食文化多元化交流，探讨了东西方饮食文化中不同季节、不同食材、不同菜品的设计，丰富了节气养生的理念和节气文化。

In October 2018, with a gathering of celebrities in food and cultural industries both domestically and abroad, the Summit on Chinese Solar Term Dishes and World Food was held in Beijing. Respectively themed with Dadong's Table 24 Solar Term Dishes Practice, Solar Term Dishes Design, Chinese Solar Term Cuisine Philosophy, Italian Food Culture, and Mexican Featured Food, the event demonstrated the combination of Chinese food culture in 24 solar terms and modern life, strengthened the diversified communication of world food culture, discussed the design of different dishes with different food ingredients in different seasons in eastern and western food cultures, and enriched the concept of solar term health preservation and solar term culture.

2019年4月，"中华节气菜大师SHOW"在上海举办，江浙沪三地12位厨师现场演绎中华节气菜，用行云流水的技艺、诗画般的美学情怀烹饪文化大餐。同期举办的"2019中华节气菜华东区座谈会"，更坚定了"中华节气菜"作为中华饮食文化的重要载体。同年6月，在青岛国际会议中心举办了"向新中国成立70周年献礼——'中华节气菜'主题展"。

In April 2019, the "Chinese Solar Term Dishes Master Chef Show" was held in Shanghai, with 12 chefs from Jiangsu province, Zhejiang province and Shanghai City, demonstrating a cultural feast with the charm of the Chinese Solar Term Dishes, by outstanding skills and idyllic aesthetics. Meanwhile, the "2019 Chinese Solar Term Dishes East China Forum" further strengthened the Chinese Solar Term Dishes as an important carrier of Chinese food culture. In June 2019, a themed exhibition titled "Chinese Solar Term Dishes, A Tribute to the 70th Anniversary of the Founding of the People's Republic of China", was held in the Qingdao International Convention Center.

2020年10月，由世界中餐业联合会创办的"首届中华节气菜大会"在四川资阳举行；2021年5月，以"鼎中本味"为主题的"第二届中华节气菜大会"在古城西安举办。2023年9月，"第三届中华节气菜大会"即将在江苏常州开启。蕴含着深厚文化传统的"中华节气菜"，已成为发扬中华优秀饮食文化、推动中餐繁荣、提升中餐国际影响力和关注度的重要抓手之一。

In October 2020, the "1st Chinese Solar Term Dishes Conference", initiated by the World Federation of Chinese Catering Industry, was held in Ziyang City, Sichuan province. In May 2021, the "2nd Chinese Solar Term Dishes Conference" was held in the ancient city, Xi'an, with the "Original Taste in Ding" as the theme. In September 2023, the "3rd Chinese Solar Term Dishes Conference" will be held in Changzhou City, Jiangsu province. As the carrier and container of the profound culture traditions, the Chinese Solar Term Dishes has become one of the keys for developing excellent Chinese food culture, promoting the prosperity, international influences and attentions of the Chinese catering industry.

历时五年，致力于弘扬中华饮食文化的文人墨客、能工巧匠，胸怀责任，勇于担当，以敬畏之心探索"二十四节气"的文化内涵，厚生利用民族养生理念，不懈追求特色风味饮食的精髓与道义，在传承与创新之中，推动"中华节气菜"的传播与发展，引领菜品研发与节气结合的风尚与潮流，让"中华节气菜"在中国传统文化史上有了一席之地，开启了技艺传承的新篇章！

For the past five years, with the sense of duty and the courage of taking responsibility, many experts and craftsmen who are dedicated to carrying forward the Chinese food culture, have been exploring the cultural connotation of the 24 solar terms with the attitude of awe, using the concept of national health preservation on the purpose of benefiting people's life, unremittingly pursuing the essence and the honor of featured food, promoting the spreading and development of the "Chinese Solar Term Dishes" with inheritance and innovation as the basis, leading the style and the trend of the combination of dishes creation and solar terms, putting the "Chinese Solar Term Dishes" on the map of the history of the Chinese traditional culture, revealing the new chapter of the inheritance of the cooking skill of Chinese cuisine!

"中华节气菜"蕴含的不只是烹调技艺的延续，也是当代餐饮人对先辈孜孜于庖艺的敬仰。五年来，近500道节气菜看，是逾百家企业、百余名厨师的不懈追求和倾情奉献，一道道匠心之作，汇聚成精神与文化、智慧和心血的饕餮盛宴，让我们深深感受到节气饮食的美好味觉之旅，以及流淌在口齿与心中的幸福力量。由于篇幅所限，只能撷取汇集每个节气的部分菜品，但是仍然要感谢所有为中华节气菜付出的每一个人。

The connotation of the "Chinese Solar Term Dishes" contains not only the continuance of the cooking skills, but also the admiration from current practitioners in the catering industry for all ancestors and their dedication to culinary. For the past five years, the nearly 500 solar term dishes, representing the wholehearted contribution and unremitting pursuit of more than 100 catering enterprises and nearly 100 master chefs, have integrated into a feast of spirit, culture, wisdom, and painstaking care. This empowers us to enjoy the fantastic taste journey of festival food, as well as the happiness and satisfaction flowing within our mouths and hearts. Due to the limited length of the article, only a few dishes of each solar term are included in this book, however, all the appreciation and gratefulness must be sent out to those who have contributed to this project.

习近平总书记高度重视中华优秀传统文化，并将其作为治国理政的重要思想文化资源。他反复强调，中华优秀传统文化是中华民族的突出优势，中华民族伟大复兴需要以中华文化发展繁荣为条件，必须结合新的时代条件传承和弘扬好中华传统优秀文化。

General Secretary Xi Jinping attaches great importance to the excellent Chinese traditional culture and uses it as a critical cultural resource in governance. He repeatedly emphasizes that the excellent Chinese traditional culture is an outstanding advantage of the Chinese nation, and the great rejuvenation of the Chinese nation requires the development and prosperity of Chinese culture as a condition, so it's necessary to inherit and promote the excellent Chinese traditional culture under the new era.

中华民族是一个崇尚革新精神的民族，尊重自然规律，讲究天人合一，综合协调，平衡有序推动历史前进。"二十四节气"就是中华民族祖先对天文规律的伟大发现。

The Chinese nation upholds the spirit of innovation, respects the laws of nature, emphasizes the theory that man is an integral part of nature, and believes in promoting the progress of history in a balanced and orderly manner through comprehensive coordination. The 24 Solar Terms represents the great discovery in astronomy by the ancestors of the Chinese nation.

我国较早的古历书《夏小正》对物候已有详细的记载，并以全年十二个月为序，记载了每个月的天气、物候、民事、农事、气象等方面的内容。

The earlier ancient calendar book in China, *Xia Xiao Zheng*, specifically recorded the weather, phenology, civil affairs, agricultural activities, meteorology, and other aspects of each month in the order of twelve months throughout the year.

距今2700多年的春秋时期，先人们用土圭测量正午时刻的影子长短确立了夏至、冬至、春分、秋分的时期。两至和两分确立后，立春、立夏、立秋、立冬四个节气也相继确立。《吕氏春秋·十二纪》中完整地记载了这八个节气。

During the Spring and Autumn Period, over 2700 years ago, our ancestors used Tugui to measure the lengths of the shadows at noon and established the Summer Solstice, the Winter Solstice, the Spring Equinox, and the Autumn Equinox. On such a basis, the Beginning of Spring, the Beginning of Summer, the Beginning of Autumn, and the Beginning of Winter were also established in succession. These eight solar terms were comprehensively recorded within the *Lv's Commentaries of History, Twelve Almanacs*.

秦汉时期，黄河中下游地区的人们，根据本区域历年的气候、天气物候以及农业生产活动的规律和特征，先后补充确立了其余十六个节气，分别是：雨水、惊蛰、清明、谷雨、小满、芒种、小暑、大暑、处暑、白露、寒露、霜降、小雪、大雪、小寒、大寒。至此，二十四个节气逐渐趋于完善。西汉的《淮南子》一书，详细完整地记载了二十四节气。

During the Qin and Han dynasties, people in the middle and lower reaches of the Yellow River established the remaining sixteen solar terms based on the climate, weather phenology, and patterns and characteristics of agricultural activities in the region over the years. These terms were: Rain Water, Awakening of Insects, Pure Brightness, Grain Rain, Grain Buds, Grain in Ear, Minor Heat, Major Heat, End of Heat, White Dew, Cold Dew, Frost's Descent, Minor Snow, Major Snow, Minor Cold, and Major Cold. At this point, the 24 solar terms were gradually improved. The book *Huai Nan Zi* in the Western Han Dynasty provided a detailed and complete record of the 24 solar terms.

春夏秋冬，四季更迭。二十四个节气，是一种天人合一、人与自然顺时而处的和谐，是不时不食、不鲜不食的智慧。饮食的灵魂在于风土，打造餐桌上的时节与饮食之韵、人文与食物之魅，是对生命的态度，是对品质生活的期盼，更是对"文化自信"的坚守。

The four seasons keep changing in a repeat. The set of 24 solar terms implies the theory that man is an integral part of nature, exemplifies the harmony of the coexistence of humanity and nature by adapting to timing, and represents the wisdom of "no diet on incorrect time" and "no diet without fresh". The soul of food roots within the local customs and nature conditions, the creation of the rhythm of seasons and diet, and the charm of human culture and food, all together reveal the attitude towards life, the expectation for quality life, and the determination and persistence of cultural confidence.

古往今来，中国人对饮食有着特殊的情结。饮食，对于中国人，不仅仅是一种生理温饱，更是一门生活艺术、一种流淌于血液中的记忆，一种融合水火、浓缩人生的文化与哲学。中华节气菜是中国饮食文化的智慧体现，是用美学情怀烹饪的文化大餐，不仅助力餐饮行业的文化自信，也是中华民族的精神缩影。

Through the ages, Chinese people have always had a special attachment to food. For Chinese people, food is far beyond just filling the stomach, but an art of living, a memory imprinted in genes, a kind of culture and philosophy that integrates water and fire, and concentrates life experiences. The Chinese Solar Term Dishes is the wisdom of Chinese food culture, a cultural feast cooked with aesthetic feelings, which not only promotes the cultural confidence of the catering industry, but also epitomizes the spirit of the Chinese nation.

随着当今社会消费结构不断升级，对外交流不断深入，"二十四节气"所蕴含的文化之美越发凸显。作为新时代的餐饮人，弘扬中华饮食文化是义不容辞的己任。中华饮食文化传承的意义在于我们对传统的认同，如果说传承是一种历史使命，创新就是历史赋予我们的时代责任。

With the continuous upgrading of consumption structure and deepening of international exchanges in current society, the cultural beauty contained in the 24 Solar Terms has become increasingly outstanding. As practitioners in the catering industry in the new era, it's our responsibility to carry forward the Chinese food culture. The significance of the inheritance of Chinese food culture lies in our recognition of tradition. If inheritance is a historical mission, then innovation is the duty of the times entrusted by history to us.

弘扬中华优秀传统文化不仅需要科学的态度，而且要有科学的方法。习近平总书记多次强调："要以时代精神激活中华优秀传统文化的生命力，推进中华优秀传统文化创造性转化和创新性发展。"

Carrying forward the excellent Chinese traditional culture requires not only a scientific attitude, but also a scientific methodology. General Secretary Xi Jinping has strengthened multiple times, "Activate the vitality of the excellent Chinese traditional culture by the spirit of the times, and promote the creative transformation and the innovative development of the excellent Chinese traditional culture."

创造性转化，就是按照时代特征和要求，紧密结合我们正在做的事情，对那些有普遍价值和借鉴意义的节气文化内涵进行深度挖掘，赋予其新的时代内涵。创新性发展，就是要激活优秀传统文化生命力，创造与世界各国人民沟通的新语境和新途径，让中华优秀传统文化走出去，在交流互鉴中实现新发展。创造性转化和创新性发展是相互联系的，是在继承中创新、在创新中继承的统一过程，就是要求我们在支持中华医药、中华烹饪、中华武术、中华典籍、中国文物、中国园林、中国节日等中华传统文化代表性项目走出去的伟大工程中，努力贡献自己应有的力量，以敬畏之心让祖先"二十四节气"的古老智慧合时事、荟全球！

Creative transformation refers to the deep exploration of the cultural connotations of solar terms that have universal value and reference significance, and endowing them with the new era connotation, in accordance with the characteristics and requirements of the times, and in close combination with what we are doing. Innovative development means activating the vitality of excellent traditional culture, creating new contexts and channels for communication with people around the world, allowing excellent Chinese traditional culture to reach further globally, and achieving new development through exchange and mutual learning. Creative transformation and innovative development are interrelated, constituting a unified process of innovating in inheritance and inheriting in innovation. It requires us to strive to contribute our due strength to the great program of supporting the representative projects of Chinese traditional culture to reach the world, such as Chinese medicine, Chinese cuisine, Chinese martial arts, Chinese classics, Chinese cultural relics, Chinese gardens, and Chinese festivals. With a heart of awe, let our ancient wisdom of 24 Solar Terms align with current events and thrive all over the world!

中华节气菜，献给世界的礼物！

Chinese Solar Term Dishes, A Gift to the World!

世界中餐业联合会会长

Xing Ying, President of the World Federation of Chinese Catering Industry

2023年6月于北京

June 2023, Beijing

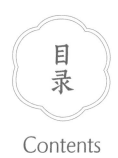

目录

Contents

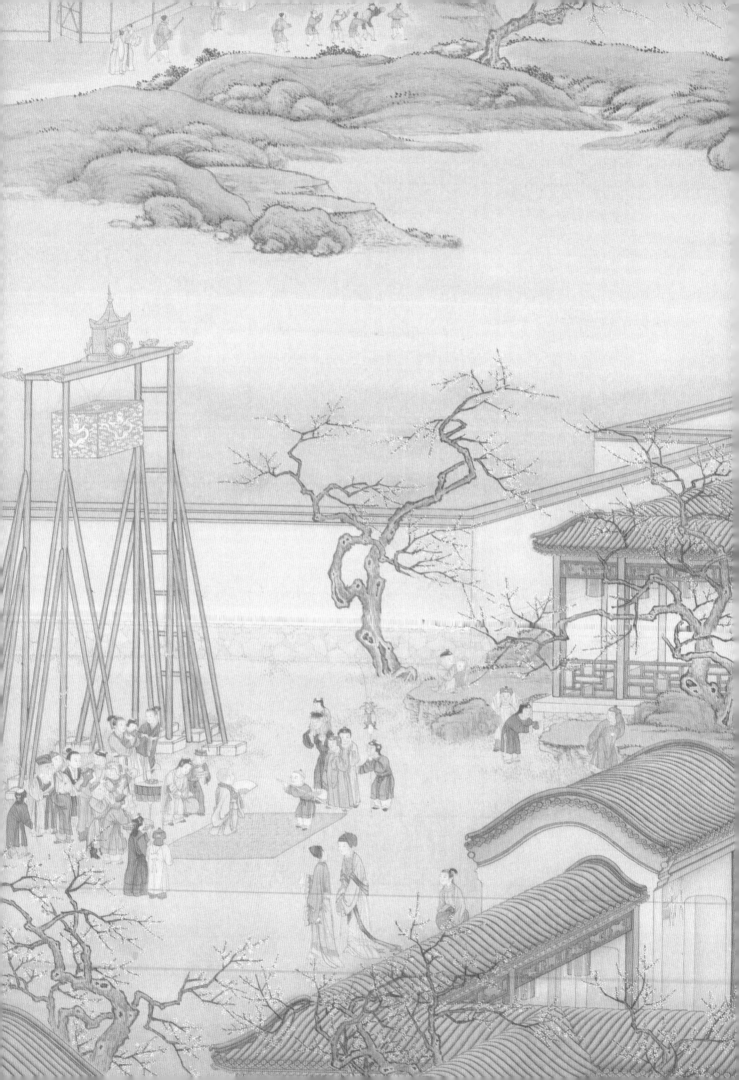

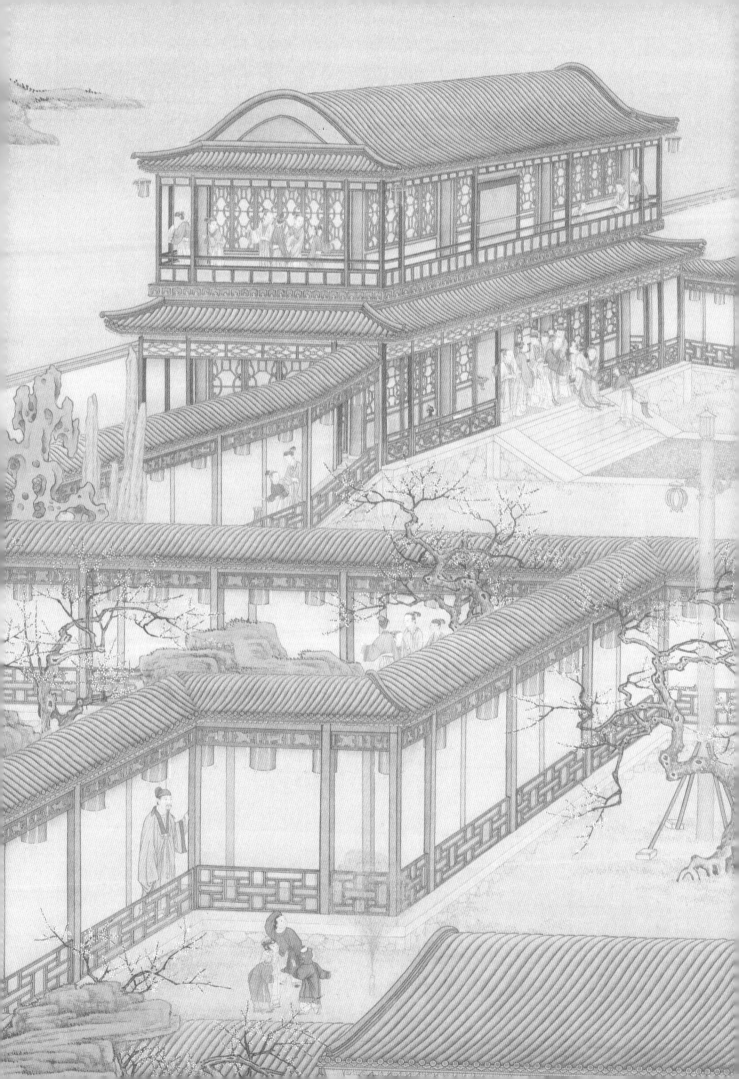

立春

东风带雨逐西风
大地阳和暖气生

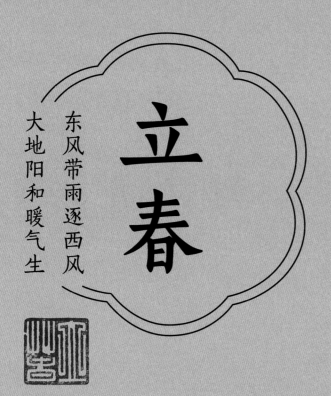

立春，二十四节气之首，又名立春节、正月节、岁节、岁旦等。《月令七十二候集解》记载："立春，正月节；立，建始也；五行之气往者过来者续于此；而春木之气始至，故谓之立也。"

立春乃万物起始、一切更生之义也，意味着新的一个轮回已开启。所以古人重视立春，既是一个古老的节气，也是一个重大的节日，重大的拜神祭祖、祈岁纳福、驱邪禳灾、除旧布新、迎新春等庆典均安排在立春日及其前后时段举行，这一系列的节庆活动不仅构成了后世岁首节庆的框架，而且它的民俗功能也一直遗存至今。

我国古代将立春分为三候：一候东风解冻，二候蛰虫始振，三候鱼陟负冰。东风送暖，大地开始解冻；蛰居的虫类慢慢在洞中苏醒；河里的冰开始融化，鱼开始到水面上游动，此时水面上还有没完全溶解的碎冰片，如同被鱼负着一般浮在水面。

立春到来，天气乍暖还寒，昼夜温差大，此时人体随着春季的到来也开始变得疏松，对寒邪的抵抗能力有所减弱。所以，初春时节不宜过早减少棉衣物，年老体弱者换装尤应谨慎，不可骤减。《黄帝内经》说："春三月，此谓发陈，天地俱生，万物以荣，夜卧早起，广步于庭……"立春开始后自然界生机勃勃，万物欣欣向荣，这时人们应当顺应自然界生机勃发之景，早睡早起，以舒畅身体，调达情志为养生方法。

立春是一个万物复苏的节气，立春后的饮食调养要考虑春季阳气初生，宜食辛甘发散之品，不宜食酸收之味。民间有咬春的吃春盘、啖春饼与春卷、咬萝卜习俗等，都是期望在这个充满希望的节气，在和风细雨中一起等待着春暖花开的到来！

私房油焖春笋

主　料： 春笋350克

调辅料： 葱花5克

美极鲜50克

白糖30克

绍兴黄酒20克

高汤100克

香油25克

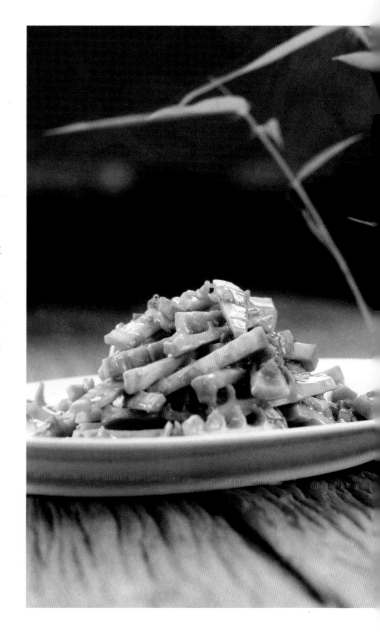

制作步骤：

1. 将春笋去掉头部老的部分，去皮后，改刀切段备用。

2. 起锅放少许油，待油热后下入春笋，煎至春笋表壳金黄，加入白糖、美极鲜调味，淋绍兴黄酒，加入高汤，大火烧开，淋少许香油转小火焖5分钟左右。

3. 淋上少许香油，待香油的味道慢慢渗入春笋，撒上葱花即可。

制作者： 张陆占

宛平九号四合院

行政总厨兼副总经理

招牌去骨带鱼球

主　料： 舟山带鱼1条（约500克）

调辅料： 荔枝150克

　　　　　腰果5克

　　　　　大葱花5克

　　　　　姜片5克

　　　　　蒜片5克

　　　　　花椒1克

　　　　　米醋60克

　　　　　酱油12克

　　　　　绵白糖50克

　　　　　辣椒粉5克

　　　　　料酒10克

　　　　　盐5克

　　　　　玉米淀粉30克

　　　　　红油5克

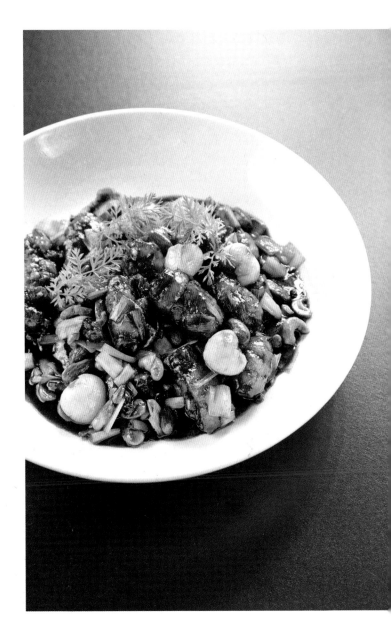

制作步骤：

1. 取酱油、米醋、绵白糖混合在一起调成糖醋汁。

2. 将带鱼洗净切成段，用刀顺着鱼骨将肉片下来后加盐、料酒腌制15分钟，然后吸干带鱼表面水分，将两面拍玉米淀粉卷起来用牙签穿住。

3. 起锅热油烧至七成热，把带鱼放入油中炸熟捞出控油，将牙签取出。

4. 荔枝用热水烫一下。

5. 再次起锅放少许红油，放入姜片、蒜片、花椒炒香，再放大葱花炒香，将炸好的带鱼入锅，再将调好的糖醋汁、辣椒粉倒入锅中翻炒片刻后，勾芡，放腰果、荔枝，出锅前淋少许红油即可。

制作者： 张陆占
宛平九号四合院
行政总厨兼副总经理

鞭打春牛

主　　料：绿豆芽250克

　　　　　韭菜200克

　　　　　鲜鱿鱼200克

　　　　　牛底板肉80克

调辅料：红椒5克

　　　　　白醋10克

　　　　　豆油250克

　　　　　老抽3克

　　　　　盐10克

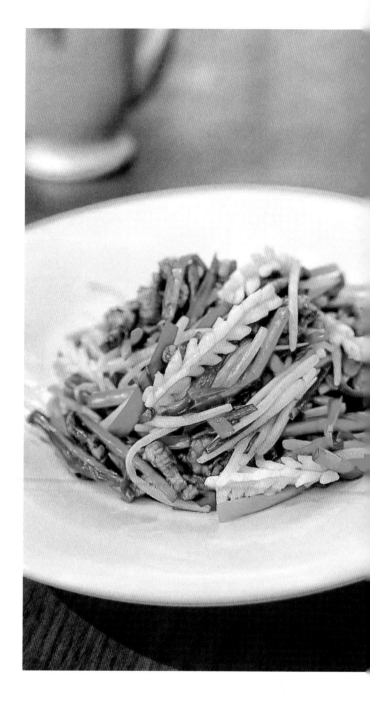

制作步骤：

1. 将鲜鱿鱼在里层剖上十字花刀，切成1.5厘米宽、6厘米长的条。

2. 将牛肉顶刀切成0.5厘米粗、5厘米长的肉丝，用老抽抓匀上色，然后用温油滑熟备用。

3. 将红椒切丝，绿豆芽做成掐菜（掐去两头），韭菜洗净切成寸段，茎与叶单独放。

4. 将鱿鱼条用水焯熟备用。

5. 将牛肉丝和鱿鱼条滑熟。

6. 锅里加豆油烧热放入掐菜爆香，然后依次放入韭菜茎、叶、滑熟的牛肉和鱿鱼爆炒成熟；淋入少许白醋即可出锅。

制作者： 郑树国

老厨家·滨江官膳

传统厨艺第四代传承人

酸瓜洋春卷

主　料： 春卷皮10张

猪里脊80克

酸黄瓜1瓶

胡萝卜100克

调辅料： 洋葱丝30克

面粉10克

黑胡椒碎8克

盐4克

色拉油800克

制作者： 郑树国
老厨家·滨江官膳
传统厨艺第四代传承人

制作步骤：

1. 将猪里脊切成丝，胡萝卜切成丝用水焯熟，酸黄瓜用滚料切片成大片去瓤然后改成丝。

2. 锅里放少许油，把猪里脊丝炒熟，然后放入黑胡椒碎炒香，再加入洋葱丝炒后出锅。

3. 将炒熟的猪里脊丝和酸黄瓜丝、胡萝卜丝加盐拌在一起，做成春卷馅备用。

4. 取春卷馅30克放在春卷皮对角十字线下方一点的位置上，折起一个角卷一圈，然后把两边的角折起来。

5. 余下的一个角上抹上稀面糊卷起粘上，依次做成10个卷。

6. 色拉油烧至六成热，下入春卷炸熟，表皮酥脆即可。

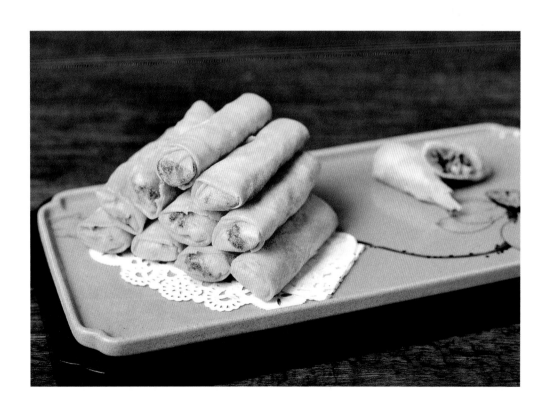

天龙赐福

主　料： 草鱼1条（1.5千克左右）

　　　　五花肉0.6千克

　　　　西蓝花100克

调辅料： 柠檬3片　　　　白醋50克

　　　　南瓜泥10克　　　片糖50克

　　　　熟蛋黄5克　　　　冰糖50克

　　　　盐8克　　　　　　生抽80克

　　　　胡椒粉3克　　　　丁香2克

　　　　橙汁100克　　　　姜50克

　　　　白糖70克　　　　香葱50克

　　　　清汤1.5千克　　　玉米淀粉10克

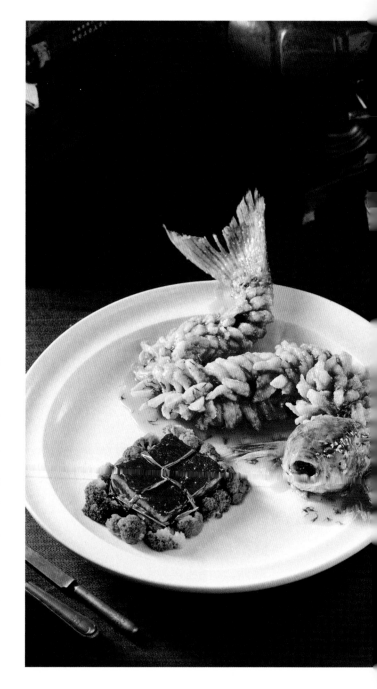

制作步骤：

1. 草鱼去头后分成两片，其中一片留鱼尾。

2. 去掉鱼骨剞上斜十字花刀，用盐和胡椒粉腌好味，拍上玉米淀粉。

3. 将草鱼前后相接摆成龙形，入油炸至外酥里嫩，摆入盘中。

4. 将五花肉洗净，改成每块150克的肉块，然后用高温油炸出部分油脂，放入底部垫有香葱和姜的锅中，放入生抽、白糖、冰糖、片糖、丁香、1.5千克清汤。开锅后小火慢煮至汤汁浓稠、肉质酥烂时取出，摆入盘中。

5. 焯好西蓝花围边。

6. 将橙汁、柠檬、白醋、南瓜泥、熟蛋黄一起调制成糖醋汁，淋在鱼上，摆盘即可。

制作者：马威

老厨家·道台食府

出品总监

刺嫩芽炒鸡蛋

主　料： 刺嫩芽120克

鸡蛋350克

调辅料： 清汤15克

香葱15克

盐24克

制作步骤：

1. 将刺嫩芽改成寸段，用清水加20克盐将刺嫩芽焯熟。

2. 鸡蛋打散，加入4克盐和清汤，用小火把鸡蛋慢慢炒熟。

3. 加入香葱和刺嫩芽翻炒出香味即可。

制作者： 马威

老厨家·道台食府

出品总监

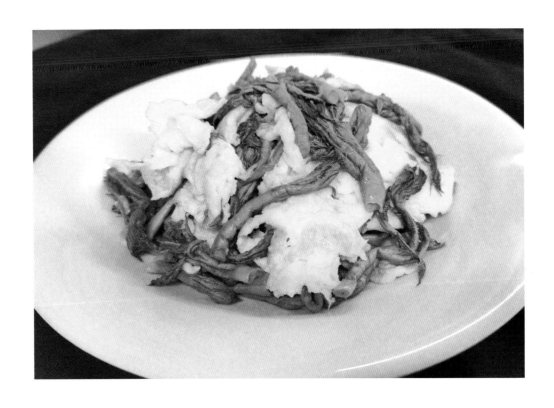

鲜虾煲仔饭

主　料： 鲜嫩渤海春虾800克

　　　　　糙米200克

调辅料： 姜20克

　　　　　香葱20克

　　　　　色拉油200克

　　　　　猪油20克

　　　　　高汤400克

　　　　　煲仔饭酱油15克

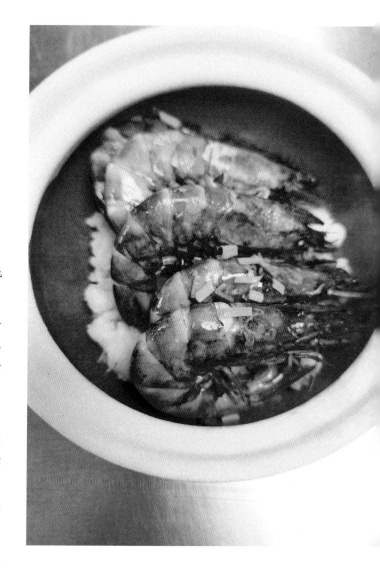

制作步骤：

1. 将鲜虾洗净，去头、皮和尾，净虾肉去除虾线洗净备用。姜切丝，香葱切碎备用。

2. 将取下的虾头、皮和尾洗净，沥干水分，下入色拉油和猪油混合后的油中，用文火炸至油色金红，鲜香浓郁成虾油。再将炸后的虾的原材料下入浓汤中文火熬制成鲜虾浓汤，备用。

3. 将糙米淘洗干净，浸泡备用。

4. 取一个煲仔饭砂煲，加热后下入制好的虾油和姜丝煸炒出香味，依次加入泡好的糙米和鲜虾浓汤，大火翻滚，慢慢推炒至汤汁黏稠慢慢变少。

5. 待汤汁和糙米持平时改为微火，放入备好的虾肉，盖严锅盖并不断转动砂煲使其受热均匀。待闻到香味四溢略有焦香时，不要打开锅盖，顺锅盖顶部沿四壁淋入虾油。当听到"嗞嗞"声响时即可起锅。

6. 上桌前，打开锅盖，撒入香葱碎，淋入煲仔饭酱油，拌匀食用。

制作者： 宋翔宇

世界中餐业联合会

国际中餐名厨专业委员会委员

春韭炒肉丝

主　料: 立春头茬韭菜400克

　　　　猪通脊肉150克

调辅料: 葱15克

　　　　姜10克

　　　　盐8克

　　　　料酒5克

　　　　淀粉15克

制作步骤:

1. 将猪通脊肉洗净切丝,上浆,备用。

2. 韭菜选其根部,洗净,切段备用,葱姜泡于净水中,待香味溶于水中制成葱姜水备用。

3. 将通脊肉丝滑油,沥干。

4. 将韭菜段煸炒备用。

5. 锅中留少许底油,烹入料酒、葱姜水,下盐调味,待汁开后用淀粉勾芡。

6. 下入肉丝和韭菜快速翻炒出锅。

注: 韭菜选用根部发紫红色最佳,因似田间野鸡脖子的色彩,故此菜民间还得名"炒野鸡脖"。

制作者: 宋翔宇

世界中餐业联合会

国际中餐名厨专业委员会委员

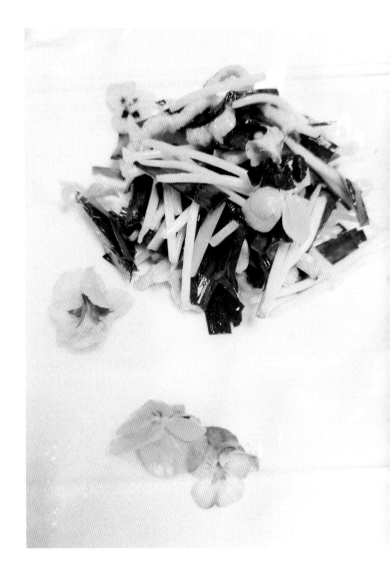

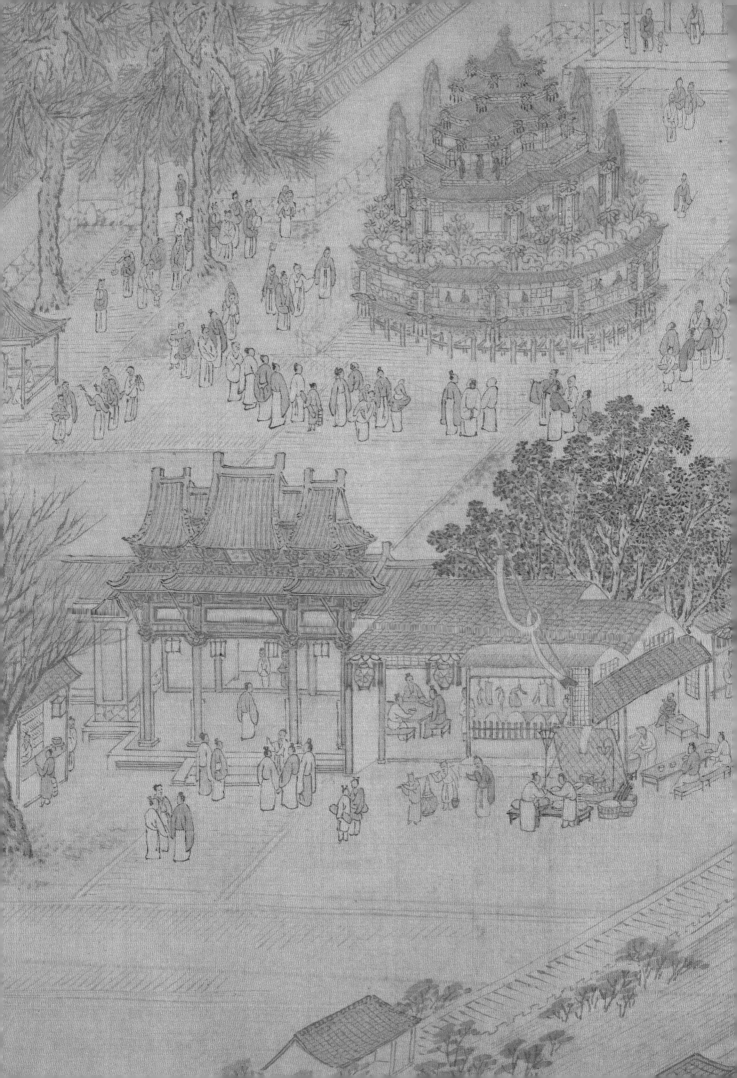

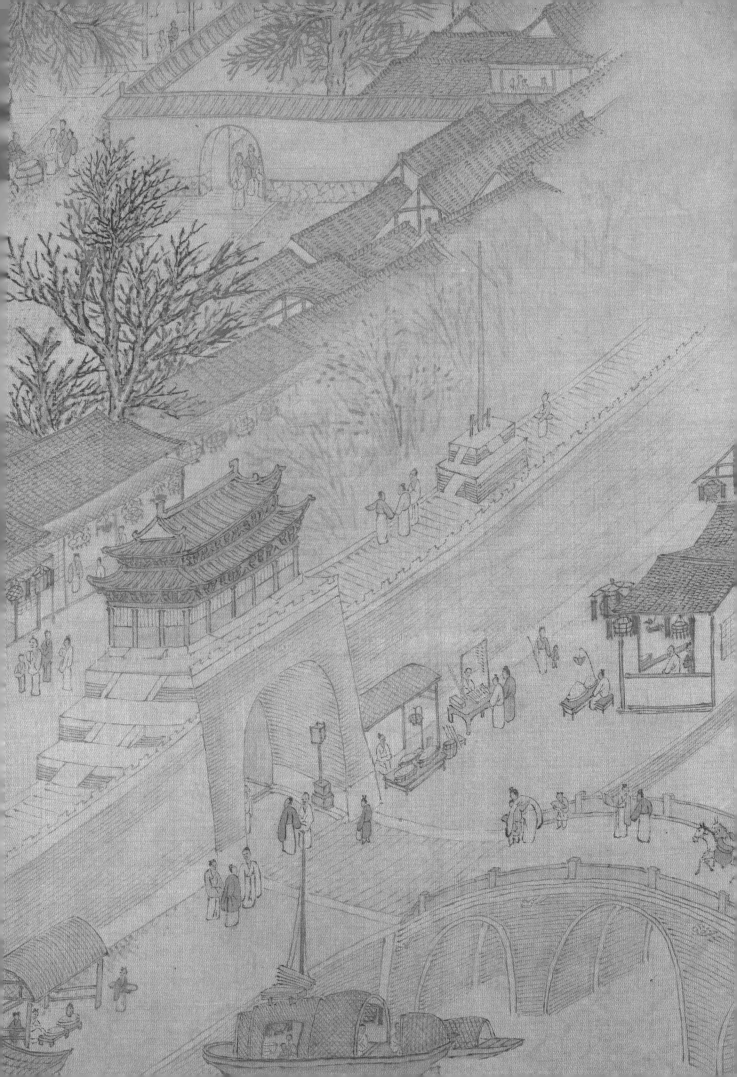

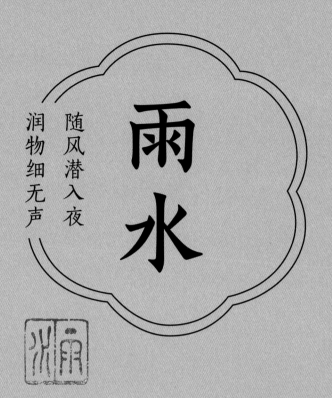

雨水

随风潜入夜
润物细无声

如果说立春是春天的"序曲"，那么雨水节气就是春天的第二乐章。

雨水，是二十四节气中的第二个节气。此时，气温回升、冰雪融化、降水增多，故取名为雨水。《月令七十二候集解》记载："正月中，天一生水。春始属木，然生木者，必水也，故立春后继之雨水。且东风既解冻，则散而为雨水矣。"

在古代，雨水节气的首要意义就是指导农事，不仅表明降雨的开始及雨量增多，而且表示气温的升高。我国幅员辽阔，此时节的北方许多城市仍处于较为寒冷的时期，而南方的绝大多数城市则是早春景象，田野青青，春意盎然，生机勃勃，春意满园。

我国古代将雨水分为三候：一候獭祭鱼，二候鸿雁来，三候草木萌动。水獭捕鱼后将其摆在岸边，如同先祭后食的样子；大雁开始从南方飞回北方；在"润物细无声"的春雨中，草木开始抽出嫩芽。

虽然雨水之季不像寒冬腊月那样冷冽，但由于人体皮肤腠理已变得相对疏松，对风寒之邪的抵抗力会有所减弱，因而易感邪而致病。所以此时注意"春捂"是有一定道理的。中医认为肝主生发，故春季肝气旺盛，肝木易克脾土，故春季养生不当容易损伤脾脏，从而导致脾胃功能的下降。由于降雨有所增多，寒湿之邪最易困着脾脏，所以应当着重养护脾脏。在饮食上要保持营养均衡，食物中的蛋白质、碳水化合物、脂肪、维生素、矿物质等要保持相应的比例。同时，还要保持五味不偏，尽量少吃辛辣食品，多吃新鲜蔬菜、水果等。此外，少食生冷之物，以顾护脾胃阳气。

云南松露烧慈姑两头乌

主　料： 两头乌黑猪肉500克

调辅料： 云南松露10克

慈姑20克

蓝莓10颗

树莓10颗

料酒10克

红烧汁10克

生抽10克

蚝油5克

松露油3克

姜5克

葱5克

制作步骤：

1. 将两头乌黑猪肉蒸熟后凉凉改刀成4厘米见方的块。

2. 将慈姑焯水后放入六成油温炸至表皮起褶皱。

3. 煸炒姜葱，加入料酒、红烧汁、生抽炒出糖色，加水烧开，放入猪肉小火慢炖，50分钟后倒入蚝油。

4. 放入慈姑和松露一起文火慢炖，自然收汁后倒入松露油即可装盘。

5. 用蓝莓和树莓点缀。

制作者： 白雪松
北京望京九朝会
行政总厨

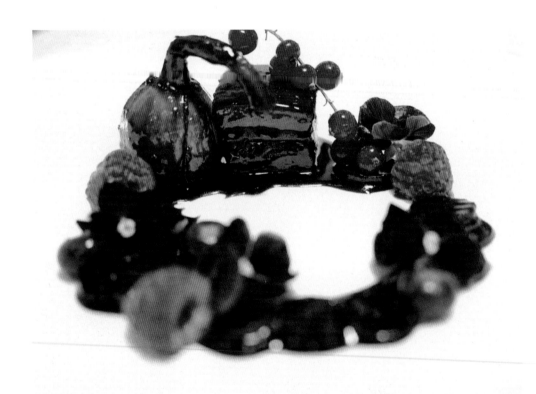

花胶傍林鲜

主　料： 四明山优质雷笋尖
500克
腌制咸猪肘1个
（约500克）

调辅料： 南风肉50克
百叶结20克
花胶肚1片
矿泉水2千克
葱5克
姜片5克
胡椒粒2克

制作步骤：

1. 将咸猪肘在沸水中煮一下备用。

2. 起锅加入矿泉水烧开，放入咸猪肘、葱、姜片、胡椒粒大火煲至汤色渐呈奶白色。

3. 放入南风肉、雷笋尖一起用小火煲制2小时，使汤汁中的胶原蛋白充分融合笋的香气和咸肉的香味。

4. 放入花胶肚、百叶结，一起炖制15分钟即可。

制作者： 白雪松
北京望京九朝会
行政总厨

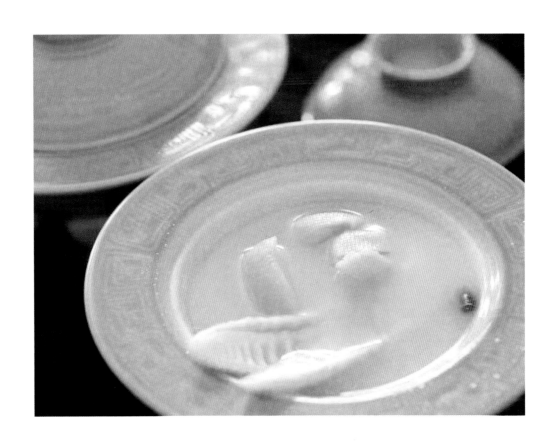

春韭鲜虾石榴包

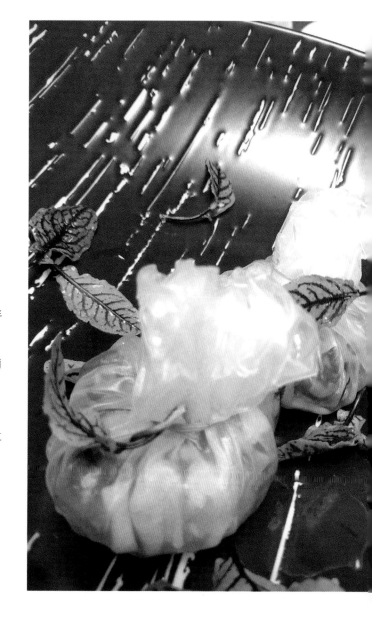

主　　料： 虾仁100克

韭菜250克

调辅料： 香菜梗100克

越南春卷皮6张

盐3克

料酒5克

胡椒粉3克

鸡粉5克

制作步骤：

1. 将虾仁焯水至熟，香菜梗焯水。

2. 韭菜剁碎。

3. 将虾仁、韭菜加盐、料酒、胡椒粉、鸡粉拌匀，调成馅备用。

4. 将春卷皮用温水浸软，捞出控干水分，平铺后，放入馅料。

5. 制成石榴包，并用香菜梗绑紧。

6. 入蒸箱蒸熟，取出，放入已装饰好的盘中做造型即可。

制作者： 陈斌

世界中餐业联合会

国际中餐名厨专业委员会委员

瑶柱芥菜

主　料： 大瑶柱1颗（约20克）

调辅料： 芥菜茎100克

清鸡汤200克

盐2克

白胡椒粒2粒

黄酒10克

葱5克

姜5克

制作步骤：

1. 将大瑶柱放入器皿中倒入黄酒，放入葱、姜蒸熟备用。

2. 将芥菜茎洗净切块，焯水后备用。

3. 把所有原料放入炖盅内，包上保鲜膜放入蒸箱内，蒸半小时即可。

制作者：孙传凯
上海绿地集团
行政总厨

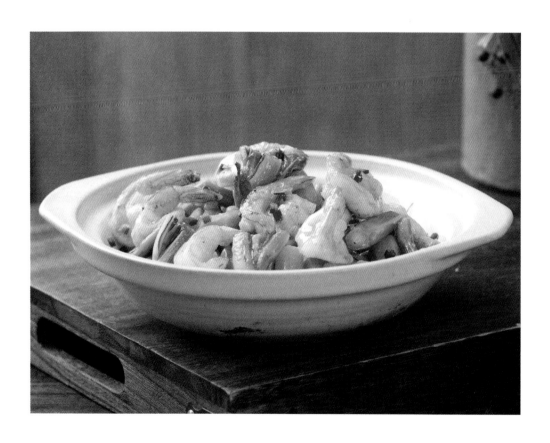

菜笕鲜虾煲

主　料： 基围虾10只

调辅料： 菜笕300克

炸蒜片10片

葱白2克

红椒5克

盐3克

鸡粉3克

酱油3克

白糖3克

淀粉2克

制作步骤：

1. 将基围虾去头，去除虾线，上浆备用，菜笕切小段备用。

2. 菜笕加入少许盐，焯水备用；用鸡粉、酱油、白糖、淀粉调兑汁芡。

3. 热锅冷油，放入鲜虾翻炒。

4. 加入葱白、红椒和炸蒜片炒香，倒入焯好水的菜笕，加入兑汁芡翻炒。

5. 将砂锅烧热，把炒好的菜肴倒入即可。

制作者： 孙传凯

上海绿地集团

行政总厨

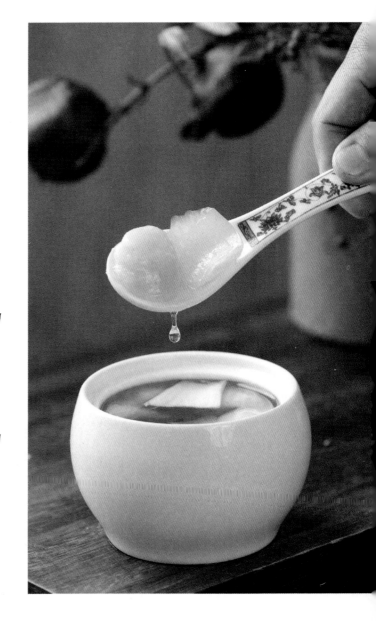

百秒黄花鱼

主　料： 小黄花鱼1条（约120克）

调辅料： 姜片5克

香葱2根

味精1克

盐2克

糖2克

鸡粉3克

纯净水100克

料酒10克

制作步骤：

1. 将黄花鱼洗净，改刀开背。

2. 将黄花鱼焯水后捞出。

3. 砂锅中加入纯净水、姜片、香葱、味精、盐、糖、鸡粉、料酒，摆入黄花鱼，烧开2分钟即可。

制作者：栾瑞滨
宏达餐饮集团
董事长

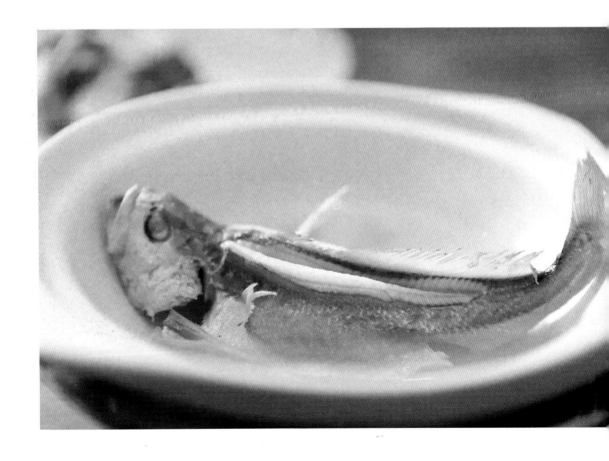

麻酱菠菜

主　料： 菠菜500克

调辅料： 腰果50克

　　　　麻酱100克

　　　　盐10克

　　　　味精8克

　　　　酱油5克

　　　　芥末油3克

　　　　糖12克

　　　　香培酱100克

　　　　香油5克

制作步骤：

1. 将菠菜焯水后捞出浸凉。
2. 用寿司帘将菠菜卷好改刀。
3. 将腰果炸熟拍碎。
4. 将麻酱、盐、味精、酱油、芥末油、糖、香培酱和匀，淋入香油，倒入菠菜中，撒上腰果即可。

制作者： 栾瑞滨

宏达餐饮集团

董事长

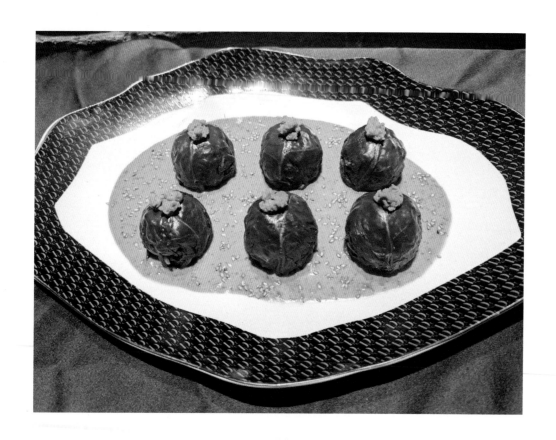

金枣蜂蜜红烧肉

主 料： 五花肉500克

调辅料： 红枣100克

红烧汁3克

生抽5克

老抽8克

冰糖150克

料酒300克

纯净水200克

制作步骤：

1. 将五花肉改刀成3厘米见方的块备用。

2. 将五花肉用大火翻炒，炒至金黄。

3. 加入红枣、红烧汁、生抽、老抽、冰糖、料酒、纯净水，烧制60分钟，然后大火收汁即可。

制作者： 栾瑞滨
宏达餐饮集团
董事长

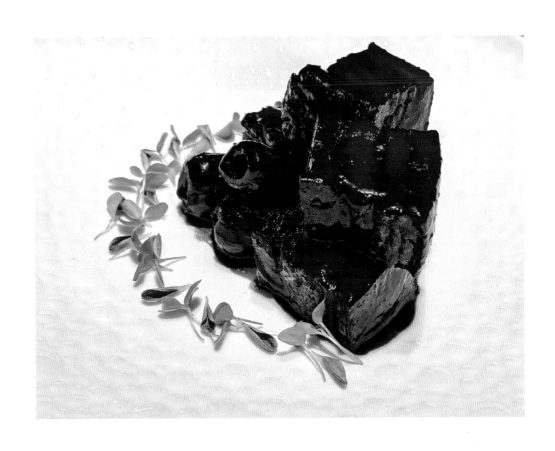

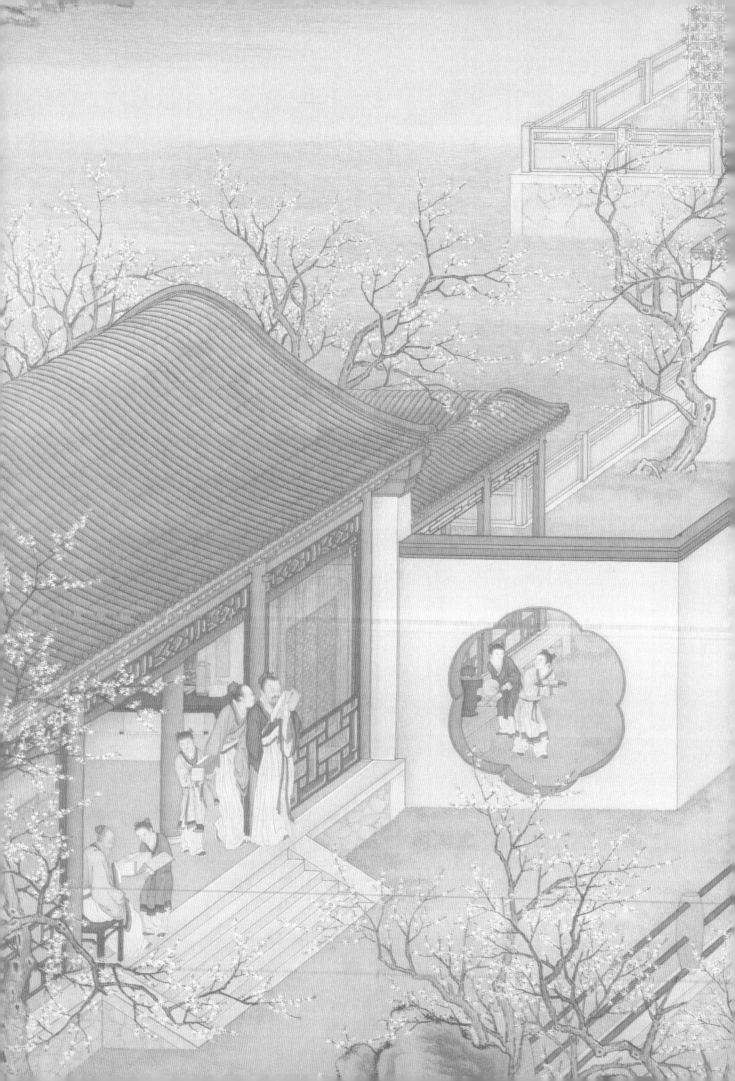

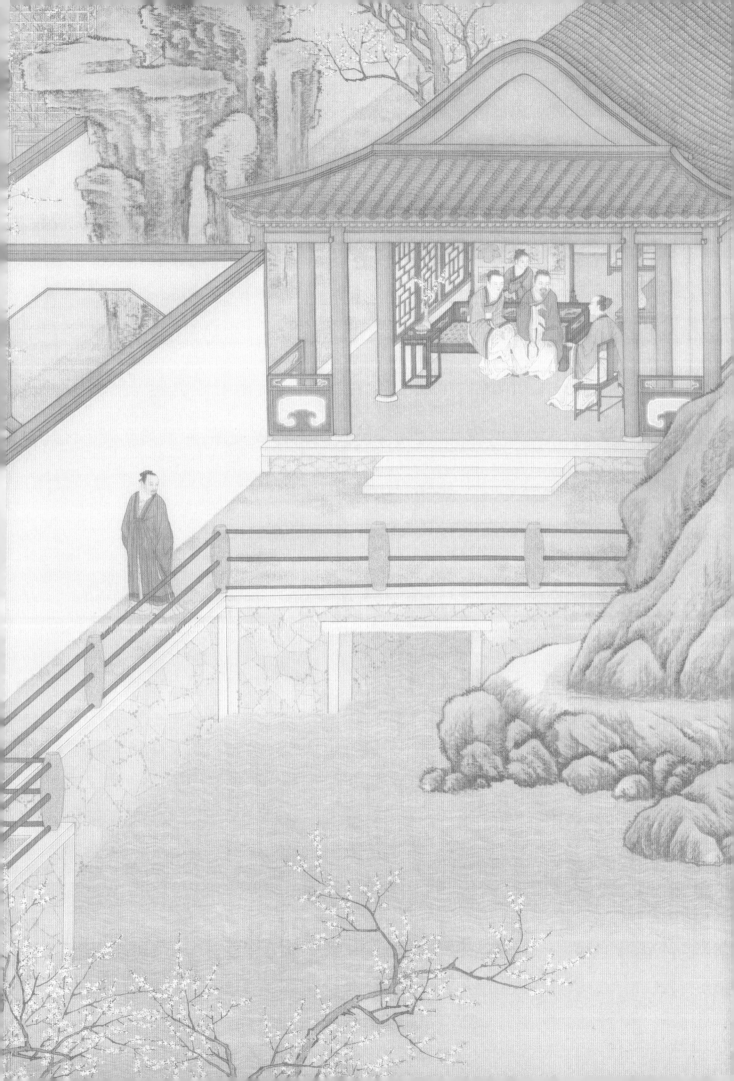

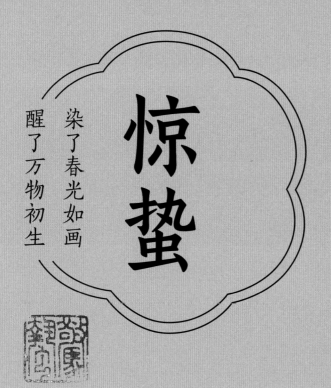

惊蛰

染了春光如画
醒了万物初生

转眼进入三月，春风拂面，唤醒蛰伏的生灵。

惊蛰，二月节，古称"启蛰"，是二十四节气之中的第三个节气，反映的是自然生物受节律变化影响而出现萌发生长的现象，也标志着仲春时节的开始。《月令七十二候集解》记载："二月节……万物出乎震，震为雷，故曰惊蛰，是蛰虫惊而出走矣。"

"阳气初惊蛰，韶光大地周。桃花开蜀锦，鹰老化春鸠。时候争催迫，萌芽矩修。人间务生事，耕种满田畴。"唐代元稹的《咏廿四节气诗·惊蛰二月节》，道出了这一节气的特征。

此时节，春气萌动，渐有春雷惊醒蛰居的动物，天气转暖，雨水增多，大自然有了新的活力，呈现出一派融融春意。我国除东北、西北地区仍是银装素裹的冬日景象外，其他大部分地区平均气温已升到0℃以上。

我国古人将惊蛰分为三候：一候桃始华，二候仓庚鸣，三候鹰化为鸠。桃花感受到春的气息，开始开放；仓庚就是黄鹂，最早感春阳之气，发出愉快的鸣叫声；斑鸠、燕子等鸟类现身林间。

"春雷响，万物长"。我国古代劳动人民非常重视惊蛰节气，并将此视为春耕开始的日子，有谚语云："到了惊蛰节，锄头不停歇""季节不等人，一刻值千金"……不仅耕作的农民要忙起来了，对于我们每一个工作与学习的人来说，寒冷而蛰伏的冬季已经过去，伴随着阵阵春雷，都应该振作起精神，好好生活与工作了。

荠菜拌春笋

主　料： 春笋250克

调辅料： 野荠菜150克
　　　　　盐3克
　　　　　味精2克
　　　　　白糖2克
　　　　　葱油10克

制作步骤：

1. 将春笋去壳洗净，加水煮30分钟，捞出过冷水切片备用。春笋壳用剪刀修成船形后焯水，吸干水分备用。

2. 将野荠菜洗净焯水，迅速捞出泡入冰水中冷却，捞出挤干水分后切碎备用。

3. 将笋片和荠菜末放入容器内，用盐、味精、白糖、葱油调味装盘即可。

制作者： 于春江
江苏省常州市溧阳市御水温泉竹溪谷酒店
行政总厨

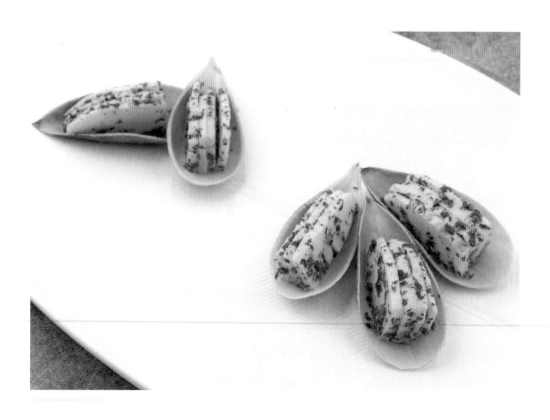

煎雪花牛肉配香椿酱

主　料： 雪花牛肉250克

调辅料： 香椿头200克
姜蒜汁100克
盐3克
味精2克
白糖2克
葱油10克
干生粉2克
酱油2克
鲜麻辣鲜露10克
藤椒油10克
香椿油20克
花椒油10克

制作步骤：

1. 将雪花牛肉改刀成0.5厘米厚、2.5厘米长的方形块，加酱油、姜蒜汁、盐、白糖、味精、干生粉腌制备用。

2. 将香椿头洗净焯水，迅速捞出浸泡至冰水中冷却，挤干水分后切碎，放入破壁机内加藤椒油、香椿油、花椒油、鲜麻辣鲜露一起高速打成柔滑的香椿酱汁，取出待用。

3. 将不粘锅加葱油烧热后，加入雪花牛肉，煎至两面呈金黄色且八分熟。

4. 将煎制好的雪花牛肉吸干油分，点上香椿酱装盘即可。

制作者： 于春江
江苏省常州市溧阳市御水温泉竹溪谷酒店
行政总厨

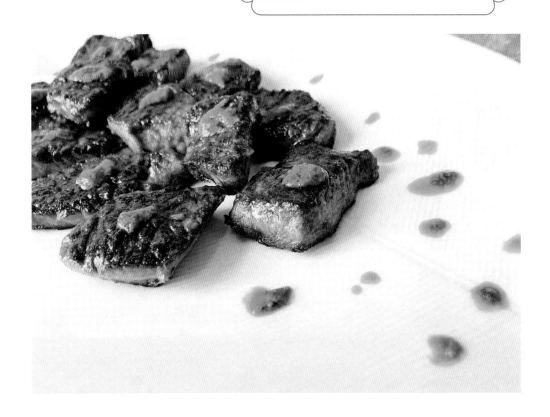

马兰头布丁

主　料： 马兰头400克

调辅料： 全脂牛奶450克

　　　　　鱼胶片18克

　　　　　白砂糖85克

制作步骤：

1. 将马兰头洗净焯水，迅速捞出泡入冰水中冷却，捞出挤干水分后切碎备用。

2. 将鱼胶片用冰水浸泡半小时，涨开备用。

3. 将马兰头和牛奶放入破壁机内高速打碎，过滤出马兰汁。

4. 起锅倒入马兰汁，加白砂糖、鱼胶片，边烧边搅，至70℃左右倒入盘中，放在冰水上面快速冷却至25℃左右，装入玻璃杯中冷藏10分钟，取出装盘即可。

制作者： 于春江

江苏省常州市溧阳市御水温泉竹溪谷酒店行政总厨

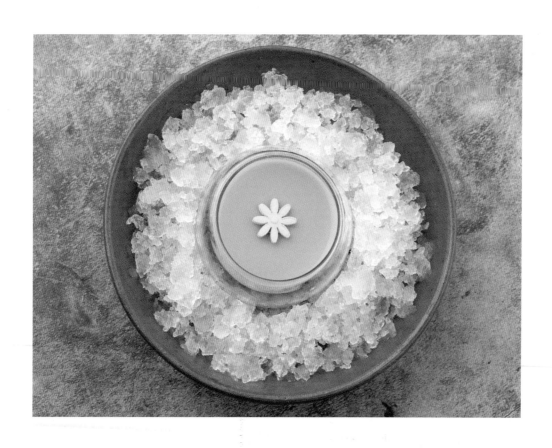

港式烧鹅

主　料： 广东黑棕鹅1只
（约3千克）

调辅料： 姜末10克
蒜蓉10克
葱末20克
盐15克
白糖20克
料酒30克
生抽10克
芝麻酱10克
鸡精10克
五香粉5克
陈皮粉2克
二汤适量
麦芽糖适量
白醋适量
大红浙醋适量
曲酒适量
酸梅酱味碟适量

制作方法：

1. 将黑棕鹅宰杀后洗净，从肛门处开口掏出内脏，斩去鹅掌及翅尖，用清水将鹅的腹腔冲洗干净。

2. 用姜末、蒜蓉、葱末、盐、白糖、料酒、生抽、芝麻酱、鸡精、五香粉、陈皮粉加适量二汤调匀，制成味汁；另将麦芽糖、白醋、大红浙醋、曲酒按1：13：1：1调匀，制成脆皮水。

3. 将味汁从肛门开口处灌入鹅的腹腔，再用烧鹅针将开口缝住，使味汁不致漏出。

4. 将鹅头部向上，接着把气枪的气嘴从鹅颈杀口处伸入颈腔，再用左手将颈部和气嘴一起握住，然后右手按压气枪，将空气慢慢打入鹅体皮下脂肪与结缔组织之间，使之胀满。

5. 取出气嘴，用手将鹅的颈部握住，随后把鹅体放入沸水锅中烫约半分钟，再用冷水浇淋鹅的表皮，使之降温稍凉，然后把脆皮水均匀地刷在鹅的表皮上，完成后即把鹅挂在阴凉通风处晾干。

6. 将晾干的鹅挂入烤炉中，用中火慢烤，烤至鹅肉熟透时，改用大火将鹅的表皮烤至酥脆，取出，先倒出鹅腹内的卤汁，将鹅斩件装盘，再淋上卤汁，随酸梅酱味碟上桌蘸食即可。

制作者： 曾宪毅
广州顺德菜馆
创始人兼行政总厨

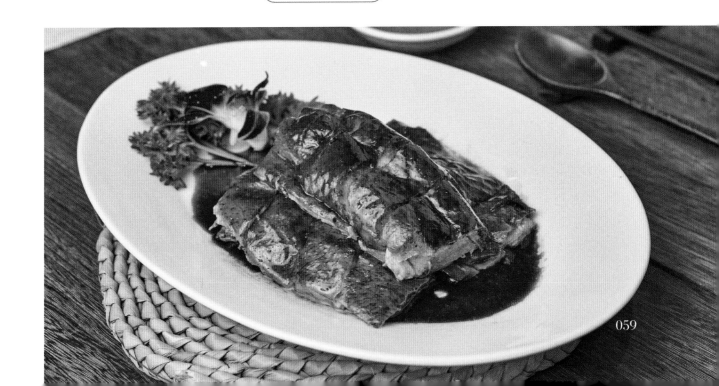

拆骨肉白菜

主　料： 白菜100克

大骨棒肉800～1000克

调辅料： 红薯粉20克

木耳20克

二汤500克

香叶2克

小茴香2克

八角3克

葱段5克

姜片2克

蒜3克

盐2克

鸡精2克

糖2克

胡椒粉1克

料酒5克

制作步骤：

1. 水中加入料酒，入大骨棒肉下锅焯水。将焯水后的大骨棒肉放入高压锅，加入姜片、2克葱段、香叶、八角、小茴香、盐和糖，再加入水，放入高压锅焖制15分钟后取出大骨棒肉，拆肉。

2. 锅内加入少许油，把蒜炸至金黄。

3. 将白菜叶、红薯粉、木耳焯水，捞出备用。

4. 锅中加入底油，把剩余葱段爆香后加入二汤。再加入拆骨肉、白菜、红薯粉和炸好的蒜。

5. 烧开后撒入胡椒粉和鸡精，出锅即可。

制作者： 兰胜

羲和雅苑

厨师长

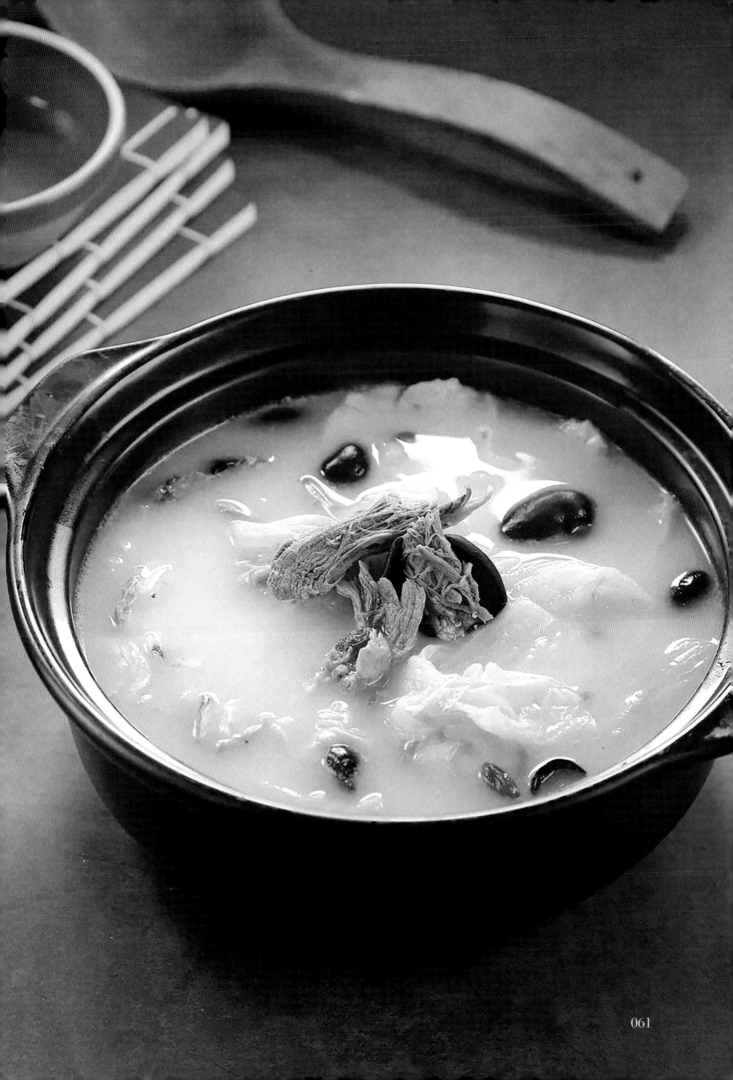

踏花归来马蹄香

主　料： 马蹄200克
　　　　山楂50克

调辅料： 鲜茉莉花5克
　　　　薄荷叶5克
　　　　糖桂花酱20克
　　　　白糖20克

制作步骤：

1. 将马蹄去皮洗干净，加入白糖煮熟备用；山楂洗净后用糖水熬熟备用。

2. 将煮好的马蹄摆入盘中。

3. 加入糖桂花酱、山楂、茉莉花，摆放薄荷叶装饰即可。

制作者： 兰胜
義和雅苑
厨师长

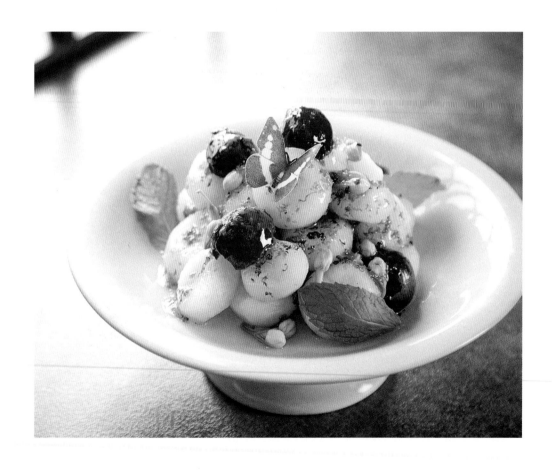

春笋蒸双味

主　料： 春笋250克

调辅料： 自制香肠60克
　　　　　自制咸肉60克
　　　　　姜3克
　　　　　葱3克
　　　　　味精3克
　　　　　盐5克
　　　　　料酒3克

制作步骤：

1. 将春笋剥皮洗净，煮熟切片。
2. 将香肠、咸肉蒸熟切片。
3. 将切好的春笋垫底，再将咸肉、香肠放在上面。
4. 加入盐、味精、料酒、姜、葱上芘蒸10分钟即可。

> **制作者：** 陈义洪
> 北京大学怡园中餐厅
> 出品总监

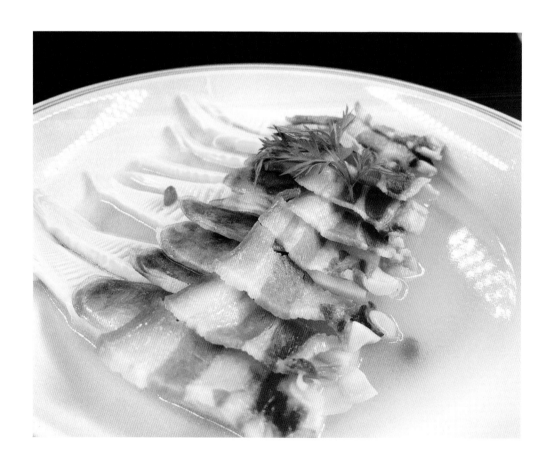

山药炖鸡汤

主　料： 山药100克

柴鸡1只（约1千克）

调辅料： 葱10克

姜15克

枸杞10克

盐10克

制作步骤：

1. 将鸡肉切块、山药切块。

2. 锅中放清水烧开，放入切好的鸡块焯水，撇去浮沫后捞出备用。

3. 将山药焯水备用。

4. 锅中放入焯好的鸡块用大火爆香，加清水1000克，放入盐、葱、姜，转大火烧开。

5. 将山药、鸡块放入煲中，中大火蒸40分钟后，放入枸杞，出锅即可。

制作者： 兰胜

养和雅茄

厨师长

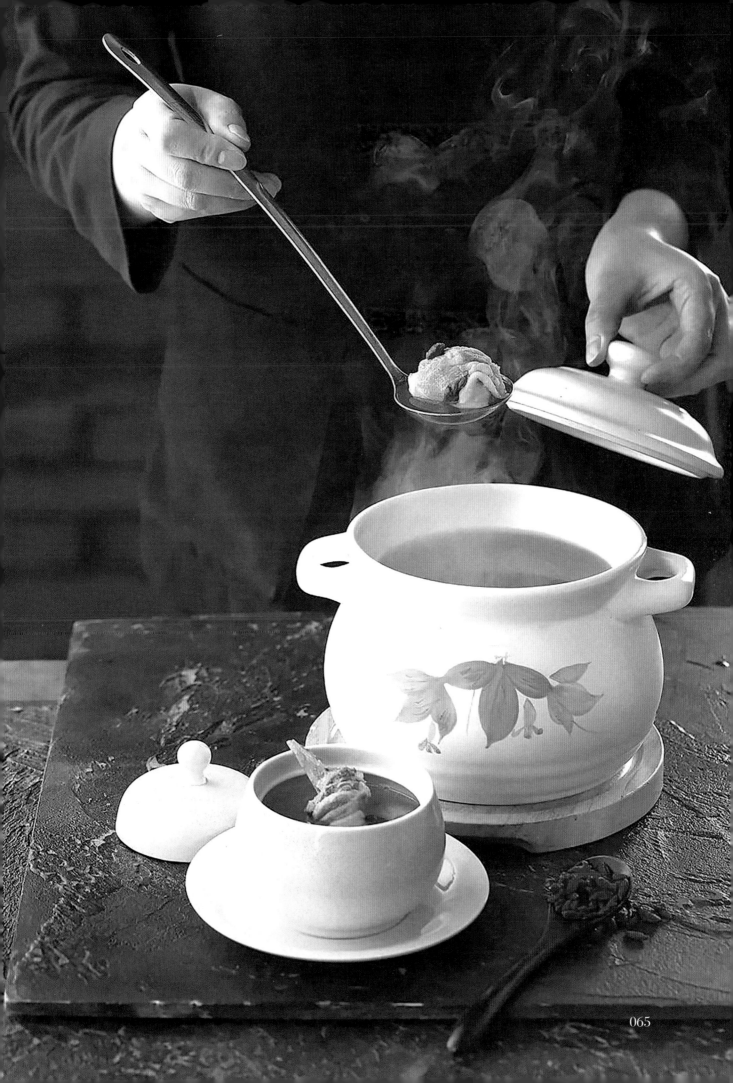

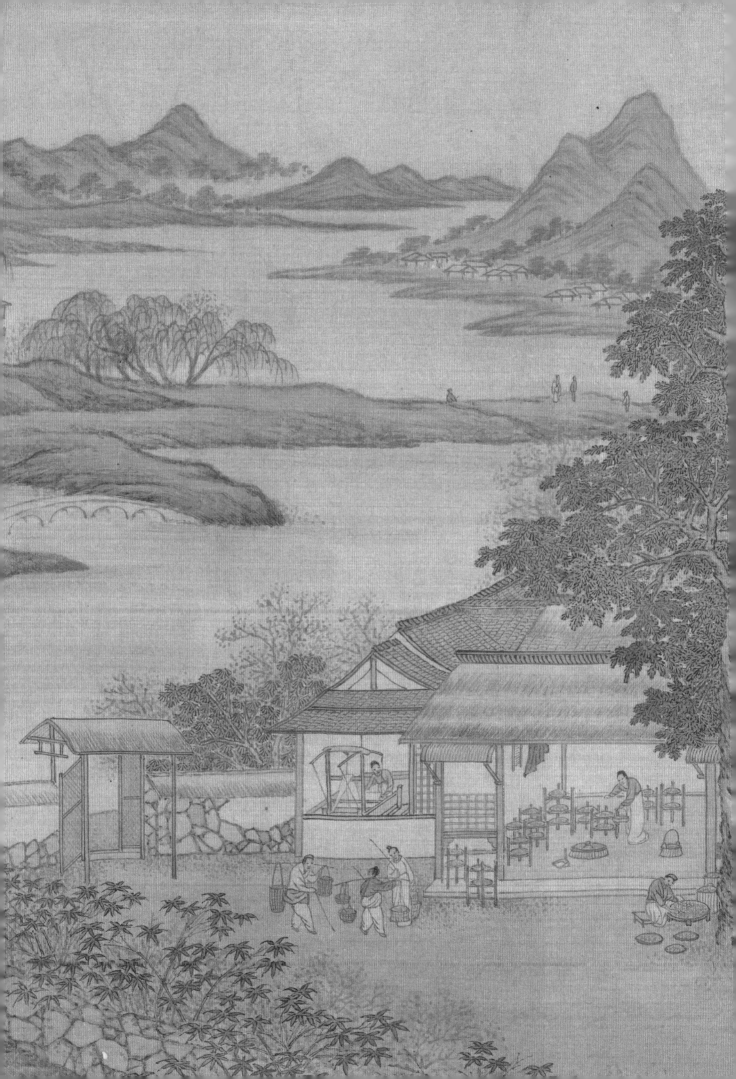

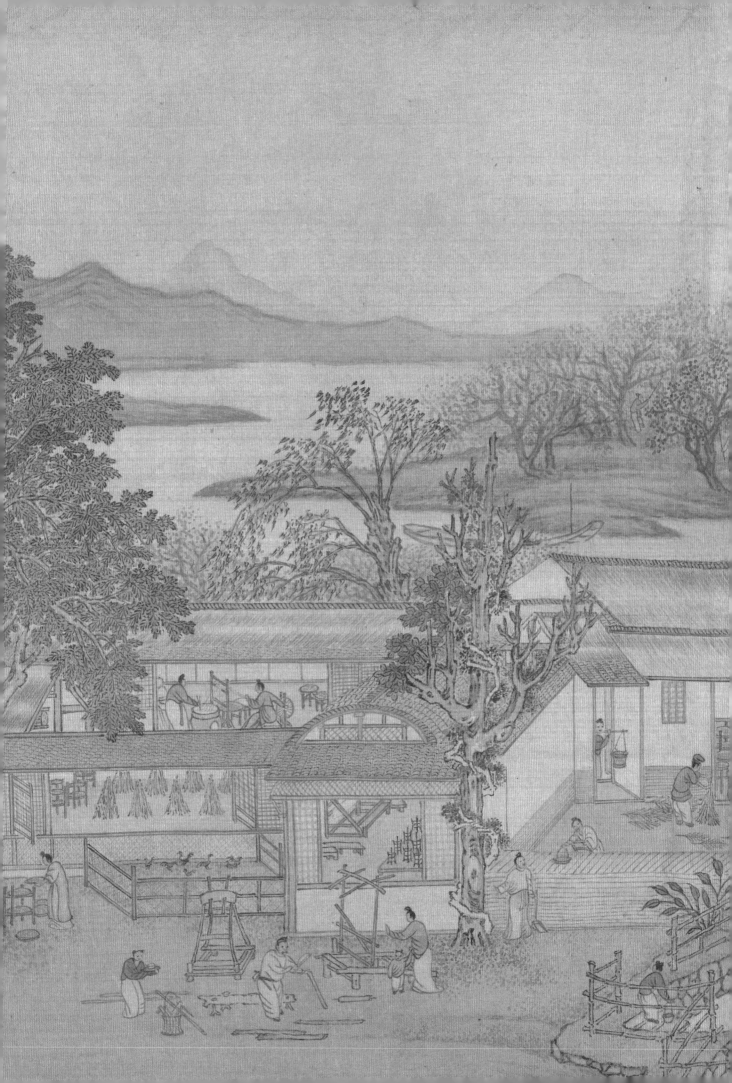

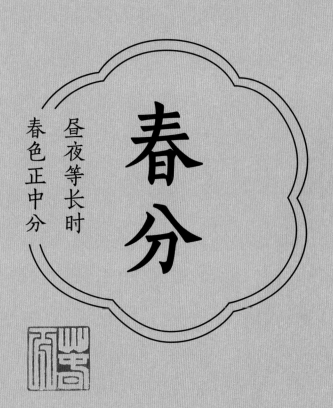

春分

昼夜等长时

春色正中分

春分，是二十四节气中的第四个节气。至此，春天已经过半，春色渐深，暖意渐浓。

春分，在天文学上具有重要意义：南北半球昼夜平分，古时又被称为日中、日夜分、仲春之月。《月令七十二候集解》记载："二月中，分者，半也，此当九十日之半，故谓之分。"《春秋繁露·阴阳出入上下篇》说："春分者，阴阳相半也，故昼夜均而寒暑平。"此时，平分了春色，也平分了昼夜，春风和煦，草长莺飞，小麦拔节，油菜花香———可谓是人间最美的时节。

我国古人将春分分为三候：一候元鸟至，二候雷乃发声，三候始电。在南方越冬的燕子飞回北方，下雨时会打雷并经常可以看见从云间凌空劈下的闪电。

春分也是节日和祭祀庆典，古代帝王有春天祭日、秋天祭月的礼制。周天子日坛祭日。《礼记》说："祭日于坛。"孔颖达疏："谓春分也。"清潘荣陛《帝京岁时纪胜》说："春分祭日，秋分祭月，乃国之大典，士民不得擅祀。"同时，民间还有竖蛋、踏青、放风筝、吃春菜、送春牛、粘雀子嘴、饮春酒等习俗，祈求家人健康平安。

春分，起居方面仍应遵守"春三月，此谓发陈。天地俱生，万物以荣。夜卧早起，广步于庭，披发缓行，以使志生"的养生原则，并通过运动来增强免疫力。饮食上忌大热大寒，力求中和。多食用韭菜、大蒜、木瓜等助阳类菜肴，配上蛋类等滋阴食材，达到阴阳互补之目的。

五叶豌豆尖

主　料： 豌豆尖300克

调辅料： 花生油40克

盐5克

白糖5克

枸杞5克

清水50克

制作步骤：

1. 将豌豆尖择除老茎，洗净控水备用。

2. 取干净容器，放入豌豆尖，再放入白糖、盐。

3. 起锅倒入花生油，烧至六成油温，快速下清水、豌豆尖，猛火快速翻炒断生，出锅装盘，整理好，撒上枸杞即可。

制作者： 徐伯春

北京锦府盐帮

联合创始人

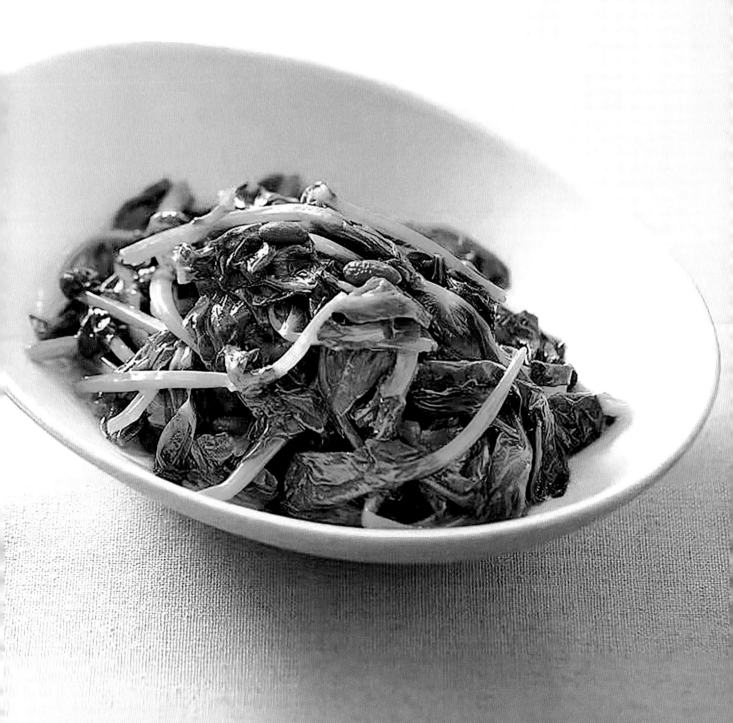

荠菜虾蓉春笋

主　料： 春笋600克

调辅料： 荠菜150克

明虾150克

盐5克

鸡精8克

胡椒粉3克

料酒10克

生粉5克

制作步骤：

1. 将明虾去头剥壳，剔除泥肠，清洗后挤干水分，加入少许盐、鸡精、料酒、胡椒粉和生粉抓匀，腌制10分钟备用；锅中放水烧开后加入荠菜汆烫30秒，捞出备用。

2. 将春笋切条状；荠菜彻底挤干水分后切成碎末；锅中放油烧热后放入虾仁滑炒至变色捞出，并用搅拌机打成碎末。

3. 锅中留底油，放入春笋煸炒。

4. 春笋立于盘中，撒下荠菜碎、虾仁末即可。

制作者： 马玉卿
江仙雅居新兴宾馆店
厨师长

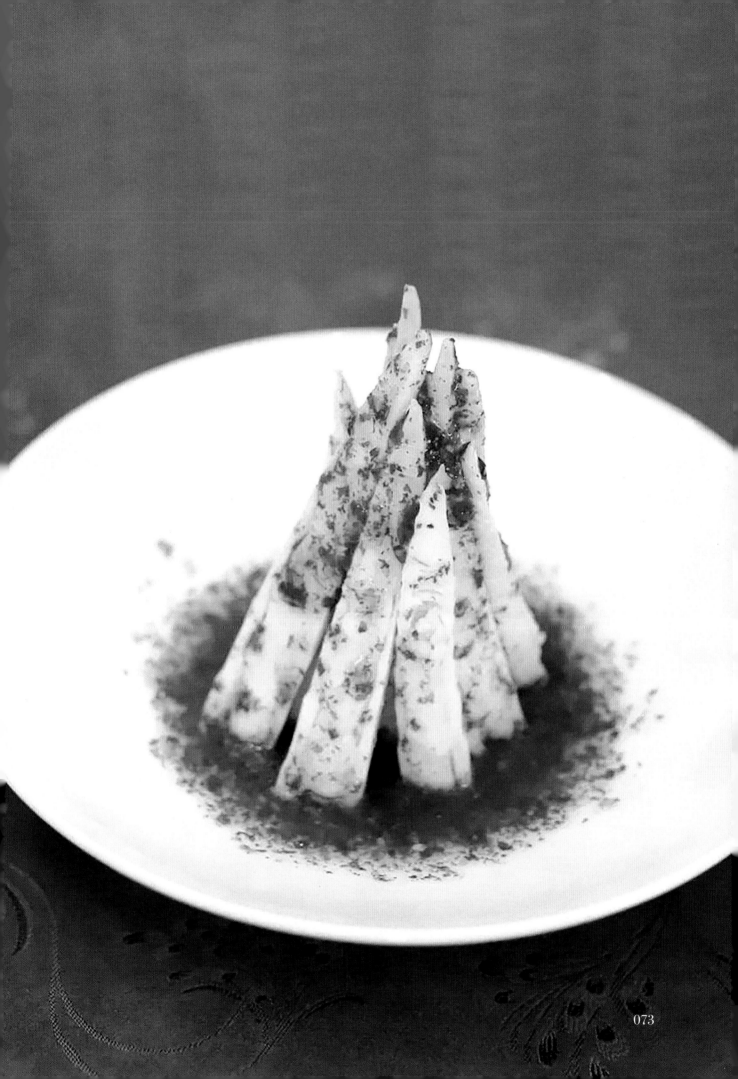

芦蒿老鸭汤

主　料: 老鸭1只（约2千克）

调辅料: 芦蒿100克

青豆10克

盐10克

姜5片

葱10克

花椒5克

料酒10克

猪油50克

制作步骤:

1. 将老鸭去内脏、鸭尾，洗净，切块后汆烫。

2. 将芦蒿洗净切段，姜拍松，葱挽结。

3. 将猪油在锅内化开烧热，爆香姜、葱、花椒，下鸭块煸炒，锅内水分渐干时烹入料酒。

4. 加入淹过鸭块的水，大火烧开撇去浮沫，转入砂锅，加盐，小火炖80分钟，至鸭肉软烂，下芦蒿，再煮5分钟出锅。

5. 装盘时点缀青豆即可。

制作者: 马玉卿
江仙雅居新兴宾馆店
厨师长

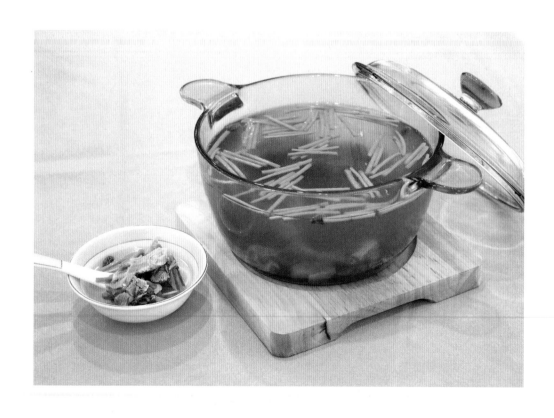

百合鲜桃仁蚕豆

主　料： 百合50克

核桃仁150克

蚕豆100克

调辅料： 色拉油10克

盐5克

鸡粉8克

制作步骤：

1. 将百合、核桃仁、蚕豆洗净备用。

2. 将水烧开，焯熟核桃仁、蚕豆，捞起过冷水备用。

3. 锅烧热倒入少许色拉油，放入新鲜百合翻炒几下，再倒入蚕豆、核桃仁翻炒。

4. 待百合断生后加盐、鸡粉翻炒入味即可起锅。

制作者： 马玉卿

江仙雅居新兴宾馆店

厨师长

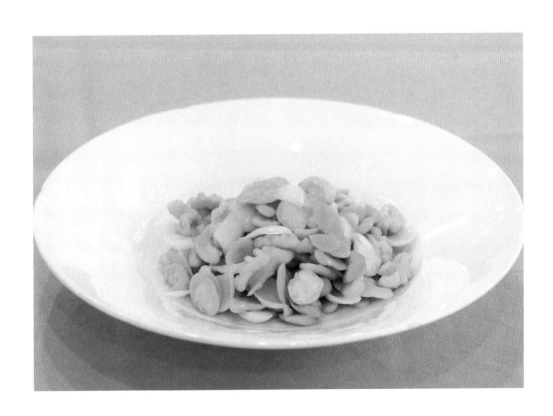

金雀花煎鸡蛋

主　料： 金雀花150克
　　　　 鸡蛋3个

调辅料： 盐5克
　　　　 色拉油15克

制作步骤：

1. 将金雀花择洗干净，鸡蛋打散后放入金雀花，加盐搅拌均匀。

2. 锅烧热用清油滑锅。

3. 放入搅拌好的金雀花。

4. 煎出直径20厘米左右大的蛋饼。

5. 将鸡蛋饼切成长方块，摆盘即可。

制作者： 岩新
一坐一忘丽江主题餐厅北京工体店厨师长

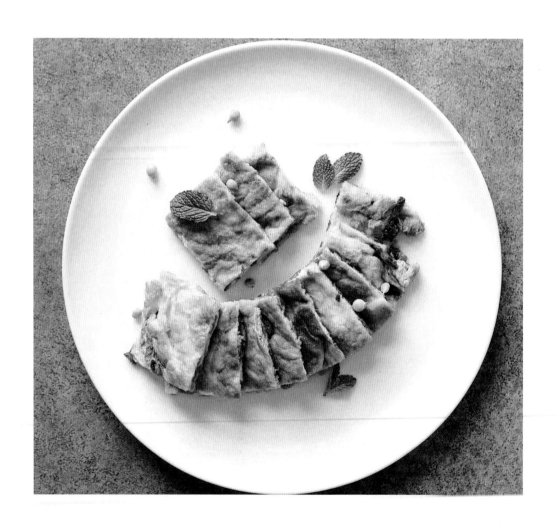

秧草西施乳

主　料： 西施乳300克
　　　　　秧草150克

调辅料： 盐10克
　　　　　味精5克
　　　　　黑松露酱0.5克
　　　　　葱10克
　　　　　姜20克
　　　　　高汤300克

制作步骤：

1. 将西施乳清洗干净，焯水后冲洗5分钟；秧草清洗干净并焯水，备用。

2. 另起锅，放入西施乳、高汤、葱、姜、盐、味精，小火煨制5分钟。

3. 加入焯水后的秧草，再加入黑松露酱，烧制2分钟，装盘即可。

制作者： 龚良权
江阴市海中天花园厨房有限公司花园厨房行政总厨

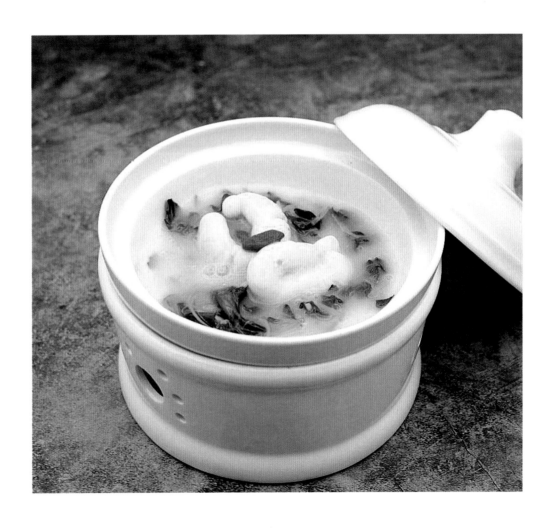

玫瑰沙律虾球

主　料： 青虾仁300克
马蹄粒50克
玫瑰花瓣10克
球生菜250克

调辅料： 盐10克
生粉10克
低筋面粉20克
泡打粉5克
沙律酱200克
色拉油20克
蛋清1个

制作步骤：

1. 将青虾仁清洗干净，用刀拍下后粗斩，再加入马蹄粒、盐和蛋清搅拌上劲，做成橄榄形状后放入开水锅中煮2分钟定形。

2. 将生菜清洗干净，切丝备用。

3. 取一碗，放入低筋面粉和生粉、泡打粉、色拉油调制成脆糊，把虾球裹上脆糊放入三成油温中炸2两分钟，捞出沥油。

4. 将炸好的虾球裹匀沙拉酱，再均匀包上切好的生菜丝装盘，将玫瑰花瓣切丝，点缀即可。

制作者： 龚良权
江阴市海中天花园厨房有限公司花园厨房
行政总厨

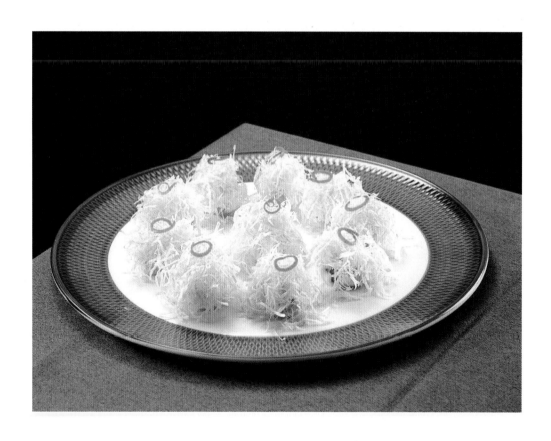

刀鱼馄饨

主　料： 海刀鱼500克

馄饨皮250克

调辅料： 猪肥膘50克

鸡蛋清2个

红根韭菜末75克

姜汁30克

盐5克

味精6克

鸡粉6克

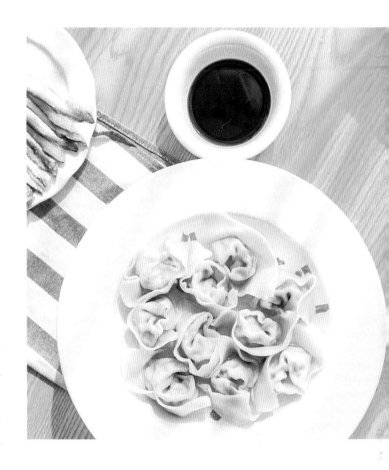

制作步骤：

1. 将海刀鱼去内脏和鳃，清洗干净，去中骨留两边肉，搅碎成泥。

2. 将猪肥膘搅碎成泥，加入盐、味精、鸡粉、姜汁搅打上劲；加入鸡蛋清搅拌后，再加入韭菜末拌匀。

3. 先蘸取清水，抹在馄饨皮子一侧，再舀一勺馅置于馄饨皮中间，将皮子对折并压实边角，再次对折将两边捻合。

4. 起锅加水，水开后放入包好的馄饨，煮至馄饨浮起（5~8分钟）即可。

> **制作者：** 龚良权
> 江阴市海中天花园厨房有限公司花园厨房
> 行政总厨

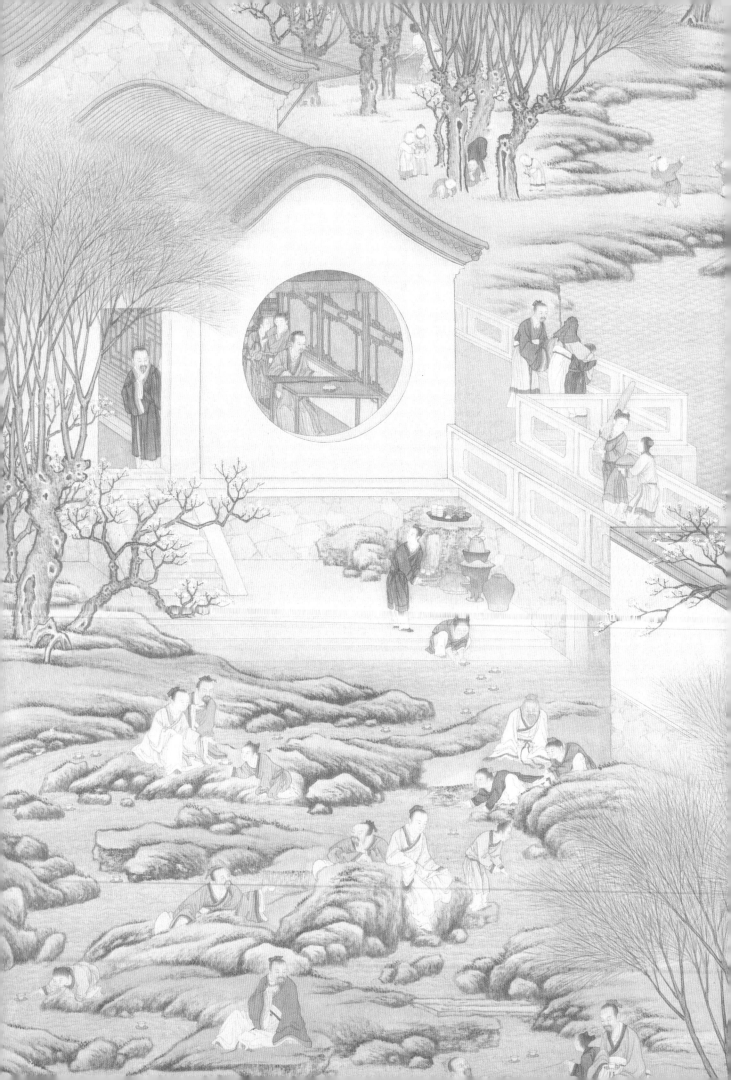

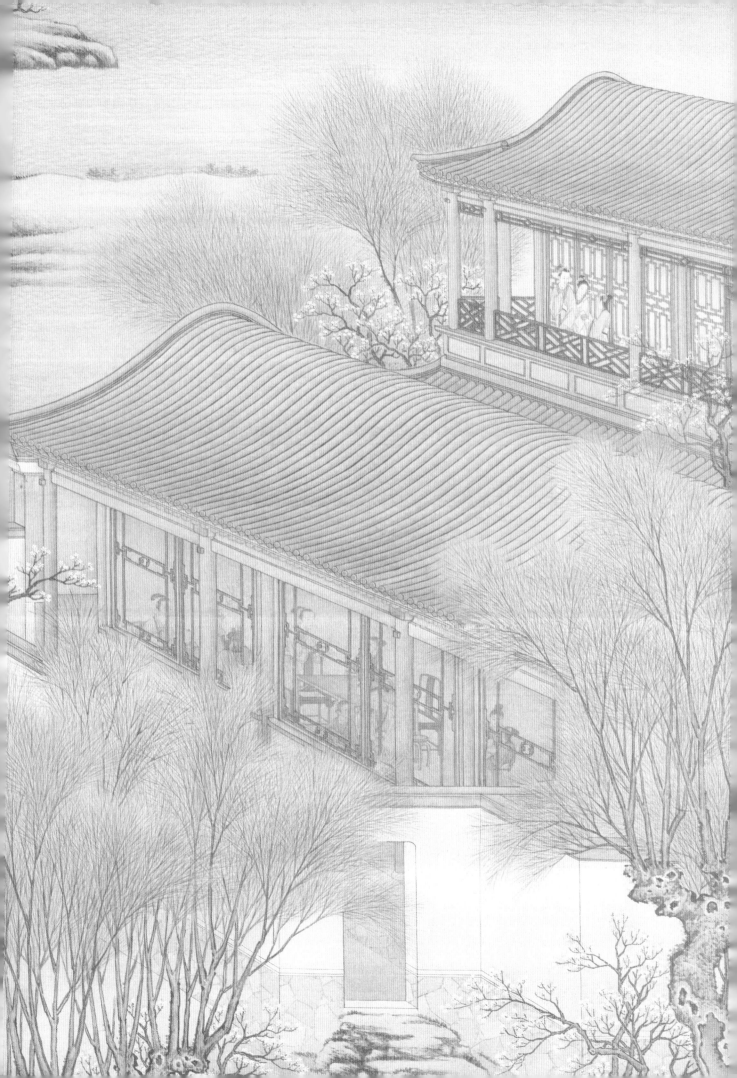

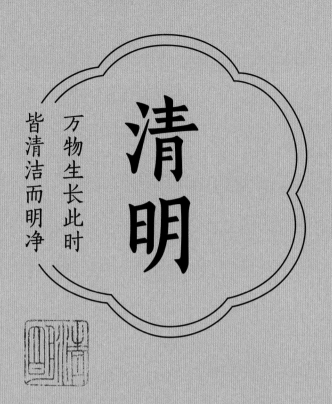

清明

万物生长此时
皆清洁而明净

清明，二十四节气之一，春季的第五个节气。《岁时百问》云："万物生长此时，皆清洁而明净。故谓之清明。"自此，气候更暖，雨量渐多，春意盎然，无论是路边一抹浓郁的绿色，还是微风拂面的清新傍晚，都值得驻足片刻。

古时的人们将"清明节"称为"三月节"，《月令七十二候集解》中说："三月节……物至此时，皆以洁齐而清明矣。"每到清明之际，民间都有扫墓、插柳、踏青、放风筝等丰富的纪念和娱乐活动，更使清明充满了诱人的色彩。

我国古代将清明分为三候：一候桐始华，二候田鼠化为鴽，三候虹始见。意即在这个时节先是白桐花开放，接着喜阴的田鼠不见了，全回到了地下的洞中，然后是雨后的天空可以见到彩虹了。

清明与春节、端午节、中秋节并称为中国的四大传统节日。中华民族传统的清明节大约始于周代，距今已有2500多年的历史。作为时序标记的清明，在汉代就已经有了明确记载，但作为一个最重要的祭祀节日，直到唐宋以后才形成。节气的清明，是春耕春种的大好时机；节日的清明，则是民间寄放情感和慰劳自己的传统日子，也承载着人们对未来的期待。

清明时节，要做到早睡早起，顺应人体阳气生发的规律。食物进补要适中，不可过度。古代名医孙思邈说过："春日宜省酸增甘，以养脾气。"意思是说，春季宜少吃酸的，多吃甜的。所以要多吃时令蔬菜、水果和富含蛋白质的食物。

春色鲥鱼

主　料： 鲥鱼750克

调辅料： 鲜河虾100克

春笋10克

马蹄10克

手指柠檬2克

青尖椒50克

盐150克

香油2克

鸡汁1克

芹菜苗少许

五星花2朵

制作步骤：

1. 将鲥鱼用盐暴腌风干8小时，蒸熟拆肉，鱼鳞炸酥；河虾取肉制成虾胶，春笋和马蹄切碎末。

2. 将青尖椒加鸡汁和香油烧制做成椒酱，鱼肉、马蹄、春笋和虾胶成团定形成鱼球。

3. 将小量椒酱盛在盘内，鱼球裹上部分椒酱拼插上酥制鱼鳞，撒上柠檬肉、芹菜苗、五星花点缀即可。

制作者： 陈锦周

程府宴

主厨

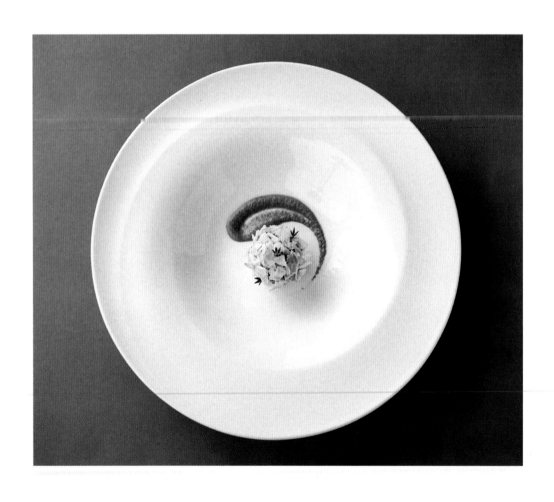

熟料冰岛蚝

主　料： 冰岛净化蚝150克

调辅料： 有机黄瓜120克

白葡萄酒50克

青柠1个

鱼子酱1.5克

辣椒汁2克

五星花少许

黄心花少许

鱼露1克

制作步骤：

1. 将生蚝去盖壳，取出蚝肉和原汁放入碗中，加入鱼露放在冰箱低温中40分钟，取出后放入冰水中冰镇。

2. 将黄瓜去皮打成瓜泥，调入白葡萄酒、鱼露，放进冰柜冻出冰沙。

3. 将黄心花摆入盘中，放上蚝壳，蚝肉吸水后放入蚝壳内，盛上黄瓜冰沙、鱼子酱，再淋入青柠、辣椒汁，摆上五星花装饰即可。

制作者： 陈锦周
程府宴
主厨

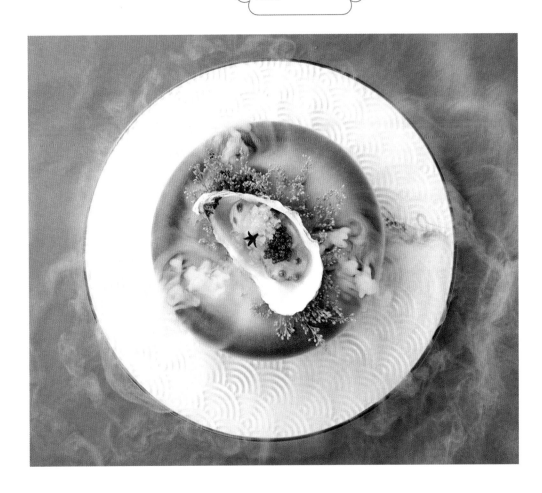

酸梅狮头鹅搭脆米辽参

主　料： 狮头鹅1只（约5千克）

辽参7克

调辅料： 蒜头50克　　　芝麻菜1克

生姜100克　　　片糖150克

蒜苗150克　　　白醋380克

陈皮5克　　　　咸水梅子16粒

青笋5克　　　　梅子酱180克

香芋5克　　　　生抽50克

红薯5克　　　　花生油50克

小米12克　　　　盐50克

薄饼1张

制作步骤：

1. 将辽参用水发至软度合适，光鹅洗净全身抹盐，小米蒸熟。

2. 起锅倒入花生油加热，将抹盐后的鹅煎至外皮焦香。

3. 将姜、蒜苗入锅爆出香味，加入咸水梅子、梅子酱、白醋、生抽、片糖、陈皮、蒜头，再放入整鹅并加清水烧开，转小火炖60分钟后，改大火收汁出锅。

4. 将青笋焯熟，红薯、香芋入笼蒸透。

5. 辽参取其鹅汁入味，包裹酥小米回油炸酥，薄饼包裹鹅肉蒸透。

6. 将鹅在原汤汁加热放入盘中，依次摆入红薯、香芋、青笋、鹅卷、脆米辽参，再放芝麻菜即可。

制作者： 陈锦周

程府宴

主厨

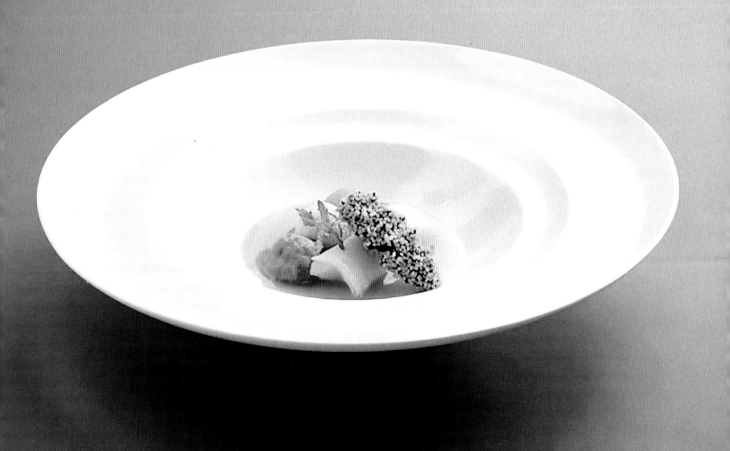

蚕豆泥配黑鱼子酱

主　料： 春蚕豆200克

调辅料： 黑鱼子酱3克

蜜豆仁50克

姜片5克

盐6克

鸡油10克

白糖5克

清鸡汤300克

制作步骤：

1. 将春蚕豆去皮，加入盐、姜片煮熟，打成泥后过箩。

2. 锅内加少许鸡油，将打好的豆泥轻炒均匀。

3. 加入清鸡汤、盐、白糖微煮至黏稠。

4. 倒入器皿，放入煮熟的蜜豆仁，配上黑鱼子酱即可。

制作者： 刘吉桐

北京华天凯丰餐饮服务有限公司

项目经理

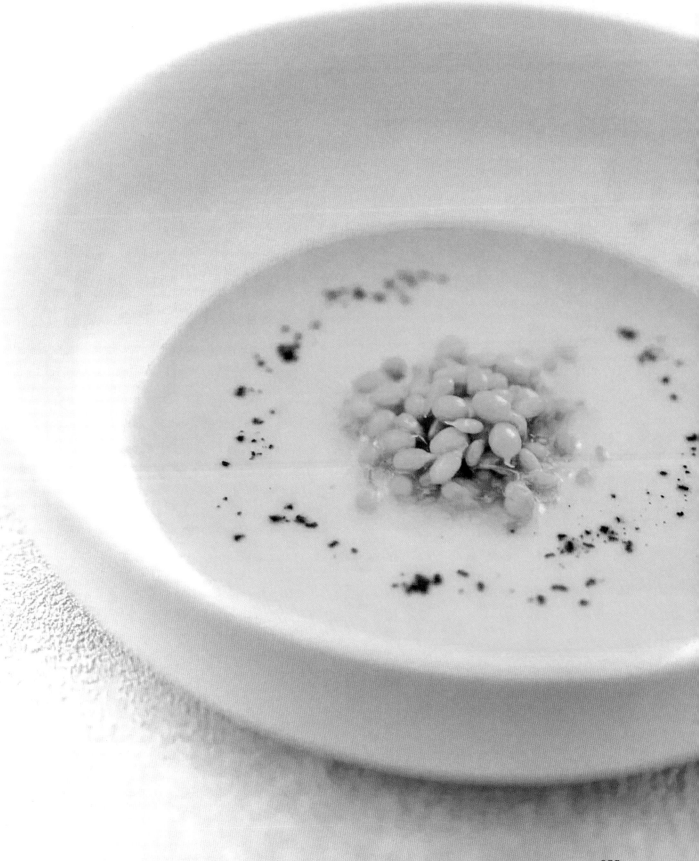

青团

主　料： 糯米粉500克

调辅料： 艾草500克

澄面150克

玫瑰豆沙馅心850克

绵白糖83克

黄油40克

小苏打2克

沸水300克

清水3.2千克

制作步骤：

1. 新鲜艾草500克洗净备用，清水2.5千克烧沸，加入小苏打，再放入艾草焯一下水，取出过一遍凉水，攥成菜团大约可得400克，将菜团切碎放入破壁机中，再加700克清水，一起打碎成艾草汁。

2. 将黄油隔水融化，与艾草汁、绵白糖混合，倒入糯米粉中和成面团，揉光滑滋润。

3. 将澄面倒入沸水中搅拌烫熟，擦至滋润无颗粒，再与糯米粉面团混合，上机器搅拌光滑滋润有韧性即可。

4. 面团下剂子45克/个，包入玫瑰豆沙馅25克/个，包严搓圆，剂口朝下放在蒸纸上。

5. 上蒸锅旺火蒸10分钟停火，最后在青团表面刷一层熟油防止干皮，取出装盘即可（温馨提示：用保鲜膜包好凉凉口味更佳）。

制作者： 刘吉桐
北京华天凯丰餐饮服务有限公司
项目经理

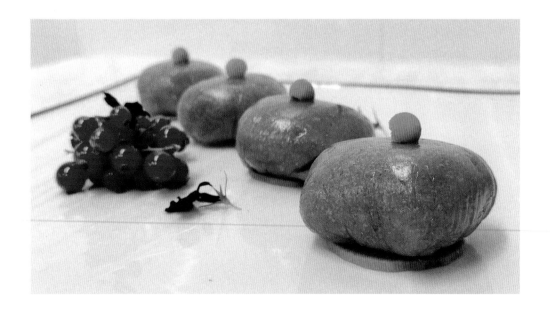

桃花酥

主　料：面粉300克

调辅料：猪油120克

　　　　火龙果汁120克

　　　　豆沙或莲蓉馅心250克

　　　　蛋黄液10克

制作步骤：

1. 皮面：面粉125克加入20克猪油，加入火龙果汁和制成团，搓匀。

2. 油酥面：面粉175克加入100克猪油，擦透。

3. 皮面包入油酥面擀开，折成三折，再擀开卷起来。

4. 卷好的面坯下剂。

5. 下好的剂子包入馅心按扁，用刀切出5瓣，做成桃花的形状。

6. 在花的中心刷上蛋黄液，入烤箱，180℃烤制15分左右即可。

制作者： 张虎
北京市工贸技师学院烹饪系
教师

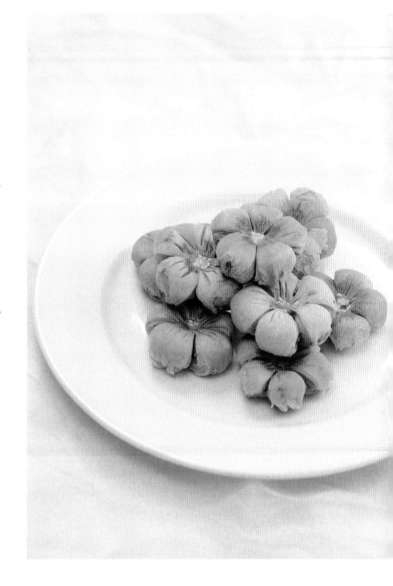

原盅肉汁炖仙草

主　料： 矿泉水200克
　　　　　藏草5克
　　　　　鱼唇10克
　　　　　香猪瘦肉50克
　　　　　鸽蛋1个

调辅料： 鲜马蹄1个
　　　　　小油菜1棵
　　　　　枸杞1粒
　　　　　白胡椒1克
　　　　　生姜1克
　　　　　盐1.2克
　　　　　花雕酒3克

制作步骤：

1. 鱼唇浸发软身，去掉黄肉，加花雕酒（2克）焯水洗净。

2. 藏草清洗干净，鸽蛋煮熟去壳；香猪瘦肉剁成肉泥，马蹄切粒；油菜取其心芽洗净。

3. 肉泥中加入马蹄，放入炖盅底部压实，依次放入鱼唇、藏草、矿泉水、盐、花雕酒（1克），加盖入蒸笼炖150分钟（出品前10分钟放入鸽蛋）。

4. 将枸杞、油菜芽焯水摆入盅内，出品即可。

制作者： 陈锦周
程府宴
主厨

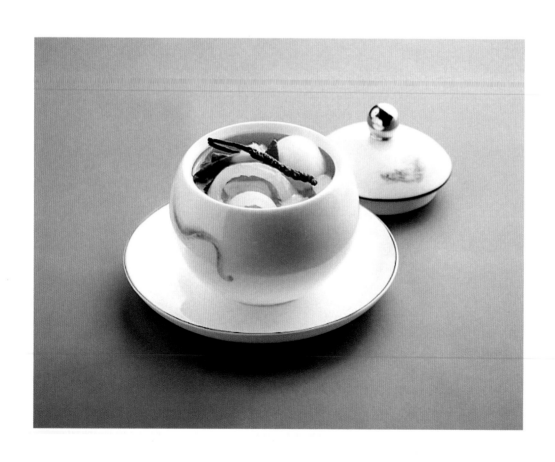

莲藕原浆茉莉酪

主　料： 莲藕300克
　　　　茉莉花茶50克
调辅料： 牛奶300克
　　　　淡奶油100克
　　　　鱼胶片2片
　　　　白砂糖150克

制作步骤：

1. 将莲藕清洗干净，放入料理机中打成藕浆，加入牛奶、淡奶油、白砂糖煮开。

2. 加入鱼胶片，化开后放入冰箱冷藏2小时。

3. 冷藏后，改刀切成方块装盘，淋上茉莉花茶即可。

制作者： 黄光强
武汉光谷皇冠假日酒店彩丰楼
中餐行政总厨

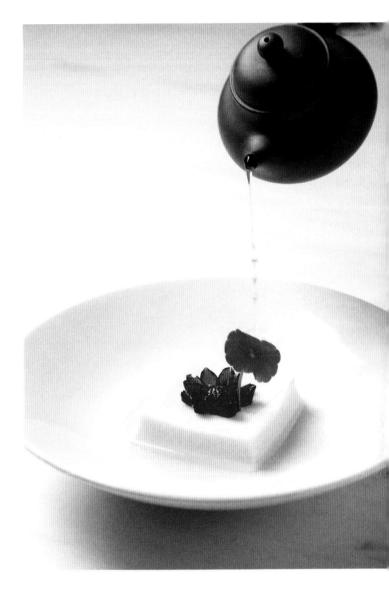

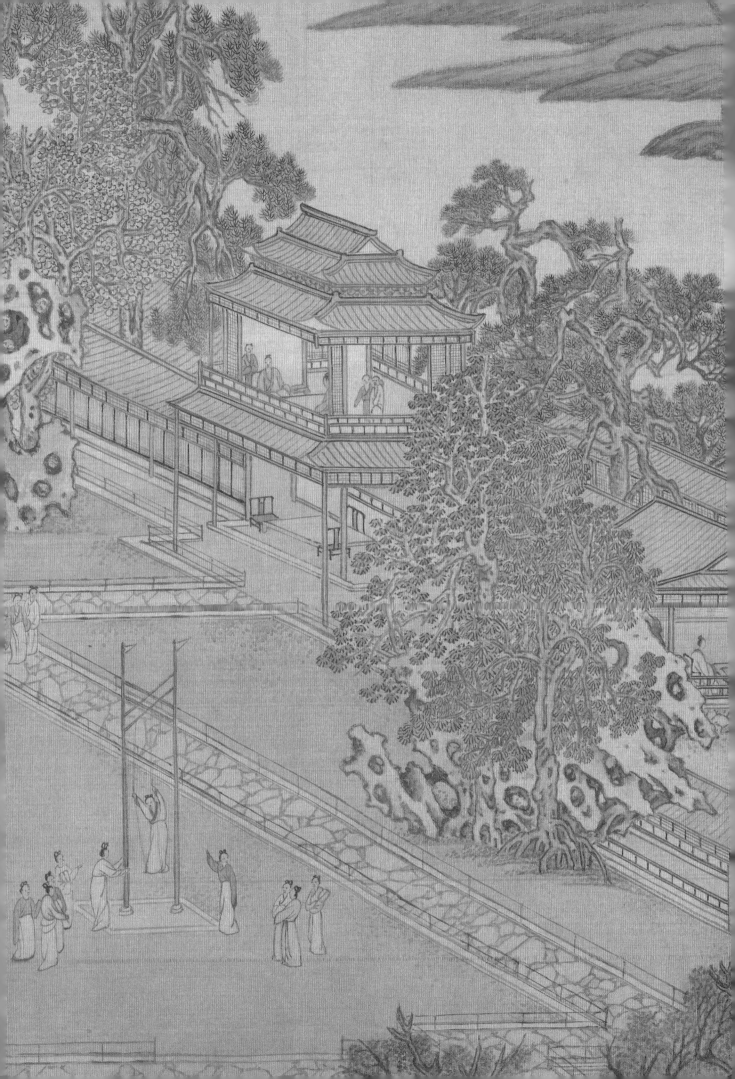

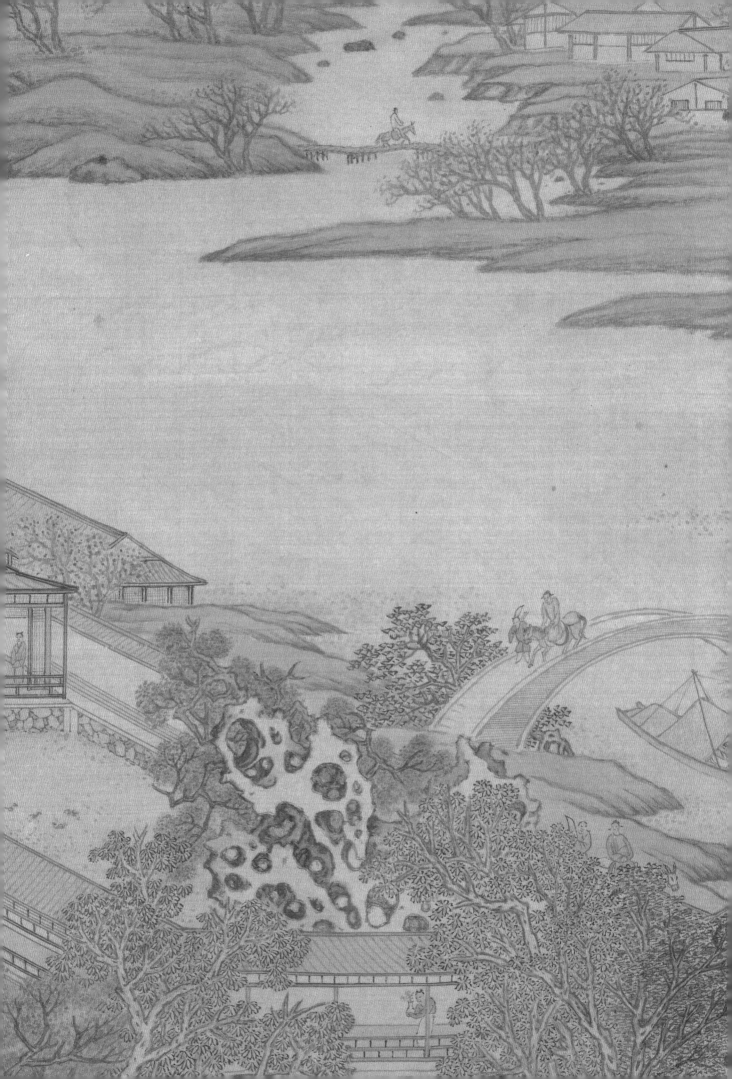

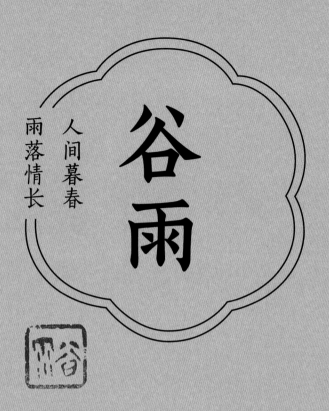

谷雨

人间暮春
雨落情长

"清明断雪，谷雨断霜。"

谷雨，是二十四节气中的第六个节气，也是春天的最后一个节气。谷雨一过，意味着春天结束，夏天即将到来。

此时节，杨花飞舞，柳絮飘扬，牡丹吐蕊，百谷茁壮成长，一派大好春光。《月令七十二候集解》有言："三月中，自雨水后，土膏脉动，今又雨其谷于水也。雨读作去声，如雨我公田之雨。盖谷以此时播种，自上而下也。"《群芳谱》写道："谷雨，谷得雨而生"。此时天气温和，雨水明显增多，是播种移苗、埯瓜点豆、秧苗初插的好时节。

我国古代将谷雨分为三候：一候萍始生，二候鸣鸠拂其羽，三候戴胜降于桑。就是说浮萍开始出现，布谷鸟羽毛逐渐丰满，戴胜鸟也落在了桑树上面。

谷雨有禁蝎咒符、杀五毒、喝谷雨茶、赏牡丹、走谷雨、食香椿、祭海节、祭仓颉等诸多习俗，何尝不是在提醒人们，珍惜和拥抱这盈盈春光，以素雅、淡泊、清欢之心，沐一场人间春色，听一曲雨落情长，迎接盛夏的到来。

由于谷雨节气后降雨增多，空气中的湿度逐渐加大，气温开始升高，此时应遵循自然节气的变化，注意顾护脾胃、祛除湿气、调养肝气、预防过敏。在饮食上仍需注重养脾，宜少食酸味食物、多食甘味食物，应考虑低盐、低脂、低糖、低胆固醇和低刺激，宜选择凉而清淡的食物，谷物、鱼肉、碱性的时令蔬果和豆制品都是此时节的首选。

养肝草炖肉汁

主　料： 顶汤200克
　　　　　猪瘦肉200克

调辅料： 鱼蓉梅花2朵
　　　　　养肝草15克
　　　　　盐2克

制作步骤：

1. 将猪瘦肉清洗干净，切块焯水至熟。

2. 顶汤放入一个汤碗中，放入瘦肉、养肝草，隔水蒸30分钟。

3. 加盐调味，放入鱼蓉梅花，再蒸20秒即可。

制作者： 余文省
北京悦福源餐饮管理有限公司
厨师长

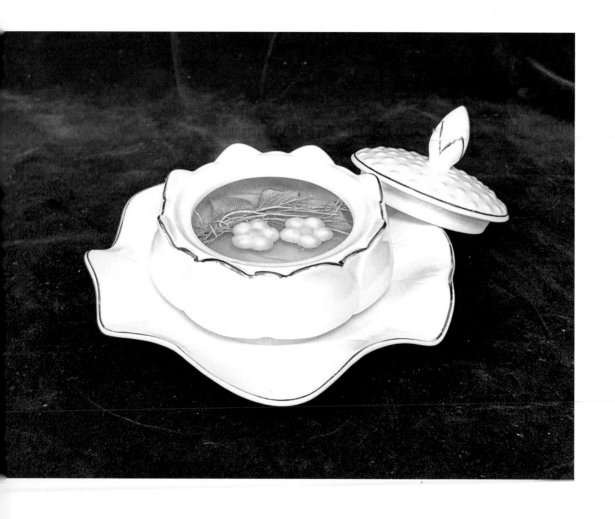

雪菜贝柱蚕豆米

主　料： 贝柱100克

蚕豆米200克

调辅料： 雪菜20克

春笋丝20克

盐5克

味精2克

胡椒粉2克

白糖5克

葱油5克

制作步骤：

1. 将贝柱清洗干净，焯水备用。

2. 蚕豆米加入盐3克、味精1克，焯水后迅速捞出过冷水。

3. 起锅放入油加热，放入雪菜、春笋丝用小火炒香，放入贝柱、蚕豆米，再加入味精1克、盐2克、胡椒粉、白糖、葱油翻炒片刻，装盘即可。

制作者： 路涛涛

庭院·江南菜

出品总监

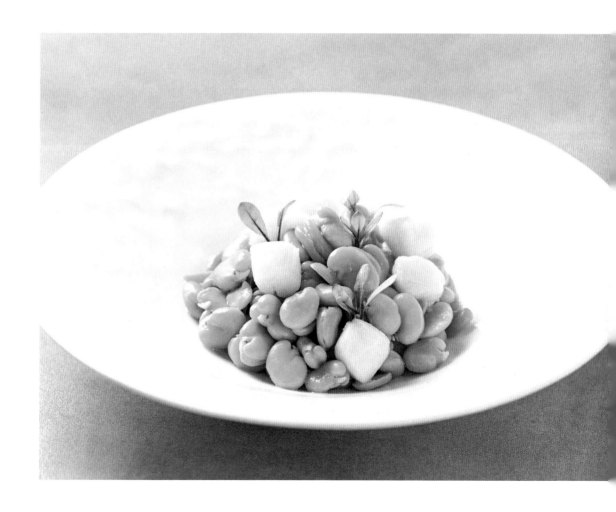

绍兴老酒醉沼虾

主　料： 沼虾350克

调辅料： 美人椒10克

蒜片5克

鲜花椒3克

盐3克

味精2克

白糖3克

胡椒粉2克

生抽5克

辣鲜露2克

美极鲜2克

制作步骤：

1. 将沼虾洗干净，焯水备用。

2. 取一只碗，将所有调料依次放入，混合搅拌均匀，再放入沼虾泡制8小时。

3. 装盘即可。

制作者： 路涛涛

庭院·江南菜

出品总监

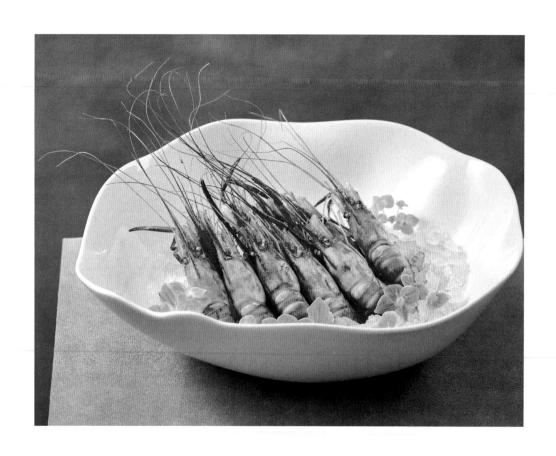

脆皮小黄鱼

主　料： 小黄鱼1条（约200克）

调辅料： 紫菜丝30克

红樱桃2颗

鸡蛋1个

料酒3克

白兰地2克

葱5克

姜5克

蒜5克

白胡椒粉3克

鸡粉6克

椒盐2克

脆皮粉80克

牛奶70克

盐3克

制作步骤：

1. 将小黄鱼用葱、姜、蒜、料酒、白兰地、鸡粉、白胡椒粉腌制5分钟，备用。

2. 脆皮粉加鸡蛋、牛奶、椒盐、盐，调成脆皮糊备用。

3. 锅放油烧至四成热下入小黄鱼，先下中间位置，定形后再下头和尾炸制。

4. 等油温烧至六成热时再将小黄鱼复炸至金黄色即可装盘，用紫菜丝、红樱桃点缀。

制作者： 吴贤飞
北京紫云轩茶事
行政总厨

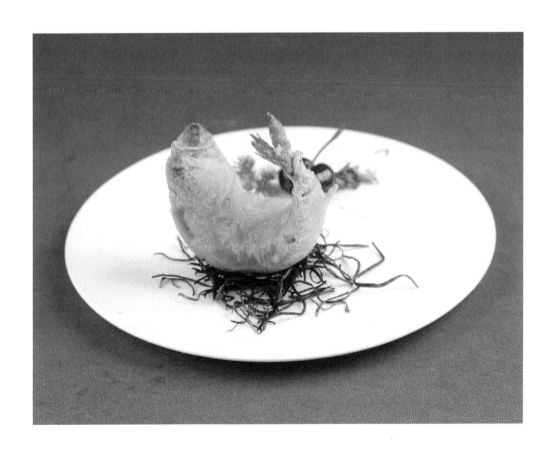

澳带烩米饭

主　料：澳洲带子150克

调辅料：黄油20克

洋葱碎30克

香菜1克

芹菜10克

百里香3克

迷迭香3克

淡奶油30克

芝士碎10克

香米饭50克

豌豆苗10克

炸藕片2片

盐5克

黑胡椒3克

鸡粉3克

橄榄油15克

藏红花汁15克

龙虾汤40克

大豆卵磷脂1克

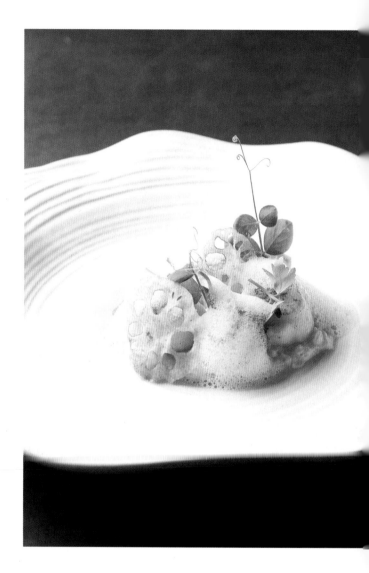

制作步骤：

1. 将澳洲带子加盐、鸡粉、黑胡椒、橄榄油和百里香腌制，然后在60℃热水中煮10分钟取出，在油锅里煎至两面金黄色备用。

2. 将黄油加所有蔬菜和新鲜香料炒香后一起熬制10分钟过滤，然后用淡奶油炒香米饭、芝士碎，放盐和黑胡椒调味，收汁备用。

3. 将藏红花汁、龙虾汤和大豆卵磷脂混合均匀烧开，调味后，打出泡沫汁液备用。

4. 将奶油米饭放容器底下，倒入（步骤3）泡沫汁液，用煎好的带子、炸藕片和豌豆苗装饰即可。

制作者：吴贤飞
北京紫云轩茶事
行政总厨

上汤菠菜苗扒冬瓜

主　料: 菠菜苗50克

冬瓜块40克

竹荪3克

调辅料: 枸杞子2粒

上汤50克

盐3克

水淀粉8克

制作步骤:

1. 将菠菜苗和竹荪清洗干净,焯水至熟。

2. 将冬瓜块蒸熟,放入盘中,菠菜用竹荪穿好放上面。

3. 另取一锅,加入上汤、盐,加热后用水淀粉打琉璃芡,浇在菠菜与冬瓜上,再放2粒枸杞子即可。

制作者: 余文省

北京悦福源餐饮管理有限公司

厨师长

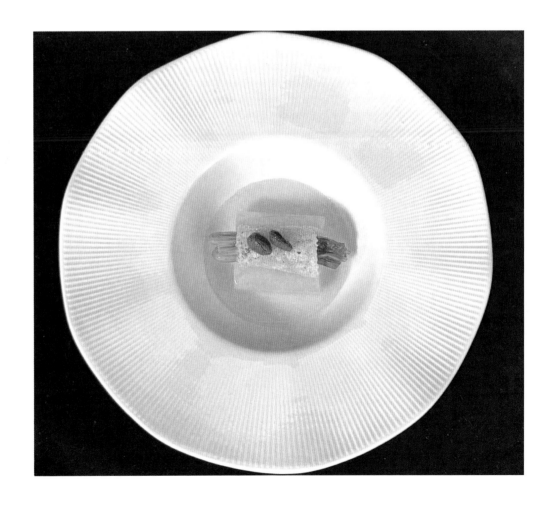

韭菜螺蛳配蛋卷

主 料： 螺蛳（熟去壳）60克

调辅料： 玉米淀粉20克

韭菜100克

鸡蛋2个

盐3克

食用油20克

酱油2克

葱姜蓉2克

料酒5克

制作步骤：

1. 将玉米淀粉和鸡蛋调成鸡蛋浆备用，起热锅，锅内涂食用油，落入鸡蛋浆煎成蛋皮备用；再起热锅，放入食用油、葱姜蓉、韭菜、螺蛳肉一起煸炒，加入料酒、盐、酱油翻炒片刻。

2. 将炒好的韭菜螺蛳肉放入蛋皮中卷起，切段装盘即可。

制作者： 陈庆

孔乙己尚宴

出品创意总监

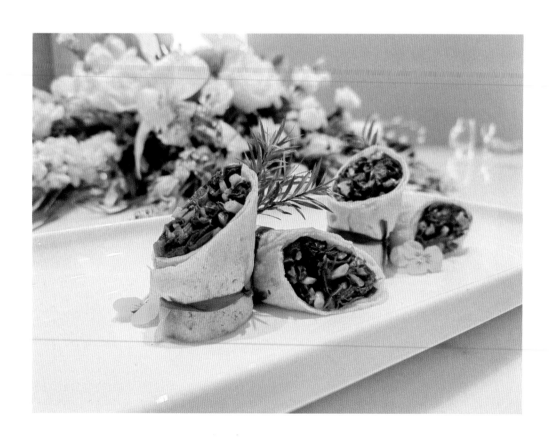

虫草花拌芦笋

主　料： 芦笋100克

调辅料： 虫草花10克
　　　　　橄榄油10克
　　　　　盐2克
　　　　　胡椒粉1克
　　　　　香醋2克

制作步骤：

1. 将虫草花洗净，用温水浸5分钟，冲凉吸干水分备用，芦笋洗净用刨刀刨成片，用热水焯烫后冲凉吸干水分备用。

2. 取一只深碗将虫草花、芦笋片、橄榄油、盐、胡椒粉、香醋拌匀，装盘即可。

制作者： 陈庆
孔乙己尚宴
出品创意总监

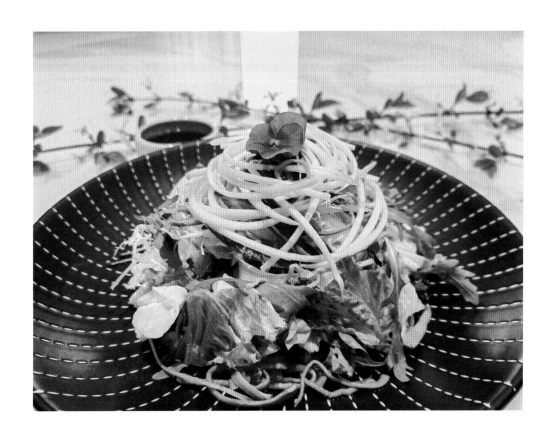

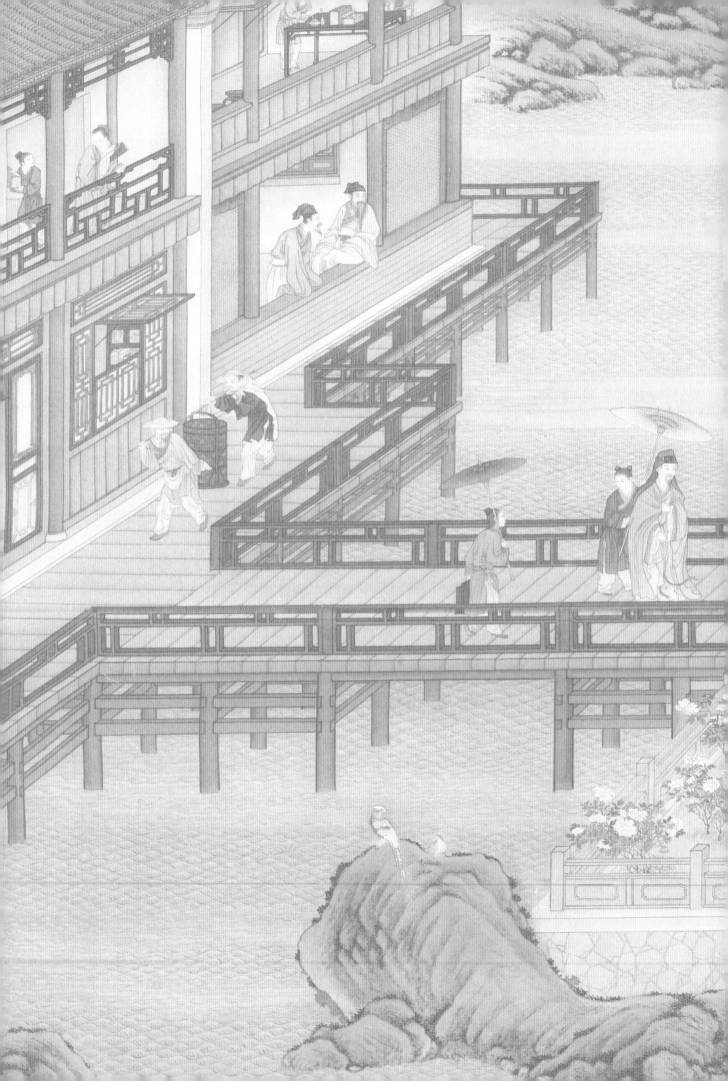

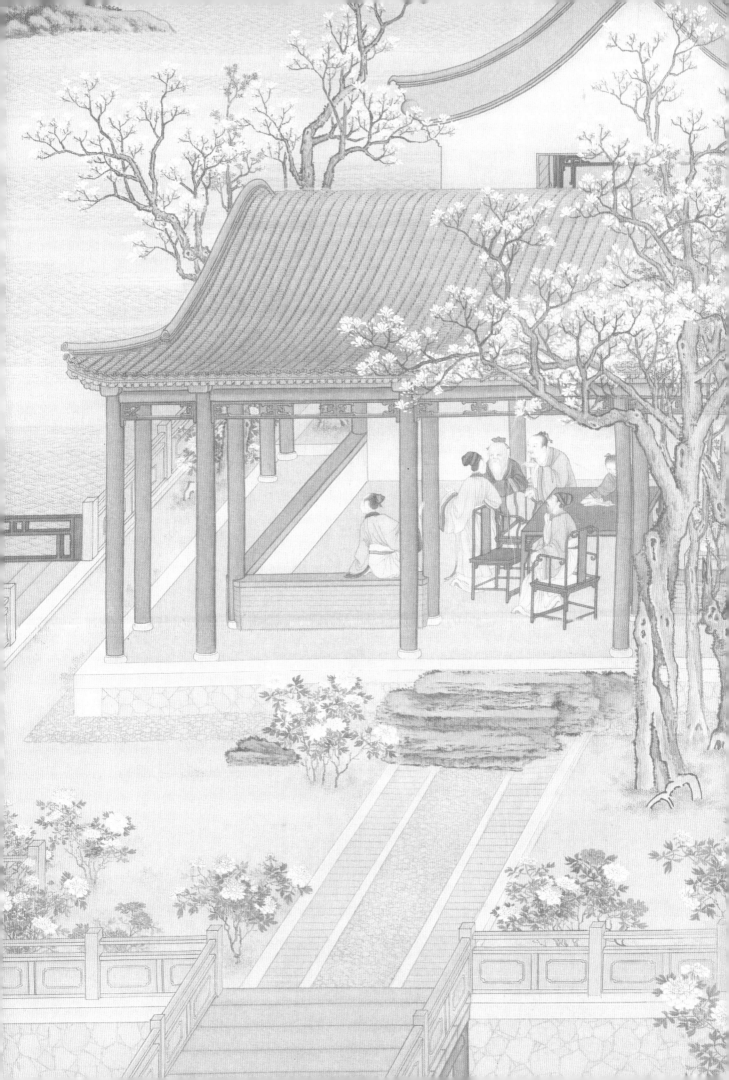

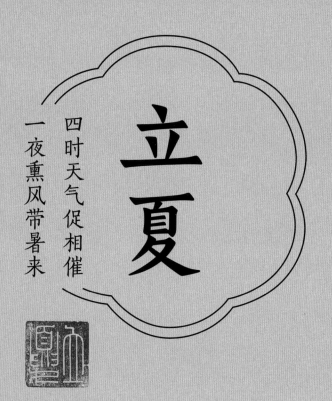

立夏

四时天气促相催
一夜熏风带暑来

春意藏，夏初长。

立夏，是二十四节气中的第七个节气，也是夏季的第一个节气。《月令七十二候集解》曰："立，建始也。夏，假也，物至此时皆假大也。"《历书》记载："斗指东南，维为立夏，万物至此皆长大，故名立夏也。"预示着季节的转换，标志着夏季的到来。

我国幅员辽阔，立夏前后只有福州到南岭一线以南地区是真正的"绿树浓阴夏日长，楼台倒影入池塘"的夏季，而东北和西北的部分地区则刚刚进入春季，全国大部分地区正是"百般红紫斗芳菲"的仲春和暮春季节，天气晴和，满目翠绿，生机勃勃，大自然奏响了生命力之歌的重要音符。

我国古代将立夏分为三候：一候蝼蝈鸣，二候蚯蚓出，三候王瓜生。蝼蛄开始在田间鸣叫，蚯蚓舒展开身体钻入湿润的泥土，王瓜的藤蔓开始快速攀爬生长，只待迎接收获的季节。

此时节，不同地区的人们有着不同的习俗，不仅有贯穿南北的煮鸡蛋、斗蛋、秤人，还有吃立夏饭、饮立夏茶、吃鸡肠面、虾面、糯米团、乌米饭以及各具特色的尝新活动，这些最具民族性的有趣习俗，折射出人们对美好生活的向往。

立夏，要顺应夏季昼长夜短的特点，及时调整好起居方式和生活节奏，保持心志安闲，注意戒躁戒怒。饮食宜采取"增酸减苦、调养胃气"的原则，饮食应清淡、少油腻、易消化，可适当选取具有酸味、辛辣香气的食物，以开胃助消化。多食果蔬类、谷薯类等清淡、富含维生素、纤维素的食物，忌贪凉而暴吃冷饮、凉菜、生凉瓜果等，以免损伤脾胃。

芒果塔酸奶球巧克力粉末

主　　料： 新鲜芒果50克

　　　　　酸奶30克

调辅料： 巧克力粉末30克

　　　　　奶酪20克

　　　　　牛奶50克

制作步骤：

1. 将奶酪、牛奶混合，使用凝结技术制作成奶皮。

2. 将酸奶使用胶囊技术制作成酸奶球。

3. 将芒果切成颗粒，做成圆柱形（芒果塔）。

4. 将制作好的奶皮、芒果塔、酸奶球组合装盘，撒巧克力粉末点缀即可。

> **制作者：** 李宇
> 山西大同云冈大酒店
> 行政总厨兼出品总监

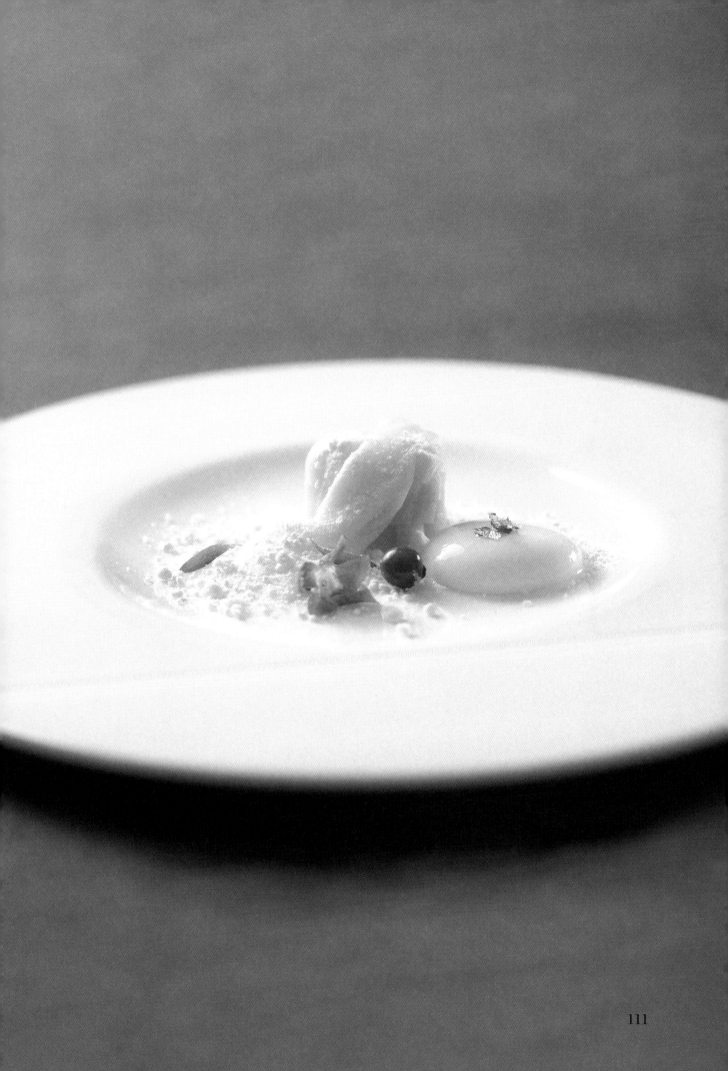

松茸竹荪炖金针鱼蓉

主　料： 大黄鱼1条（约300克）

　　　　鸡清汤150克

　　　　发好的竹荪20克

调辅料： 鲜松茸10克

　　　　蛋清50克

　　　　菜胆1颗

　　　　枸杞2粒

　　　　盐20克

　　　　味精10克

　　　　生粉10克

制作步骤：

1. 将大黄鱼宰杀洗净，去皮、去骨取净肉。

2. 取料理机，加入黄鱼肉、盐、味精、生粉、蛋清、适量纯净水、冰块，用料理机将鱼肉打至起胶上劲，装入挤袋挤出金针菇形状，放入80℃的水中煨熟，备用。

3. 将竹荪、鲜松茸放入调好味的清鸡汤中，上笼蒸制15分钟，取出备用。

4. 将制作好的金针鱼蓉、菜胆、枸杞加入汤中蒸制2分钟即可。

制作者： 李宇

山西大同云冈大酒店

行政总厨兼出品总监

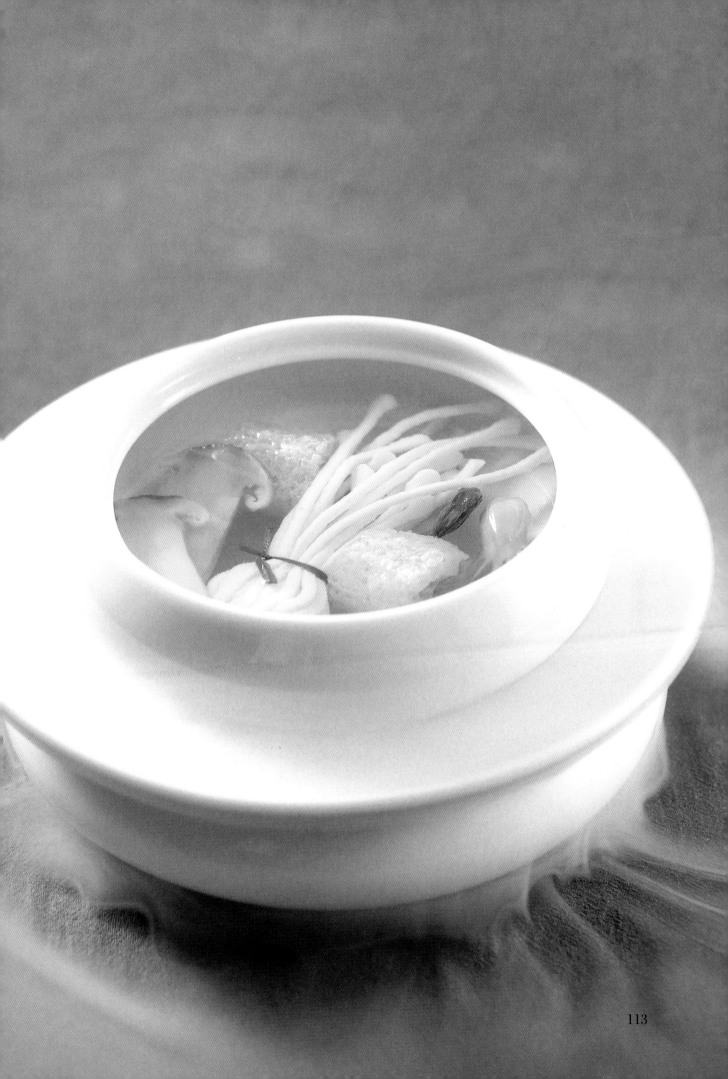

咖喱皇焗台山青蟹配蒜香法棍

主　料： 台山青蟹2只（约2千克）

调辅料： 蒜香法棍10片

水果粒20克

泰国黄咖喱50克

椰浆100克

花椒油15克

黄油30克

盐6克

糖3克

淀粉20克

制作步骤：

1. 将青蟹宰杀洗净，沾少许淀粉炸至成熟备用。

2. 锅里下入黄油炒香咖喱，加入椰浆、盐、糖调味，将炸制成熟的青蟹下入锅中烧至入味，淋入花椒油装盘，用水果粒点缀，制作完成。

3. 将锅中咖喱汁盛入容器中，与蒜香法棍、青蟹一起食用即可。

制作者： 李宇
山西大同云冈大酒店
行政总厨兼出品总监

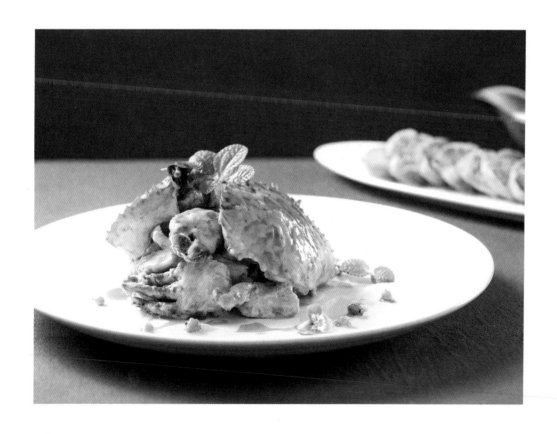

大理永平黄焖鸡

主　料： 土鸡1只（约2千克）

调辅料： 草果10克

菜籽油100克

辣椒15克

姜丁20克

蒜子20克

花椒5克

盐12克

胡椒粉10克

鸡粉20克

生抽20克

老抽8克

料酒25克

高汤800克

葱结50克

制作步骤：

1. 将土鸡剁成3厘米大小的块。

2. 用盐、生抽、老抽、胡椒粉、料酒将鸡块腌制15分钟。

3. 锅中倒入菜籽油，下入蒜子、姜丁、辣椒、花椒、草果炒香，倒入腌制好的鸡块，炒至无水分。

4. 倒入高汤，并用盐、鸡粉调味，加盖焖煮15分钟。

5. 放入葱结出锅即可。

制作者： 李建
北京云腾宾馆
厨师长

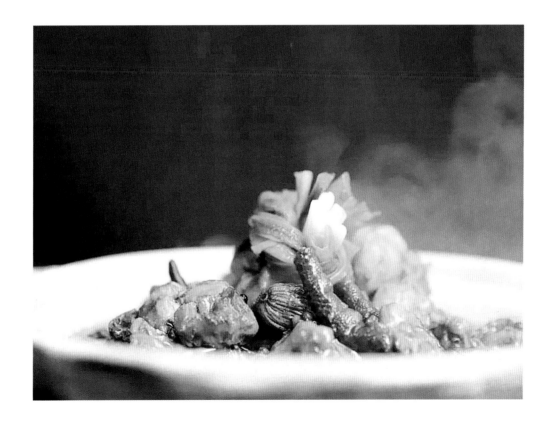

115

鸡蛋茉莉花

主　料： 茉莉花10克
　　　　　鸡蛋350克

调辅料： 豆油20克
　　　　　猪油5克
　　　　　鹅卵石15个
　　　　　盐4克

制作步骤：

1. 锅中倒入豆油，烧热后放入鹅卵石。
2. 将茉莉花、鸡蛋、盐、猪油放入碗中混合后，搅打均匀。
3. 将烧热的鹅卵石放入砂锅，将蛋液倒入装有鹅卵石的砂锅中。
4. 烹熟即可。

制作者： 李建
北京云腾宾馆
厨师长

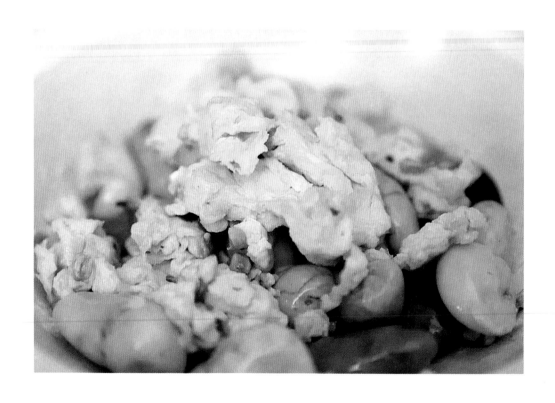

金蒜炝莴笋

主　料： 莴笋400克
　　　　 大蒜100克
调辅料： 花椒油30克
　　　　 盐0.8克
　　　　 糖15克

制作步骤：

1. 将莴笋去皮改刀切片。

2. 将莴笋焯水后过凉，用毛巾将水分揾干，待用。

3. 将大蒜切末，用油炸至金黄色，待用。

4. 将莴笋放入拌菜盆，加入花椒油、盐、糖拌匀装盘，放上金蒜即可。

制作者： 刘刚
哈尔滨宏达老菜馆
行政总厨

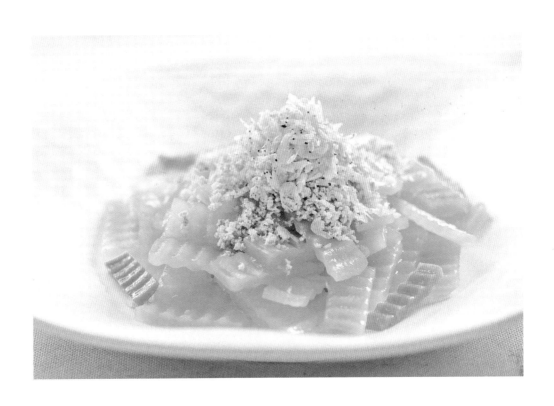

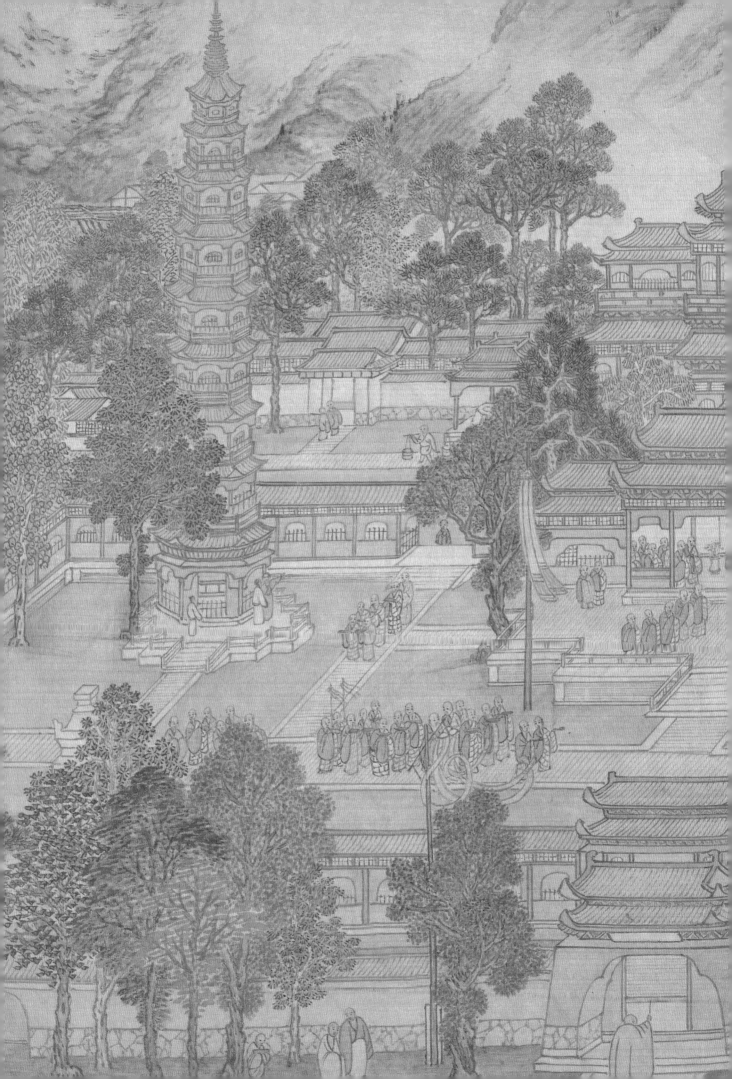

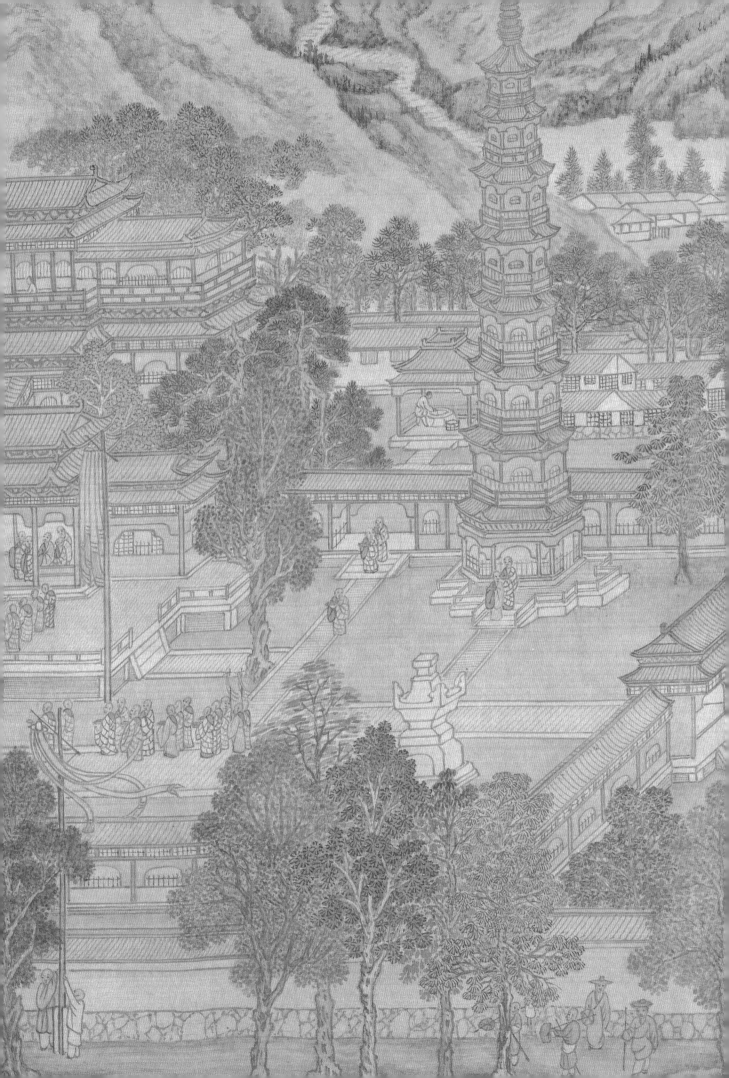

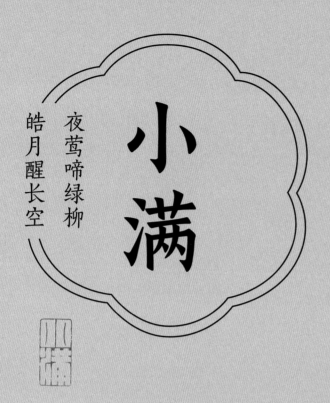

小满

夜莺啼绿柳
皓月醒长空

人生不求太满，小满即是圆满。

小满，是二十四节气中的第八个节气，夏季的第二个节气，意味着夏熟作物籽粒开始逐渐饱满，但尚未成熟，田野间苦菜欢长，麦秋可以上场了。《月令七十二候集解》中云："四月中，小满者，物至于此小得盈满。"

寒来暑往是气候，鸟语花香是物候。作为一个表征物候的节气，其关注点不在气，而在物。小满反映了降雨量大的气候特征："小满小满，江河渐满。"另有解释是指北方麦类等夏熟作物的籽粒开始灌浆，只是小满，还未完全饱满。所以小满是最接地气的节气，也是所有节气中最有哲思和意味、最有境界、最让人回味的节气。《尚书》有云："满招损，谦受益"，无不蕴含着做人做事的道理。

我国古代将小满分为三候：一候苦菜秀，二候靡草死，三候麦秋至。苦菜已经枝叶繁茂，喜阴的一些枝条细软的草类在强烈的阳光下开始枯死，麦子开始成熟。一切的事物都在朝着欣欣向荣的方向发展着。

小满节气传统习俗有祭车神、祭蚕神、绕三灵、抢水、吃苦菜、动三车、夏忙会、看麦梢黄等活动，这些传统习俗无不寄托着人们对收获满满的渴望，还有祝愿水源涌旺之意。

此节气后，天气日渐炎热，出汗较多，雨水也较多，是不能错过的养生好时机。饮食调养宜以清爽清淡的食物为主，常吃具有清利湿热、养阴作用的食物，忌吃膏粱厚味、甘肥滋腻、生湿助湿的食物，当然也可配合药膳进行调理。

椰皇雪花牛肉

主　料： 椰青1个

雪花牛肉50克

广东凉瓜25克

调辅料： 上汤150克

枸杞5克

盐5克

糖2克

制作步骤：

1. 将雪花牛肉、广东凉瓜改刀切块，焯水至断生，放入开好的椰青当中。

2. 在上汤中放入盐、糖，然后将调好的上汤倒入椰青内。

3. 将椰青隔水炖煮2个小时，放入枸杞点缀即可。

制作者： 郭龙龙

江苏省常州市富都voco酒店

天香楼厨师长

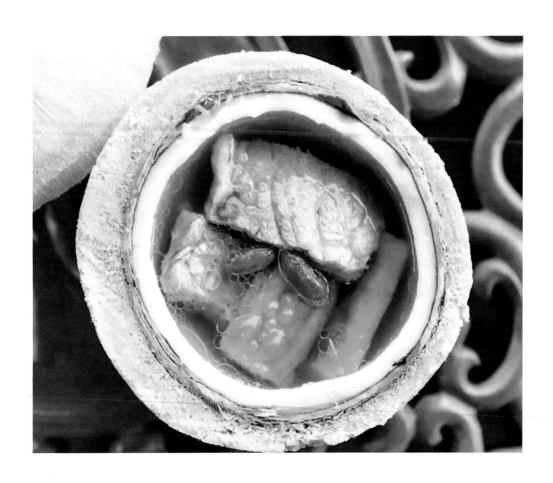

天香元宝虾

主　料： 基围虾400克

调辅料： 虾汁（生抽20克，

美极鲜20克，

蜂蜜300克）

黄油10克

制作步骤：

1. 将基围虾剪须，用刀沿着虾肚劈开（不能劈断），用清水洗干净虾线和虾脑。

2. 起锅烧油，待油温达到七八成热，下入洗干净的虾，炸至呈元宝形状捞出。

3. 另起锅，加入黄油化开离火，放入炸好的虾，淋入半调羹虾汁，翻炒均匀即可出锅装盘。

制作者： 郭龙龙

江苏省常州市富都voco酒店

天香楼厨师长

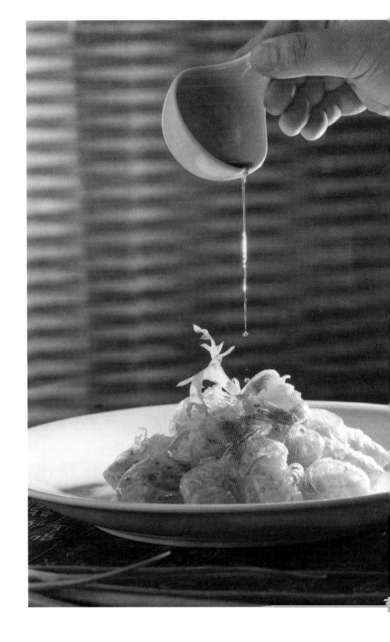

鸡丝凉面

主　料： 手工小圆面500克

调辅料： 蛋皮丝25克

　　　　　紫甘蓝丝25克

　　　　　黄瓜丝25克

　　　　　鸡脯肉25克

　　　　　河虾仁25克

　　　　　葱花25克

　　　　　蒜泥25克

　　　　　食用油20克

　　　　　酱油300克

　　　　　老抽20克

　　　　　鸡精100克

　　　　　糖100克

　　　　　大虾1只（约50克）

制作步骤：

1. 起锅加热，放入食用油，下葱花、蒜泥熬制出香味。

2. 加入1.5千克水，大火烧开，放入酱油、老抽、鸡精、糖调味，小火熬至微黏稠，即成雪花蒜酱汁。

3. 另起锅，加入清水烧开，放入面条煮至没有硬心，捞起放入碗中。

4. 面条卷在大虾上，再放入蛋皮丝、紫甘蓝丝、黄瓜丝以及鸡脯肉、河虾仁，配上雪花蒜酱汁即可。

制作者： 郭龙龙

江苏省常州市富都voco酒店

天香楼厨师长

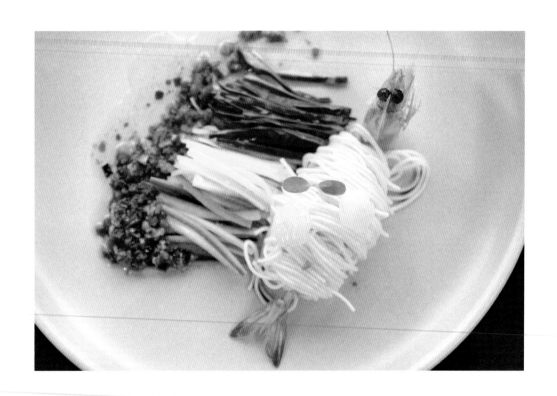

甜豆清汤蒲菜

主　料： 甜豆30克

调辅料： 清鸡汤200克

蒲菜300克

盐5克

豆油15克

制作步骤：

1. 将甜豆焯水后放入锅中用豆油炒熟，备用。

2. 蒲菜用鸡汤煨熟，装盘。

3. 炒好的甜豆撒上盐，装入盘中，倒入鸡汤即可。

制作者： 公维东

哈马尔罕

行政总厨

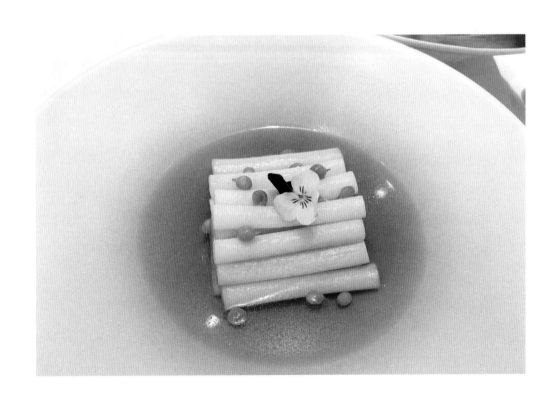

春浓蛏王浸凉瓜

主　料: 蛏王4只

凉瓜400克

调辅料: 浓汤500克

水淀粉15克

盐5克

味精5克

砂糖5克

花雕酒20克

制作步骤:

1. 将蛏王宰杀清洗干净,改刀成片。

2. 将凉瓜洗净片成薄片。

3. 将凉瓜焯水后卷成桶状垫底,加浓汤上火蒸5分钟。

4. 将蛏王加花雕酒拌一下,下开水锅焯水,捞出。

5. 锅内加入蒸凉瓜的浓汤,加盐、味精、砂糖调味。

6. 用水淀粉勾芡,下入蛏王捞匀。

7. 淋在凉瓜上即可。

制作者: 赵一斌

北京福建大厦八闽食府

厨师长

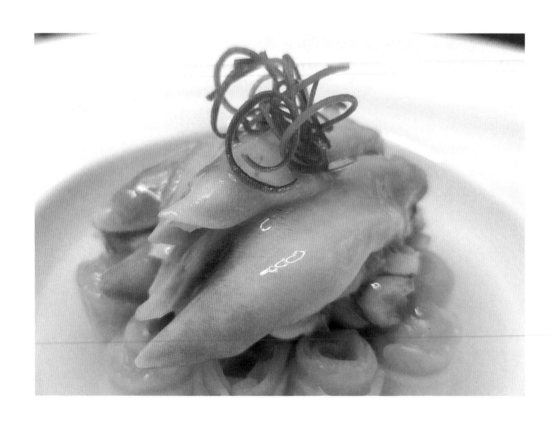

橙汁苦菜

主　料： 浓缩橙汁100克

　　　　　鲜苦菜500克

调辅料： 盐3克

　　　　　味精3克

　　　　　砂糖5克

　　　　　香油5克

　　　　　糖稀50克

制作步骤：

1. 将苦菜洗净，开水下锅焯熟过凉。

2. 苦菜切碎，攥干水分。

3. 苦菜加盐、味精、砂糖、香油调味。

4. 苦菜放在模具中压成圆柱形，装盘。

5. 橙汁加水、糖稀，制成胶囊状，放在苦菜上即可。

> **制作者：** 赵一斌
> 北京福建大厦八闽食府
> 厨师长

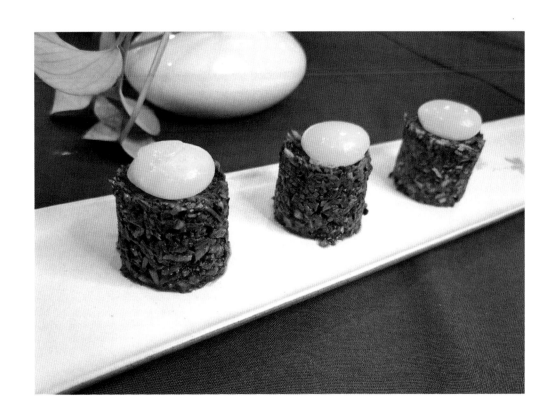

川味冷拌面

主　料： 挂面200克

调辅料： 香椿苗50克

香椿苗50克

櫻桃萝卜50克

葱油100克

芝麻酱10克

红油25克

花椒油10克

米醋10克

老干妈25克

香油5克

盐5克

味精2克

鸡粉12克

糖20克

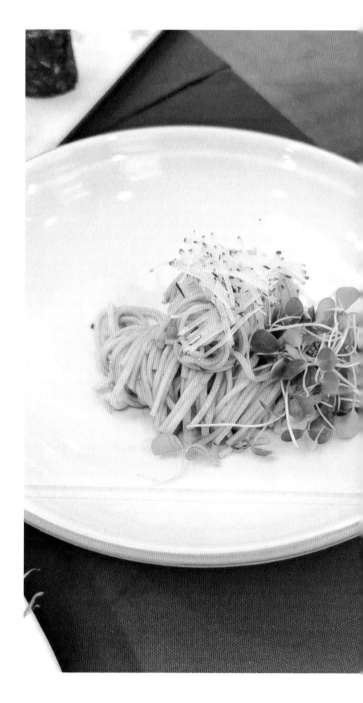

制作步骤：

1. 将面条煮熟后过凉，控尽水后拌入葱油备用。

2. 将芝麻酱、红油、花椒油、米醋、老干妈、香油、盐、味精、鸡粉、糖放入破壁机打匀成酱汁。

3. 将酱汁淋在面条上拌好。

4. 加入香椿苗和櫻桃萝卜即可。

制作者： 赵一斌
北京福建大厦八闽食府
厨师长

128

虾仁炒苦瓜

主　料： 腌制好的虾仁100克
苦瓜300克

调辅料： 盐0.8克
料酒0.8克
糖15克
鸡粉15克
色拉油200克
水淀粉适量
纯净水适量

制作步骤：

1. 在锅中倒入色拉油，将腌制好的虾仁滑油。

2. 色拉油烧至五成热时，放入苦瓜滑油。

3. 将盐、料酒、糖、鸡粉及适量的水淀粉和纯净水调成汁。

4. 将锅烧热，把滑过油的苦瓜、虾仁放入调味汁中一起炒制均匀即可。

制作者： 刘刚
哈尔滨宏达老菜馆
行政总厨

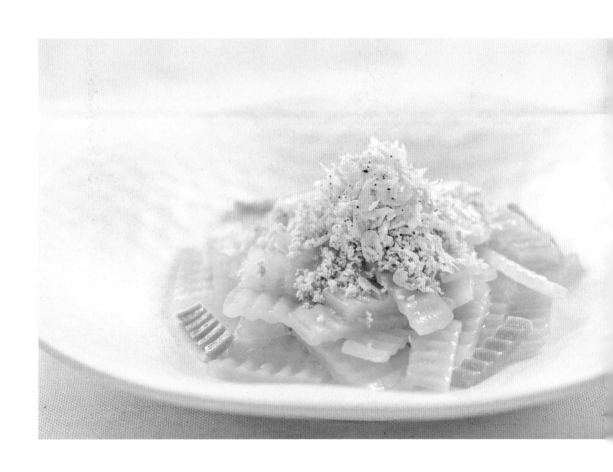

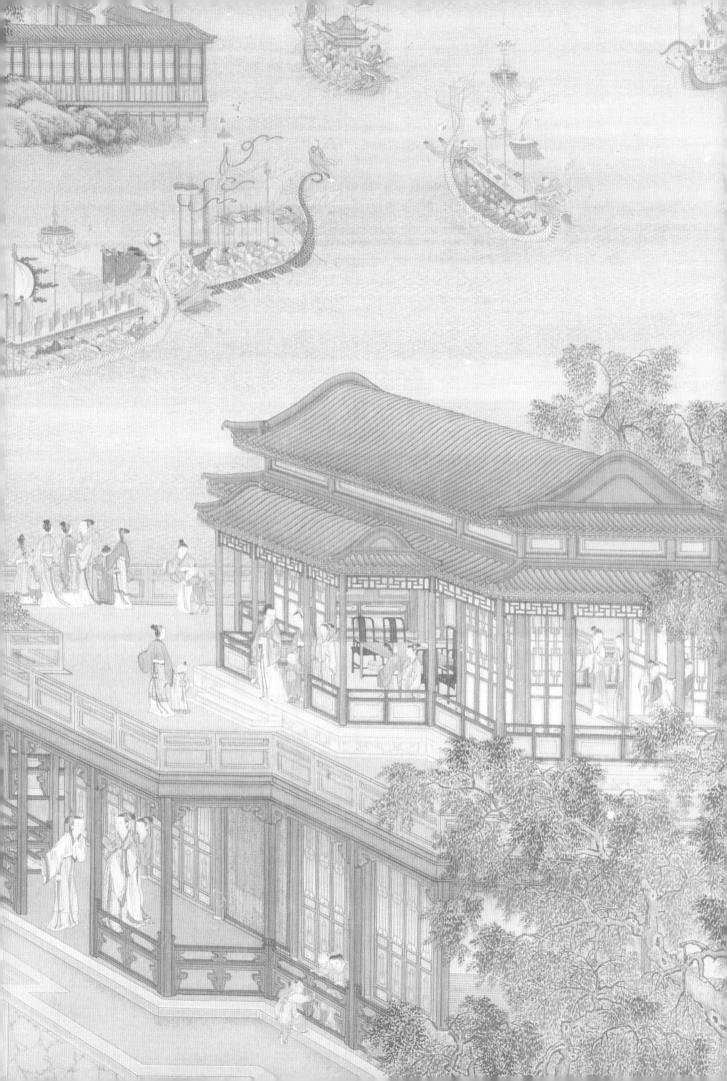

芒种

和气吹绿野
梅雨洒芳田

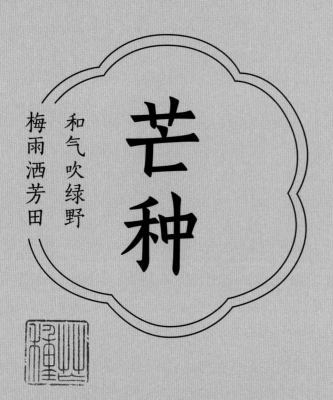

在一片虫鸣声中，芒种节气来了。

芒种，农历二十四节气中的第九个节气，夏季的第三个节气，预示着仲夏时节正式开始。

芒种一词最早出现在《周礼·地官》中："泽草所生，种之芒种。"《月令七十二候集解》记载："五月节，谓有芒之种谷可稼种矣。"《农历书》中说："斗指巳为芒种，此时可种有芒之谷，过此即失效，故名芒种也。"所以这是一个既包含播种，又含有收获的节气，是带着土地醇香的时节。

我国古代将芒种分为三候：一候螳螂生，二候鹏始鸣，三候反舌无声。螳螂在上一年深秋产的卵因感受到阴气初生而破壳生出小螳螂；喜阴的伯劳鸟开始在枝头出现，并且感阴而鸣；与此相反，能够学习其他鸟鸣叫的反舌鸟，却因感应到阴气的出现而停止了鸣叫。

芒种前，五谷下种，各农户深感欣慰，故选择吉日，家家户户用新麦面蒸发包，并捏成五谷六畜等形状，再用蔬菜汁染上颜色，作为祭祀供品，祈求五谷丰登、四季平安。芒种时节，万物勃勃生长，农人辛勤稼穑，忙碌热烈、收获希望，成为人与自然的主旋律。

从古至今，芒种时节都是一个十分适合养生的季节。到了仲夏，调理养生重在"防暑、防湿邪"，要多吃点带苦味的食物和护心的红色食物，苦瓜、莲子、生菜、乌梅、山楂、桑葚、番茄、西瓜、红枣、红苋菜、甜菜根……这些都是夏季养生的好食材，鸭肉、泥鳅、鲫鱼、黄花鱼等也让这个夏天不再寡淡。

虾皮嫩丝瓜

主　料： 广东丝瓜400克

调辅料： 虾皮20克

　　　　　　毛豆仁50克

　　　　　　盐10克

　　　　　　味精10克

　　　　　　白糖5克

　　　　　　生粉20克

　　　　　　香油2克

　　　　　　色拉油20克

　　　　　　葱段30克

　　　　　　清鸡汤100克

制作步骤：

1. 将丝瓜去皮，改刀成寸段，过油焯水（过油时间不要过长）。

2. 起锅，放入清水烧开，放入毛豆仁焯水煮熟，倒出备用。

3. 虾皮用香油拌匀入烤箱，烤干出香味。

4. 另起锅，放少许油煸香葱段，下入丝瓜，加少许清鸡汤、盐、味精、白糖调味，用生粉勾芡装盘，丝瓜上撒上烤香的虾皮即可。

制作者： 孙磊

北京保利大厦

行政总厨

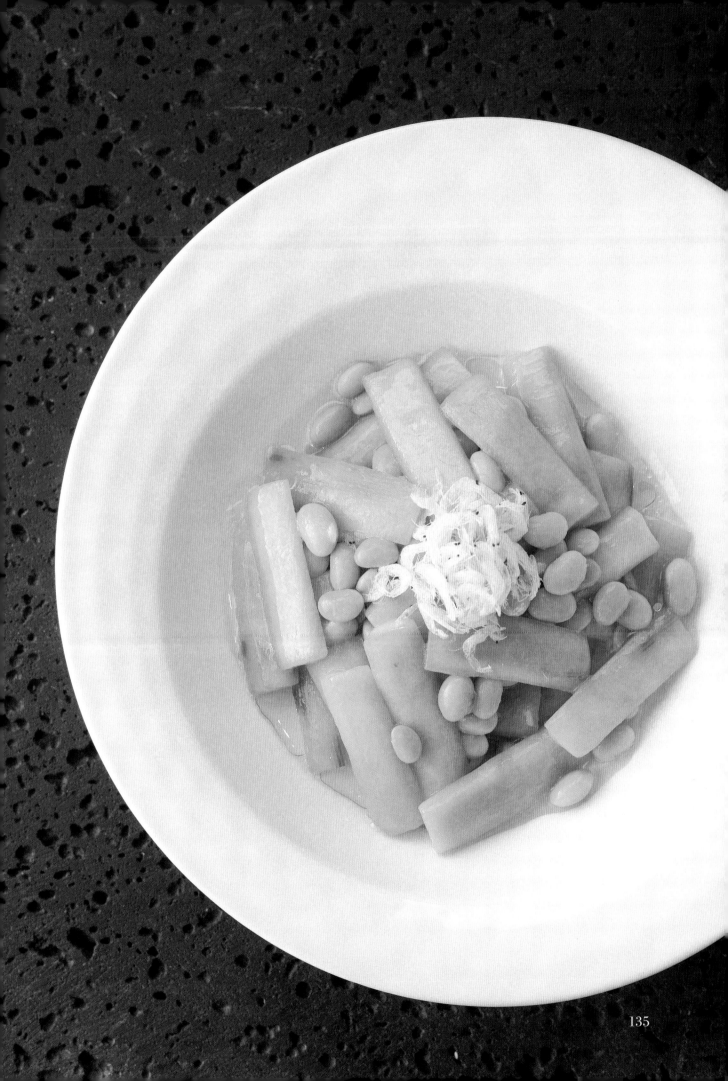

猪颈肉小炒栗子蘑

主　料： 栗子蘑150克

调辅料： 红彩椒50克

　　　　　　猪颈肉片50克

　　　　　　葱2克

　　　　　　姜2克

　　　　　　盐10克

　　　　　　味精10克

　　　　　　生抽10克

　　　　　　蒸鱼豉油10克

　　　　　　色拉油20克

　　　　　　生粉20克

制作步骤：

1. 栗子蘑泡水涨发后洗净，撕成条状焯水待用。

2. 起锅放入底油，煸香葱、姜，放入猪颈肉片炒香倒出。

3. 另起锅，倒入色拉油加热，放入蘑菇炒香，再放入炒好的肉片翻炒均匀并用盐、味精、生抽、豉油调味，最后放入彩椒，用生粉勾芡，装盘即可。

制作者： 孙磊
北京保利大厦
行政总厨

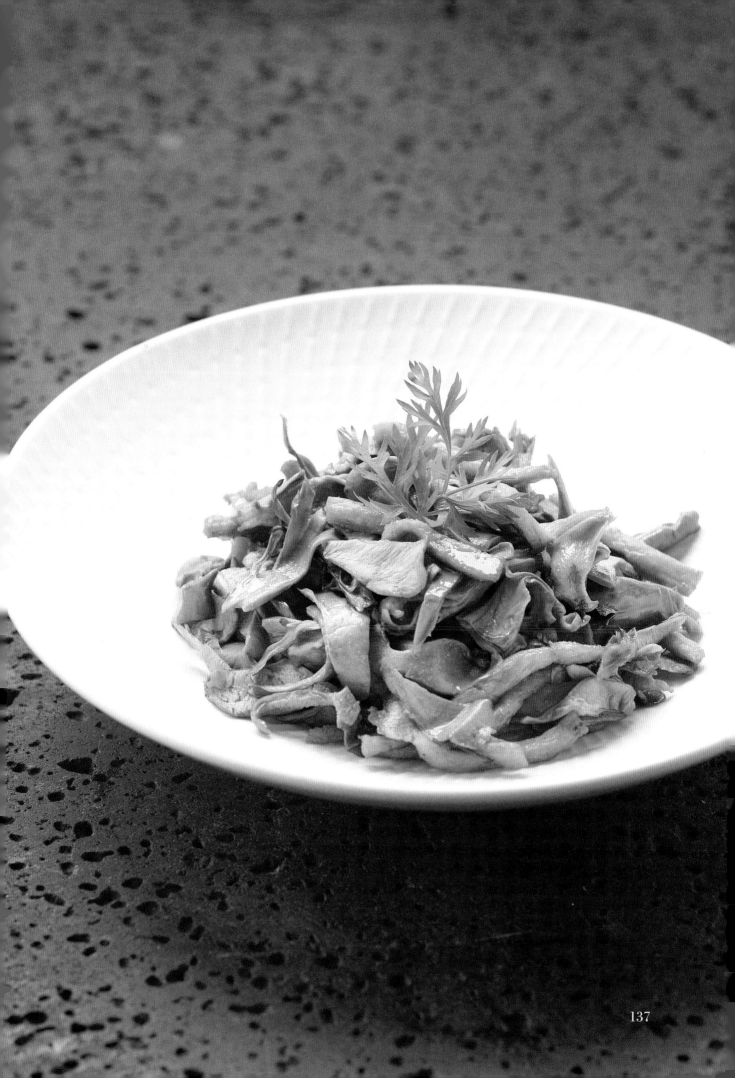

鲫鱼煲仔饭

主　料： 鲫鱼2条（约350克）
　　　　　大米200克

调辅料： 秘制酱汁50克
　　　　　西蓝花6朵
　　　　　豆豉20克
　　　　　蚝油10克
　　　　　生抽15克
　　　　　食用油20克

制作步骤：

1. 鲫鱼去除内脏、鱼鳞，清洗干净，控水。

2. 起锅放油，将鲫鱼煎至双面金黄，加入秘制酱汁，用小火烧制。

3. 将洗净的大米放入砂锅后加水，拌入豆豉、蚝油、生抽，放上西蓝花、鲫鱼。

4. 蒸40分钟左右，出锅即可。

> **制作者：** 马小娟
> 北京西部马华餐饮有限公司
> 执行总裁

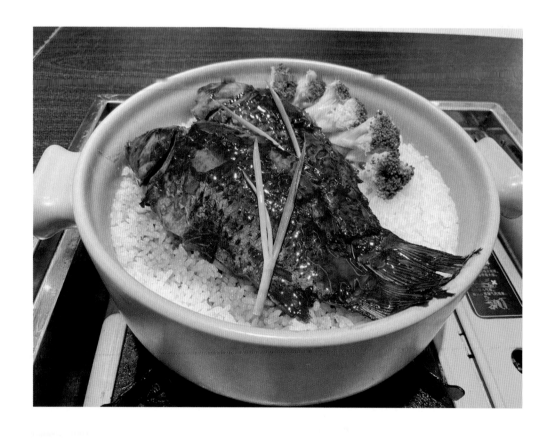

玫瑰冰豆糕

主　料： 绿豆200克

调辅料： 橄榄油18克
　　　　　海藻糖10克
　　　　　玫瑰花3朵

制作步骤：

1. 将绿豆洗净，放在适量水中浸泡过夜。
2. 轻搓绿豆，使之脱皮，然后放在蒸锅上，大火蒸约15分钟。
3. 将蒸熟的绿豆过筛，制成绿豆沙。
4. 加入橄榄油、海藻糖用小火翻炒至黏稠。
5. 加入玫瑰花，用模具按压成形即可。

制作者： 马小娟
北京西部马华餐饮有限公司
执行总裁

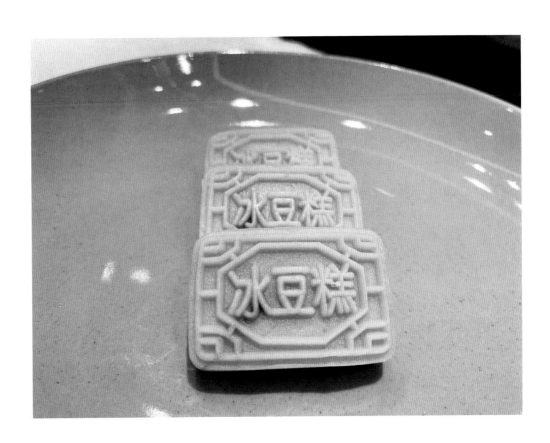

蜜汁梨撞虾

主　料： 海白虾400克

调辅料： 雪花梨100克

陈皮粉3克

自制糖醋汁120克（盐
10克、白砂糖100克、
白醋50克、柠檬汁100
克、番茄酱20克、山楂
片25克）

盐3克

姜汁料酒5克

玉米淀粉20克

制作步骤：

1. 海白虾洗净去皮取肉，用姜汁料酒、盐腌制去
腥，冲水备用。

2. 雪花梨去皮修成与虾大小相等的橄榄状。

3. 玉米淀粉调成糊状下入腌好的虾仁拌匀。

4. 起锅放入油，烧至六成热，下虾仁炸至金黄
色，再放入梨，倒出控油备用。

5. 另起锅，加入调好的糖醋汁收浓，放入炸好的
虾仁、梨球翻匀装盘，撒陈皮粉即可。

制作者： 孙磊
北京保利大厦
行政总厨

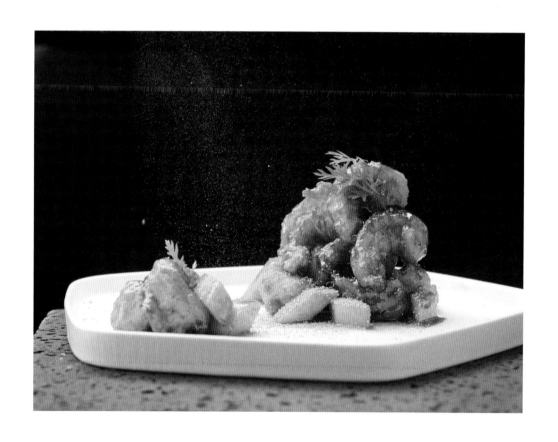

新麦炒虾仁

主　料： 当年新鲜青麦200克

虾仁100克

调辅料： 盐3克

蛋清半个

生粉300克

色拉油50克

制作步骤：

1. 将青麦洗净煮熟备用。

2. 取一碗，放入虾仁，加盐（2克）、生粉、蛋清抓拌入味。

3. 起锅加入色拉油，将虾仁划熟，倒出备用。

4. 锅内留少许底油，放入青麦、虾仁翻炒均匀，再加入盐调味，出锅即可。

制作者： 陈斌

世界中餐业联合会

国际中餐名厨专业委员会委员

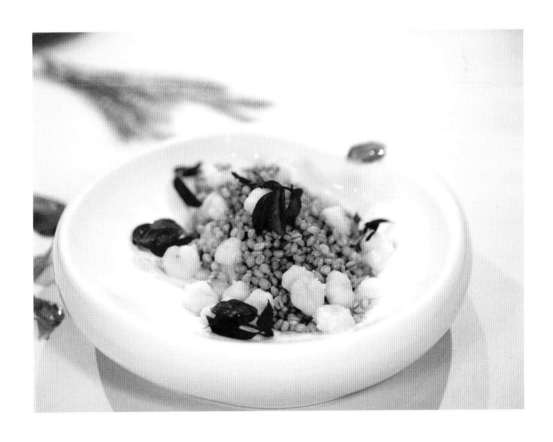

青瓜温泉蛋

主　料： 鸡蛋1个

调辅料： 青瓜200克
　　　　薄荷叶2片
　　　　纯净水150克

制作步骤：

1. 起锅加纯净水烧至70℃，打入鸡蛋。
2. 青瓜清洗干净，用搅拌机打成汁。
3. 将青瓜汁倒入温泉蛋中。
4. 装盘时，点缀2片薄荷叶即可。

制作者： 马小娟
北京西部马华餐饮有限公司
执行总裁

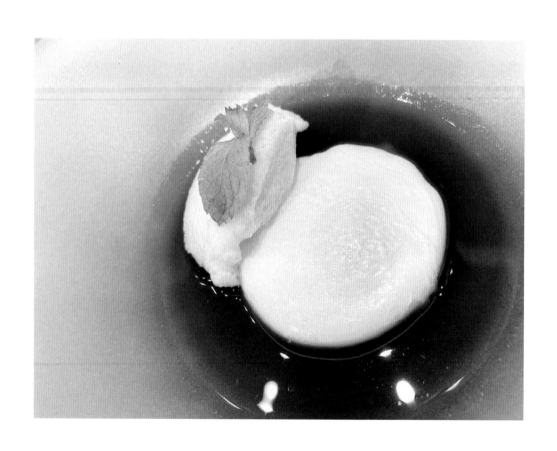

绿豆水晶肘子

主　料： 绿豆50克

　　　　　猪皮1000克

　　　　　猪前肘1个（约500克）

调辅料： 葱20克

　　　　　姜20克

　　　　　八角4个

　　　　　桂皮5克

　　　　　香叶4片

　　　　　花椒10克

　　　　　小茴香4克

　　　　　干辣椒段10克

　　　　　料酒50克

　　　　　盐10克

制作步骤：

1. 将猪前肘去骨洗净，焯水去掉血沫，用所有调辅料调制白卤水，将肘子卤熟，取出肘子皮垫底，放入托盘内压制备用。猪皮去油，多焯几次水，制作水晶皮冻，绿豆煮熟备用。

2. 将卤制好的肘子改刀成所需大小，用皮冻水包裹，上面撒上绿豆，放入冰箱冷藏成形，切片即可。

制作者： 陈斌

世界中餐业联合会

国际中餐名厨专业委员会委员

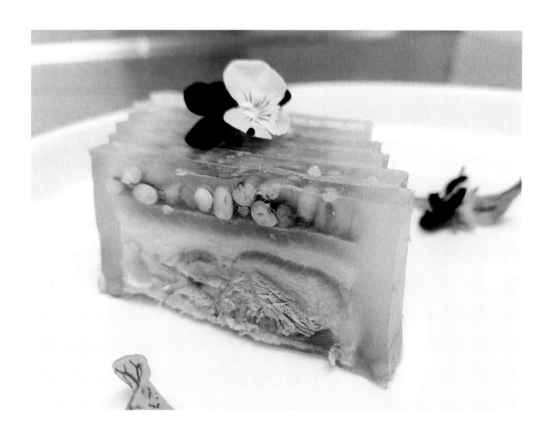

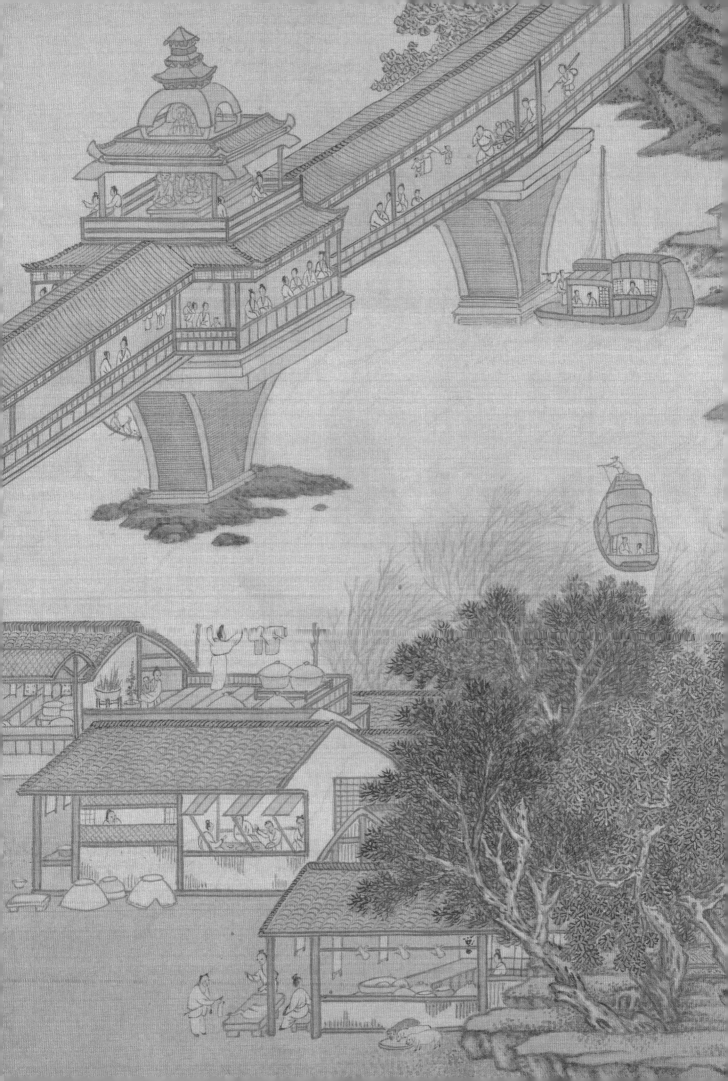

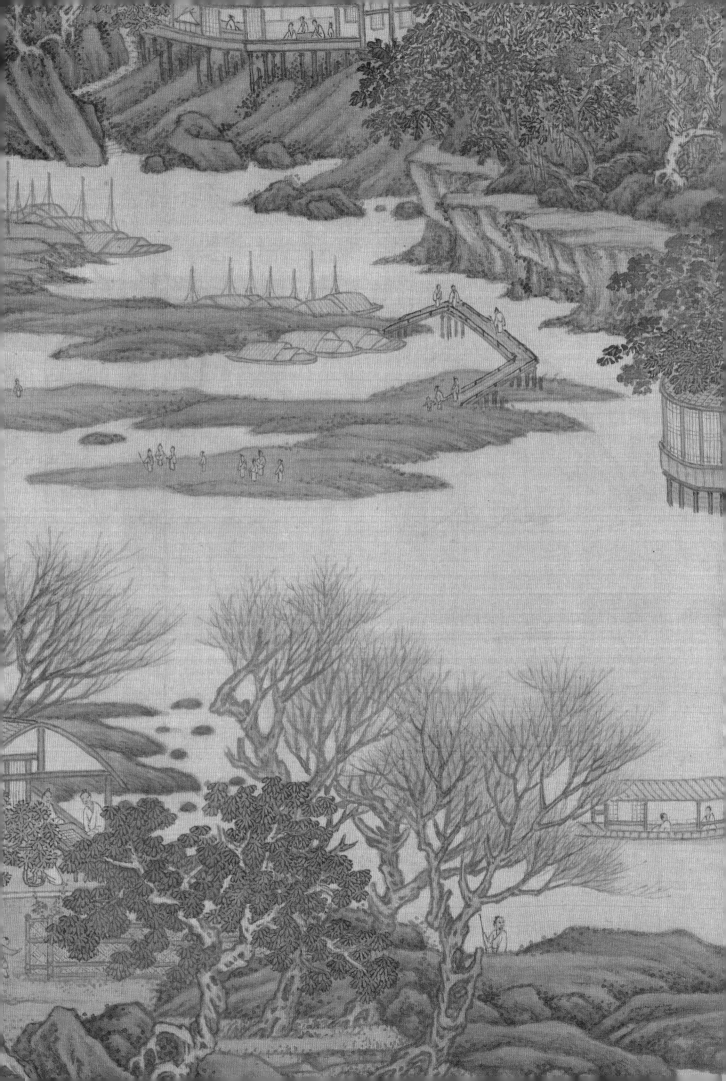

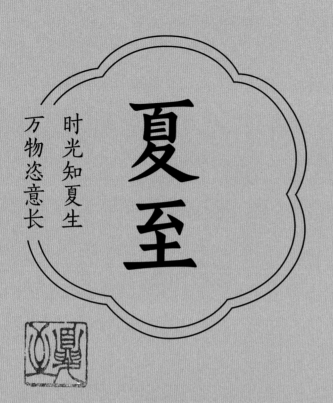

夏至

时光知夏生
万物恣意长

光阴似箭，不知不觉夏已过半，一年中白昼最长的一天，如约而至。

夏至，是二十四节气中的第十个节气，是夏季的第四个节气。《月令七十二候集解》说："夏至，五月中。"《韵会》曰："夏，假也，至，极也，万物于此皆假大而至极也。"伴随着接天莲叶的碧绿，和映日荷花的鲜红，一年中最热的时候就要登场了，我国大江南北将步入盛夏。

我国古代将夏至分为三候：一候鹿角解，二候蝉始鸣，三候半夏生。鹿角会感阴气开始脱落，知了在树上不知疲倦地鸣奏着美妙的乐曲，半夏带着泥土的气息，出现在人们的视野。

夏至，又称夏节、夏至节。《周礼》载："以夏日至，致地方物魈。"周代夏至祭神，意为清除荒年、饥饿和死亡。《史记》记载汉代"夏至日，祭地，皆用乐舞。"直到现在，夏至前后有的地方仍举办隆重的"过夏麦"，系古代"夏祭"活动的遗存。

"冬至饺子夏至面"。全国各地在夏至时节习俗都不一样。江南地区除了食面，还食"麦粽"，并将其作为礼物互相馈赠。农家还擀面为薄饼，烤熟后夹以青菜、豆荚、豆腐及腊肉等，祭祖后食用，或分赠亲友，俗谓"夏至饼"，解解馋消消遣。

夏至时阳气虽旺，但阳气虚浮在体表，体内的五脏六腑正是最空虚的时候，很容易引发疾病。中医认为此时宜多食酸味以固表，多食咸味以补心。西瓜、绿豆汤、乌梅小豆汤等虽为解渴消暑之佳品，但不宜冰镇食之。夏季炎热，人的消化功能相对较弱，饮食宜清淡不宜肥甘厚味。

家烧鳜鱼烧手打年糕

主　料： 鳜鱼800克

手打年糕12块

调辅料： 蒜子6个

干葱6个

小葱3根

香菜3根

五花肉5片

浓鸡汤1000克

糖5克

鸡粉5克

鸡饭老抽5克

蚝油5克

鸡油250克

制作步骤：

1. 将鳜鱼宰杀并清洗干净，控干水分炸至成熟且两面金黄备用。

2. 起锅烧热鸡油，加入蒜、干葱煸出香味，再加入浓鸡汤、糖、鸡粉、老抽、蚝油、鳜鱼、五花肉、年糕烧制5分钟，然后加入香菜、小葱，盖上锅盖焖5分钟，捞出残渣出锅。

3. 将鱼摆入盘中，放上年糕，淋上汤汁点缀即可。

制作者： 王勇
咸阳市和悦假日酒店
行政总厨

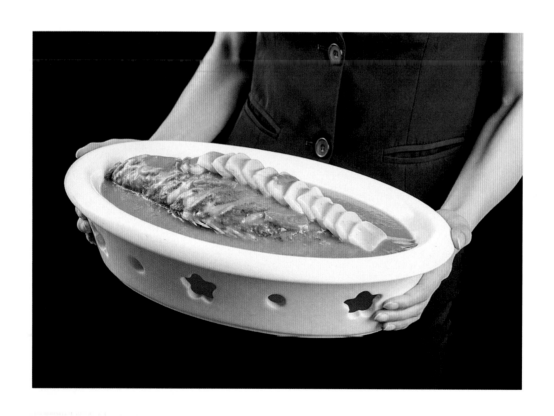

子姜鸭

主　料： 小仔鸭500克

　　　　　子姜200克

调辅料： 姜片50克

　　　　　蒜50克

　　　　　小米辣5个

　　　　　豆瓣酱60克

　　　　　老抽10克

　　　　　料酒50克

　　　　　鸡粉5克

　　　　　盐5克

　　　　　生粉10克

　　　　　香油5克

　　　　　色拉油50克

　　　　　水1000克

制作步骤：

1. 将小仔鸭洗净剁块，加入料酒、盐、生粉抓匀。

2. 将子姜切丝，小米辣切圈。

3. 净锅上火，入油，加姜蒜爆香，放入料酒、豆瓣酱、老抽煸炒鸭块至香，加入小米辣、水炖煮至熟入味。

4. 锅内放入子姜丝、仔鸭、鸡粉翻炒，淋入香油出锅即可。

制作者： 陈斌

植物原力（北京）健康科技有限公司厨务顾问

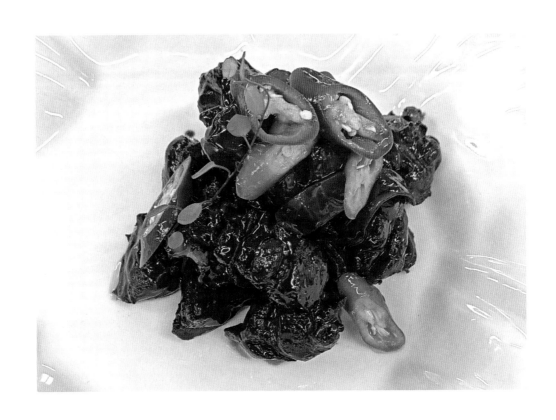

夏至素食植物肉凉面

主　料： 面条150克

调辅料： 植物肉丝10克

　　　　　黄瓜丝5克

　　　　　胡萝卜丝5克

　　　　　心里美萝卜丝5克

　　　　　香芹丁3克

　　　　　预制好的凉面汁20克

制作步骤：

1. 将水烧开，下入面条，煮熟捞出，过凉水。
2. 将面条盛入盘中，上面依次放入黄瓜丝、胡萝卜丝、心里美萝卜丝、香芹丁、植物肉丝。
3. 浇上凉面汁，拌匀即可。

制作者： 陈斌
植物原力（北京）健康科技有限公司
厨务顾问

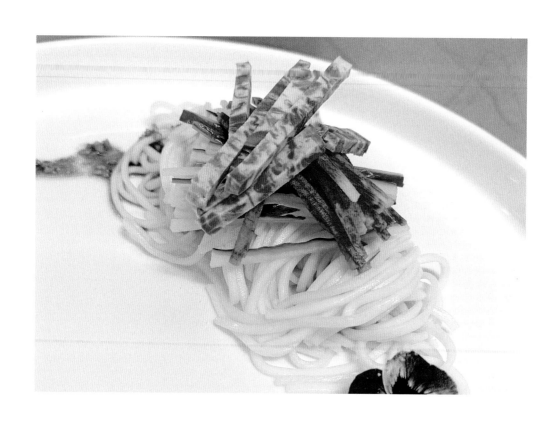

南塘美人米炒虾仁

主　料: 河虾仁200克

调辅料: 南塘美人米（鸡头米）30克
　　　　　甜蜜豆10克
　　　　　盐5克
　　　　　味精2克
　　　　　白糖3克
　　　　　芡汁5克
　　　　　葱油2克
　　　　　色拉油50克

制作步骤:

1. 将虾仁、美人米和甜蜜豆焯水，沥干水分，备用。

2. 锅烧热，下入色拉油、盐、白糖、味精，把糖熬化后，用葱油调味。然后放入焯好水的虾仁、美人米和甜蜜豆。

3. 淋入芡汁，炒匀装盘即可。

制作者: 张国飞
北京苏帮袁餐饮有限公司
行政总厨

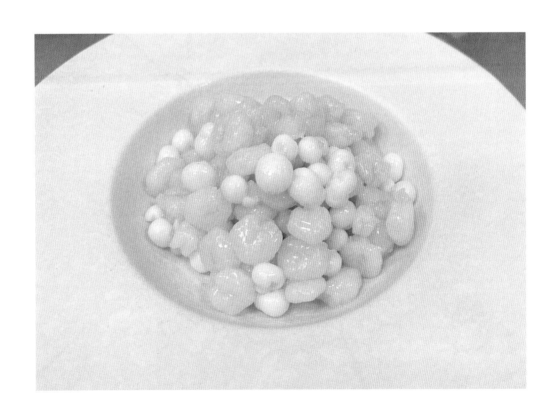

响油鳝丝

主　料： 鳝鱼250克

调辅料： 冬笋丝100克

　　　　　葱花5克

　　　　　姜末3克

　　　　　蒜末2克

　　　　　黑胡椒粉3克

　　　　　料酒10克

　　　　　生粉15克

　　　　　鳝鱼汁水60克

　　　　　老抽3克

　　　　　熟猪油20克

制作步骤：

1. 将鳝鱼去骨氽熟，鳝丝和冬笋丝焯水后沥干水分。

2. 熟猪油炒香葱、姜、蒜。

3. 鳝丝烹入料酒稍炒后用鳝鱼汁水和老抽调味，倒入用生粉调制的芡汁炒匀装盘。

4. 炒好的鳝丝上面放葱花、蒜末、黑胡椒粉，淋上热油即可。

> **制作者：** 张国飞
> 北京苏帮袁餐饮有限公司
> 行政总厨

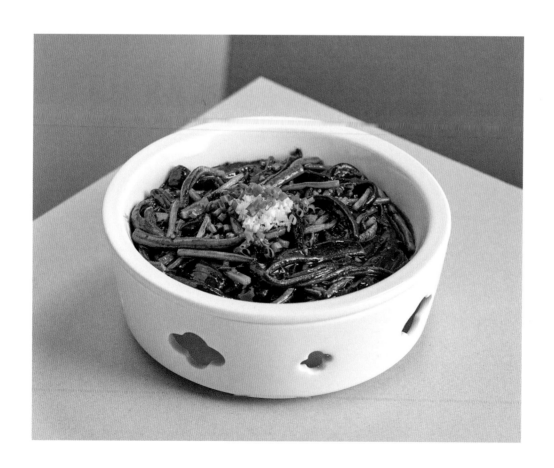

黑蒜鲴鱼肚配香米饭

主　料: 鲴鱼肚30克

香米饭70克

调辅料: 黑蒜20克

鸡毛菜20克

葱4克

姜3克

蒜5克

生抽5克

盐3克

味精2克

鸡粉2克

白糖2克

熟猪油30克

高汤200克

制作步骤:

1. 起锅加入熟猪油,炒香葱姜蒜。

2. 再放入鲴鱼肚,加入高汤、生抽、盐、味精、鸡粉、白糖调味,烧至鲴鱼肚入味。

3. 将香米饭装入盘中,鲴鱼肚摆在米饭上,再点缀黑蒜即可。

制作者: 张国飞

北京苏帮袁餐饮有限公司

行政总厨

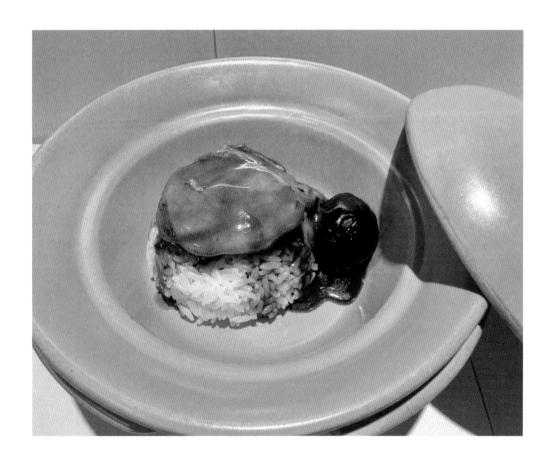

清汤莲蓬鸡

主　料： 鸡胸肉200克

调辅料： 青豆10克

　　　　　莲藕50克

　　　　　清鸡汤300克

　　　　　盐10克

　　　　　鸡粉5克

　　　　　蛋清2个

　　　　　猪油10克

　　　　　淀粉30克

制作步骤：

1. 将鸡胸肉切碎，同盐、鸡粉、蛋清、猪油、淀粉一同打成蓉，然后过滤备用。

2. 将鸡蓉放在小碗中，摆上青豆，形似莲蓬。

3. 上锅蒸制15分钟。

4. 将鸡汤煮开放入盐、鸡粉调味后，加入莲藕，用小火炖煮。

5. 盛入盘中，放入蒸好的莲蓬即可。

制作者： 刘龙

北京市劲松职业高中

烹饪教师

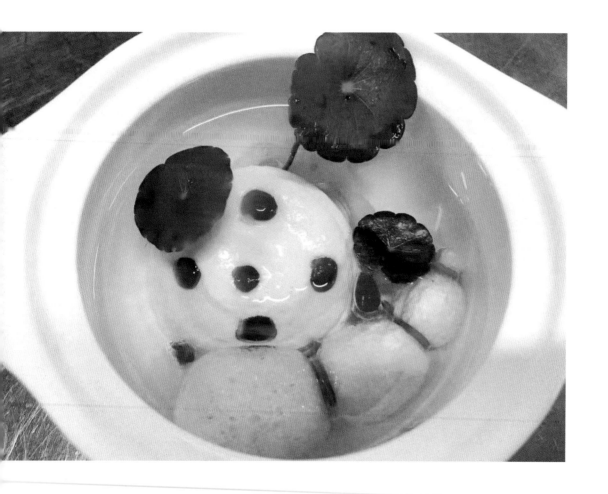

鲜果咕咾肉

主　料： 鸭胸肉250克

调辅料： 蜜桃50克

荔枝50克

五谷杂粮50克

盐5克

糖25克

白醋15克

番茄酱20克

淀粉50克

鸡粉3克

鸡蛋清30克

制作步骤：

1. 将鸭胸肉剞刀切厚片，用盐、糖、鸡粉、蛋清、淀粉进行腌制。

2. 将白醋、番茄酱、盐、水、淀粉调制成糖醋汁备用。

3. 将荔枝、蜜桃改刀后两面煎至焦黄。

4. 将五谷杂粮蒸熟后小火炒香。

5. 将腌制好的鸭胸沾上淀粉下油锅炸酥脆，要炸两遍。

6. 锅中放少许油，把糖醋汁放入炒亮后，放入肉和水果翻炒均匀即可出锅。

7. 撒上粗粮、水果装盘即可。

制作者： 刘龙

北京市劲松职业高中

烹饪教师

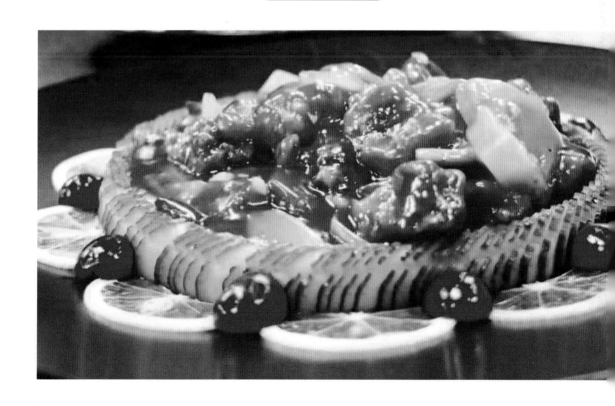

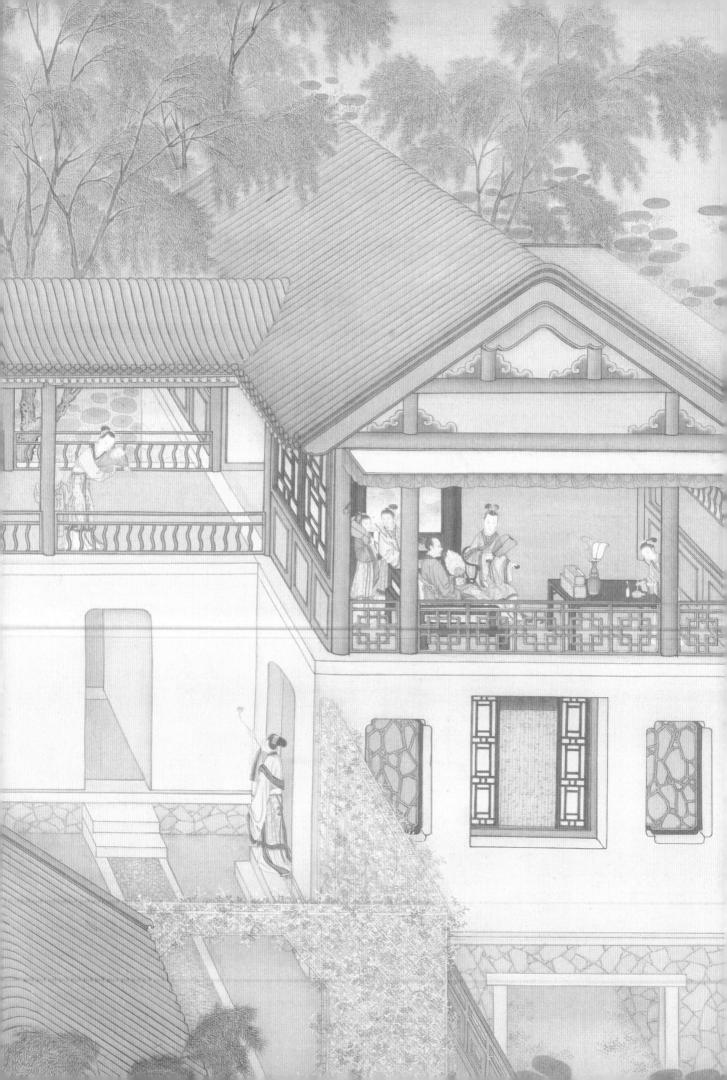

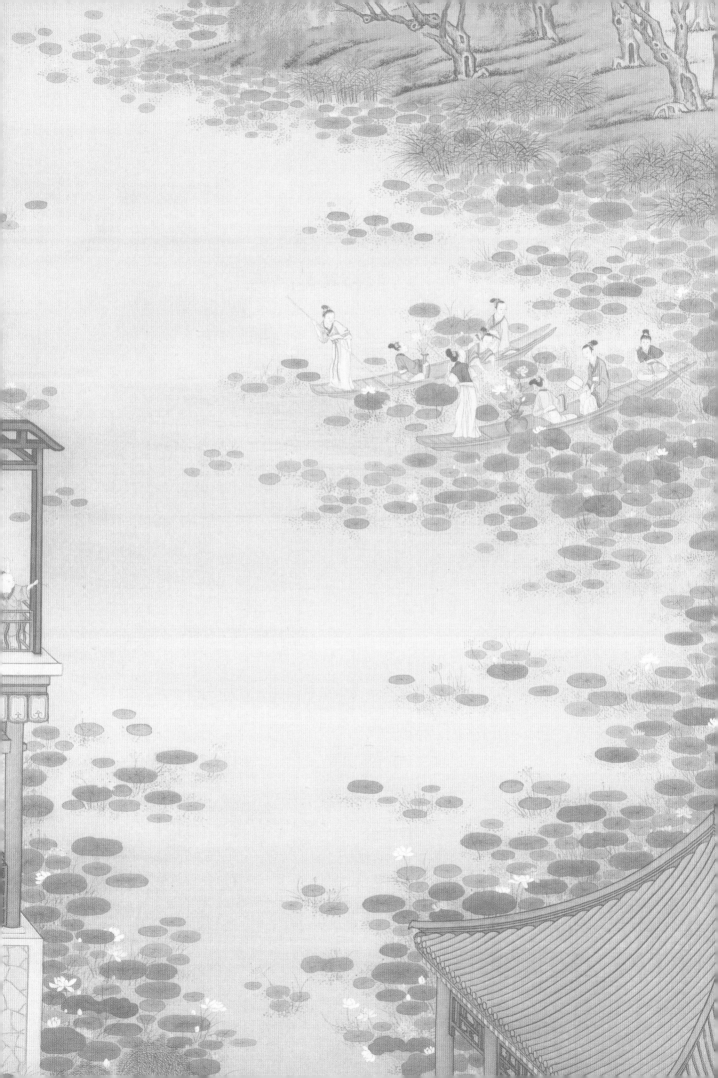

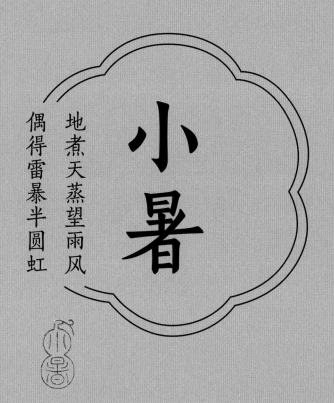

小暑

地煮天蒸望雨风
偶得雷暴半圆虹

"倏忽温风至，因循小暑来。竹喧先觉雨，山暗已闻雷。"

小暑，是农历二十四节气中的第十一个节气，夏天的第五个节气，表示夏季时节的正式开始。《月令七十二候集解》说："小暑，六月节。"《说文》曰："暑，热也。就热之中，分为大小，月初为小，月中为大，今则热气犹小也。"一年中最热的时期已经到来，但还未达到极热的程度。

我国古代将小暑分为三候：一候温风至，二候蟋蟀居宇，三候鹰始鸷。小暑来到，大地上不再有一丝凉风，所有的风中都带着热浪；蟋蟀离开了田野，到庭院的墙角下以避暑热；老鹰因地面气温太高而在清凉的高空中活动。

小暑时节，人们有许多习俗。人们会去游伏，到郊外一同欣赏自然风景，"伏"与"福"同音，希望可以"有福"，保佑全家都平安健康。"六月六，人晒衣裳龙晒袍""六月六，家家晒红绿"，民间趁小暑晒书画、衣服、被褥，可祛除霉味，防止受潮。

暑气蒸腾，多汗少眠。民间素有小暑吃藕的习俗，黄鳝、莲藕、绿豆芽有小暑"三宝"之称，都是清凉消暑之食。人们还常用新米、新麦磨粉制成各种食品，以消苦夏。不同地区的人们还有吃饺子、吃伏面、进汤饼、吃羊肉、煮鸡蛋、吃芒果等习俗。在饮食上，宜多吃清暑化湿的食物，多吃时令水果和蔬菜，少吃辛辣、油腻食品。

虽然食疗对于养生很重要，但是夏季养生重点还是"心静"二字，《黄帝内经·灵枢·百病始生》曰："喜怒不节则伤脏"。所以夏季最重要的还是保持内心的平和。

清炒藕带

主　料： 藕带400克
　　　　美人椒1个
　　　　杭椒1个

调辅料： 醋10克
　　　　盐3克
　　　　鸡精3克
　　　　色拉油20克

制作步骤：

1. 将藕带洗净切成小段，美人椒、杭椒切成块状。

2. 起锅放油烧热，依次放入美人椒、藕带、盐、醋，用大火翻炒2分钟。

3. 再加入杭椒、鸡精，继续炒1分钟即可出锅装盘。

制作者： 曹勇
北京嘉俊润泽餐饮管理有限公司
厨师长

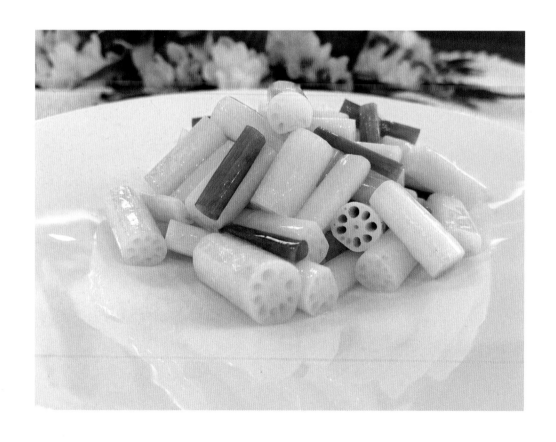

柠檬脆鳝鱼

主　料: 鳝鱼300克

　　　　 青柠檬1个

调辅料: 白糖100克

　　　　 辣鲜露20克

　　　　 香醋100克

　　　　 生抽30克

　　　　 老抽5克

　　　　 白酒5克

　　　　 葱5克

　　　　 姜6克（2克切末）

　　　　 色拉油500克

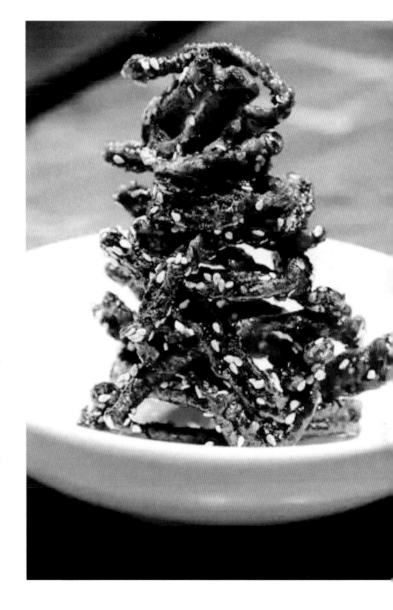

制作步骤:

1. 将鳝鱼洗净处理好，用葱、姜、白酒腌制一下。

2. 起锅放入油，烧至六成热，把腌好的鳝鱼用厨房纸吸干水分，放入热油中炸至酥脆。

3. 将白糖、辣鲜露、香醋、生抽、老抽放入碗中调成料汁。

4. 另起锅，放入少许油，加入姜末炒香，放入炸好的鳝鱼，再加入调好的料汁，大火收汁，出锅前放入柠檬汁即可。

> **制作者:** 曹勇
> 北京嘉俊润泽餐饮管理有限公司
> 厨师长

菜梗炒鸡丝

主　料： 鸡脯肉200克
　　　　香菜梗100克

调辅料： 盐3克
　　　　姜米2克
　　　　味精5克
　　　　黄酒10克
　　　　白胡椒2克
　　　　水淀粉10克
　　　　香油5克
　　　　食用油300克
　　　　（实用30克左右）

制作步骤：

1. 鸡脯肉切丝后水净干净用水淀粉上浆，香菜梗切寸段。

2. 锅烧热倒入食用油，下入鸡丝滑油熟后控净油。

3. 锅内下入姜米炒香，倒鸡丝和香菜梗翻炒，下入盐、味精、黄酒、白胡椒翻炒均匀，淋入香油即可出锅。

制作者： 王鸿庆
同春园饭庄
经理、行政总厨

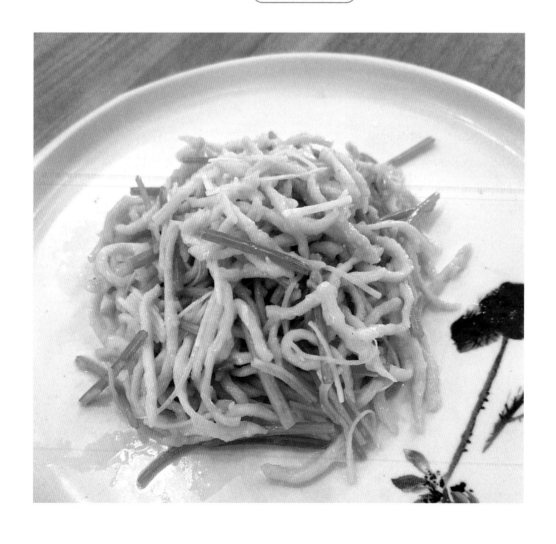

锅包肉

主　料： 猪里脊肉600克

调辅料： 胡萝卜2克

　　　　　葱丝2克

　　　　　姜丝2克

　　　　　生粉10克

　　　　　玉米淀粉2克

　　　　　盐2克

　　　　　番茄酱30克

　　　　　白醋100克

　　　　　白糖90克

　　　　　色拉油500克

制作步骤：

1. 将猪里脊肉切5毫米的厚片，加生粉、玉米淀粉和少许水抓匀待用。

2. 锅中倒入色拉油，烧至六成热，一片一片地下入抓好的里脊肉片进行炸制，捞出。

3. 进行二次高温复炸，至肉片表面有脆感时捞出。

4. 锅中留底油，下入胡萝卜、葱丝、姜丝煸炒一下，加入盐、番茄酱、白醋、白糖，稍微熬制一下，放入炸好的肉片，迅速翻炒几下出锅即可。

制作者： 魏士荣
北京一轩饺子馆
行政总厨

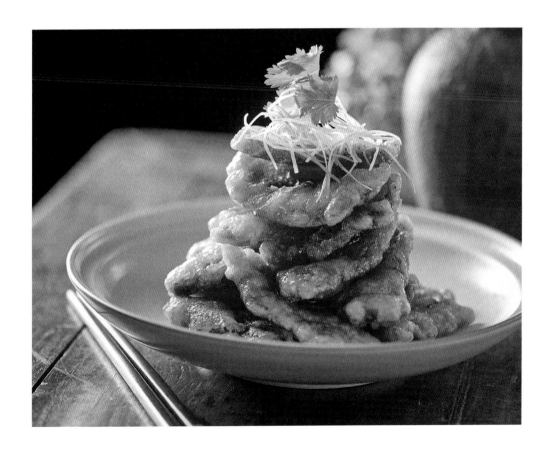

莲藕饺子

主　料： 澄粉500克

　　　　紫甘蓝500克

　　　　肉馅400克

　　　　莲藕500克

调辅料： 盐3克

　　　　酱油6克

　　　　老抽3克

　　　　香油13克

　　　　十三香1克

　　　　鸡汤150克

　　　　料油15克

　　　　胡椒粉1克

制作步骤：

1. 将紫甘蓝榨汁。

2. 将榨好的紫甘蓝汁烧开倒入澄粉中搅拌均匀，和成面团，揪成每个14克的小面团待用。

3. 将肉馅、莲藕、盐、酱油、老抽、香油、十三香、鸡汤、料油、胡椒成调成猪肉莲藕馅。

4. 将备好的小面团用擀面杖擀成直径10厘米的饺子皮，包入猪肉莲藕馅。

5. 包好后上笼屉蒸5分钟，装盘即可。

制作者： 魏士荣
北京一轩饺子馆
行政总厨

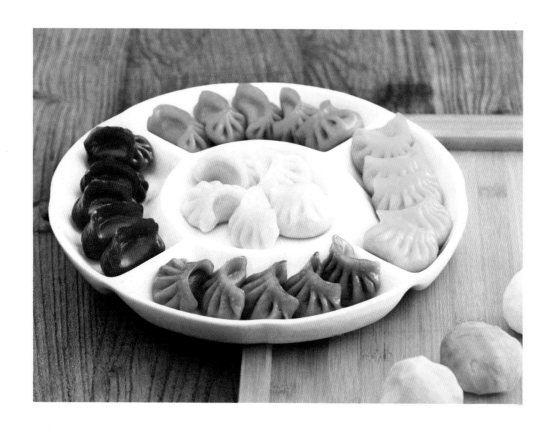

酸梅汤

主　料： 乌梅200克
　　　　 山楂干40克

调辅料： 水4000克
　　　　 冰糖165克

制作步骤：

1. 将清洗后的乌梅和山楂干倒入盛水的锅中，用小火熬制1.5小时。

2. 加入冰糖，待冰糖溶化后关火。

3. 用干净纱布过滤掉渣即可。

制作者： 魏士荣
北京一轩饺子馆
行政总厨

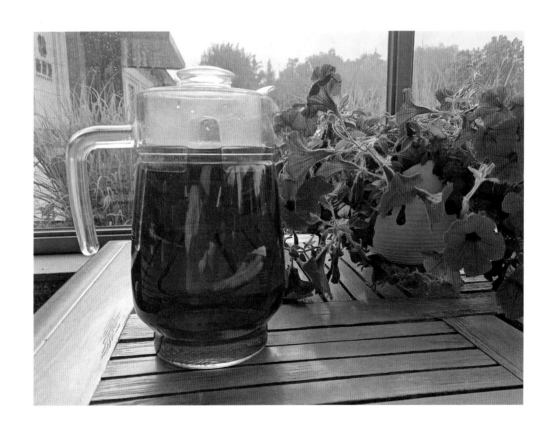

板栗黄鳝

主　料: 黄鳝400克
　　　　板栗200克

调辅料: 姜片10克

　　　　蒜子50克

　　　　青红椒10克

　　　　盐3克

　　　　味精3克

　　　　料酒20克

　　　　白兰地20克

　　　　生抽10克

　　　　老抽5克

　　　　蚝油10克

　　　　海鲜酱5克

　　　　水淀粉20克

　　　　色拉油100克

　　　　高汤200克

制作步骤:

1. 起锅烧油，将改好刀的鳝鱼段放入锅中，煎至金黄色，倒出。锅中留油，将蒜子炸好备用。

2. 锅中倒入少许色拉油，放入姜片爆香，加入煎制好的鳝鱼段。

3. 依次加入料酒、白兰地、蚝油、生抽、海鲜酱炒香；倒入提前煨好的高汤烧制2分钟。

4. 加入板栗，再加入盐、青红椒、炸蒜子，大火收汁，改小火，倒入少许水淀粉，炒至汤汁浓稠出锅即可。

制作者: 张富岩
北京四季御园生态园
总厨

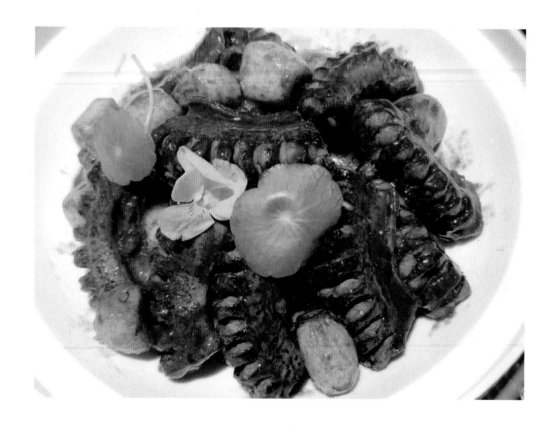

夏爽凉瓜酿鲜肉丸

主　料： 苦瓜2根

鲜肉馅300克

调辅料： 香菇丁50克

笋丁50克

糯米10克

葱花10克

油菜20克

枸杞10克

盐3克

味精3克

料酒10克

鸡蛋清30克

清水150克

蚝油5克

制作步骤：

1. 将肉馅倒入碗中，依次加入盐、味精、料酒、蛋清、蚝油，加入清水搅拌均匀。

2. 放入香菇丁、笋丁、糯米、葱花、油菜碎搅拌均匀。

3. 将苦瓜挖掉中间的心，把调好的肉馅放入苦瓜中。

4. 放入蒸锅中，蒸制10分钟。

5. 出锅装盘，点缀枸杞即可。

制作者： 张富岩
北京四季御园生态园
总厨

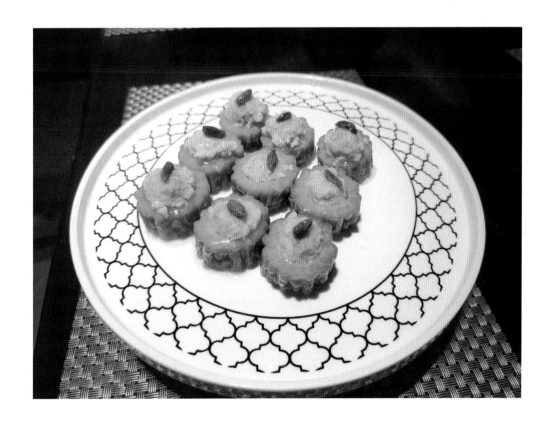

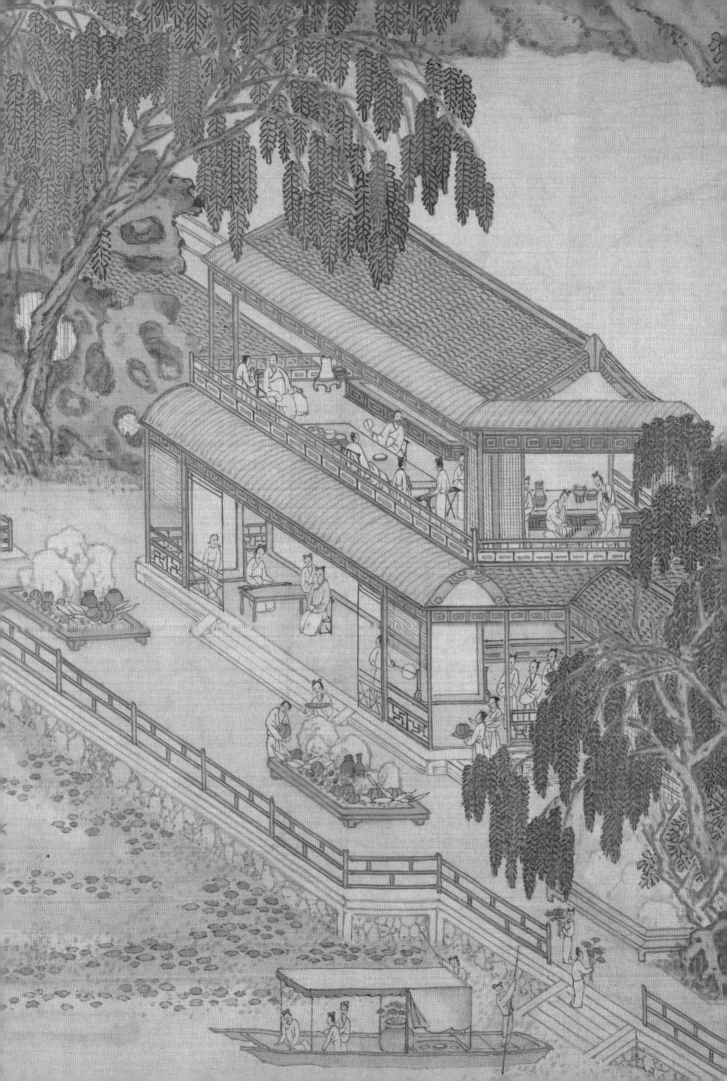

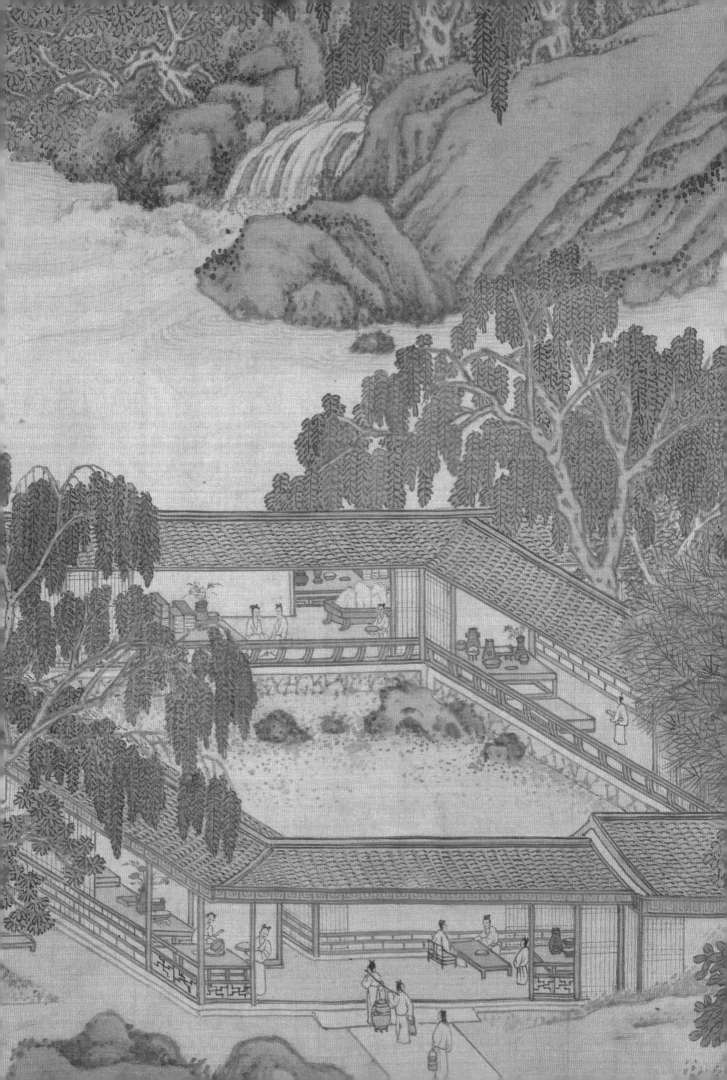

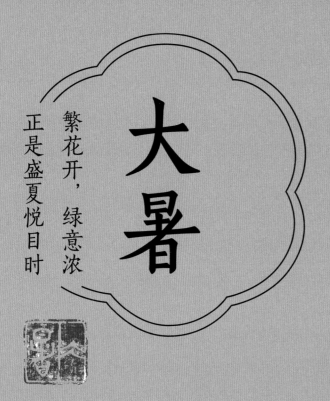

大暑

繁花开，绿意浓

正是盛夏悦目时

小暑长大后，就成了大暑。暑热冬冷，四季轮回，大地规律。

大暑，二十四节气中的第十二个节气，也是夏季的最后一个节气。《月令七十二候集解》说："六月中，解见小暑。"东汉刘熙《释名》说："暑，煮也，热如煮物也。"此时，炎热的顶峰、猛烈的光照、潮湿的空气、鼓噪的蝉鸣，让人们彻底感受到了来自天气的"热"爱。

我国古代将大暑分为三候：一候腐草为萤，二候土润溽暑，三候大雨时行。陆生的萤火虫卵在枯草中慢慢孵化出萤火虫，飞舞在天地之间，犹如繁星点点，在清凉的夏夜，照亮你回家的路。此时，土地湿润，养分充足，田里的作物一鼓作气，蓬勃生长。雷雨总是不期而至，措手不及间，一场场酣畅淋漓的大雨落下，雨天出行，提前做好防范。

尽管大暑是一年中农业活动较为繁重的时节，但辛劳的人们都会在每年的这个日子里，忙里偷闲，举行各种民俗活动，不仅有"头伏饺子，二伏面，三伏烙饼摊鸡蛋"的饮食习惯，还有饮伏茶、晒伏姜、烧伏香、斗蟋蟀、送"大暑船"、赏荷采莲、赶花街以及喝暑羊、吃荔枝、吃仙草、吃凤梨、吃米糟、食"汤饼"等习俗，寄寓着对生活的美好希望。

大暑时节，高温酷热，易动肝火，食欲不振，饮食上应注意辛辣食物要适量，温热食物要少吃，宜多吃清淡的新鲜果蔬，还可适当多食清热、健脾、利湿、益气的食物，如莲子、百合、绿豆汤等，清热解暑。

鲜菌土鸡锅

主　料： 牛肝菌100克
　　　　　羊肚菌100克
　　　　　大红菌100克
　　　　　青头菌100克
　　　　　老人头100克
　　　　　鸡油菌100克

调辅料： 高原土鸡270克
　　　　　盐10克
　　　　　老姜20克
　　　　　大葱20克

制作步骤：

1. 将高原土鸡洗净切块，加入姜、葱炖煮软烂，捞出鸡块，鸡汤备用。

2. 将煮好的鸡块放入砂锅中，加入鸡汤、盐调味。

3. 将牛肝菌、羊肚菌、大红菌、青头菌、老人头、鸡油菌洗净摆盘。

4. 鸡汤开锅后，按顺序放入牛肝菌、大红菌、老人头、青头菌、羊肚菌、鸡油菌，煮15分钟即可食用。

制作者： 石军峰
一坐一忘云南菜
行政总厨

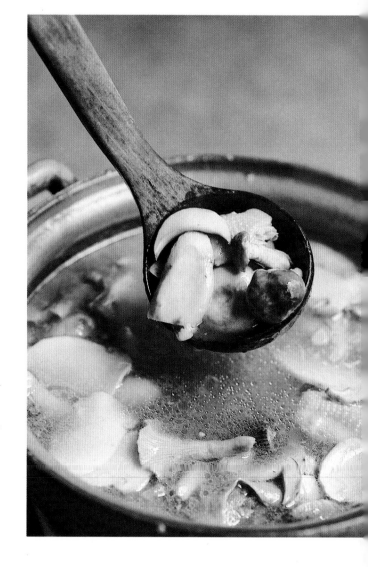

172

菌子元阳红米线

主　　料： 元阳红米线400克

调辅料： 炸菌子20克

胡萝卜丝60克

青笋丝60克

香菜8克

熟芝麻碎10克

自制木瓜醋350克

白糖200克

酱油220克

蒜油50克

盐20克

辣椒油140克

生抽40克

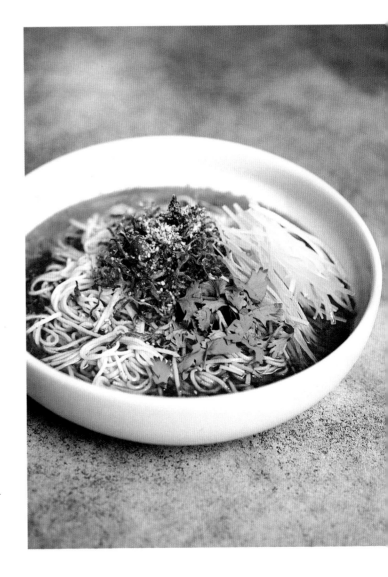

制作步骤：

1. 将元阳红米线用水泡6小时，用开水烫软后，过凉水冲凉备用。

2. 将木瓜醋、白糖、酱油、蒜油、盐、辣椒油、生抽一起调成汁水放入器皿中。

3. 放入元阳红米线、青笋丝、胡萝卜丝，再放入炸菌子、熟芝麻碎、香菜即可。

制作者： 石军峰
一坐一忘云南菜
行政总厨

煎酿苦瓜

主　料：苦瓜300克

调辅料：肉馅150克

香菇50克

虾仁50克

盐5克

蚝油30克

玉米淀粉30克

老抽5克

豆豉8克

辣椒油20克

高汤100克

制作步骤：

1. 将苦瓜改刀切成1厘米厚的圆圈。
2. 肉馅加入剁好的香菇、虾仁，用适量盐、蚝油、老抽调味抓匀，酿入备好的苦瓜圈内。
3. 起锅放油，将酿好的苦瓜圈煎至两面金黄。
4. 在另一锅内下入豆豉、辣椒油、盐、蚝油调味，加高汤，放入煎好的苦瓜圈烧开，用玉米淀粉勾芡出锅即可。

制作者：王鸿庆
同春园饭庄
经理、行政总厨

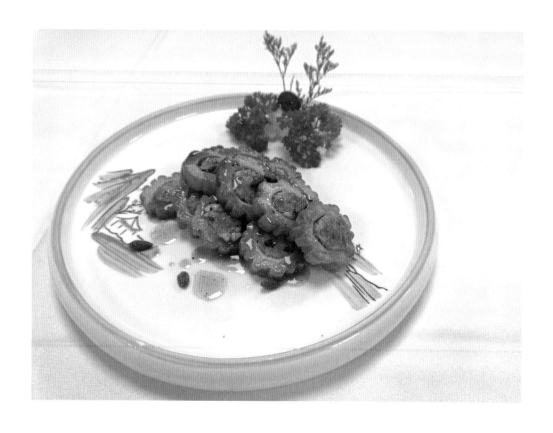

葱油冬瓜焖鲜鲍

主　料： 八头鲜鲍鱼1只

冬瓜1件

调辅料： 小葱10克

姜10克

胡萝卜粒10克

葱油3克

鲍汁3克

蚝油2克

盐3克

味精5克

鸡粉5克

白糖8克

高汤500克

花雕酒10克

色拉油20克

装饰花草3朵

制作步骤：

1. 将鲍鱼洗净放入锅中，下小葱、姜煮熟，捞出脱壳，清理好备用；胡萝卜粒焯水备用。

2. 冬瓜改刀成圆形，打花刀，入油锅过油，加盐、味精，调味后加200克高汤煮熟。

3. 将鲍鱼打花刀后，用葱油、姜煎至金黄，加鲍汁、蚝油、花雕酒、300克高汤，煨透。

4. 将冬瓜码盘，放上鲍鱼，均匀浇汁，撒上胡萝卜粒、装饰花草即可。

制作者： 王鸿庆

同春园饭庄

经理、行政总厨

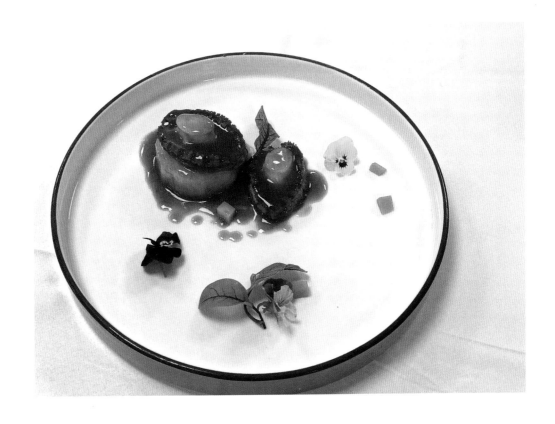

酥虾皮炒双脆

主　料： 莴笋100克

　　　　山药100克

调辅料： 红尖椒30克

　　　　虾皮20克

　　　　盐3克

　　　　味精5克

　　　　白糖3克

　　　　水淀粉10克

　　　　鸡粉5克

　　　　葱油15克

　　　　色拉油300克

制作步骤：

1. 将山药、莴笋去皮，用花刀切成厚片，红尖椒切成菱形片，焯水备用。

2. 将虾皮焯水，沥干水分，用油炸成金黄色备用。

3. 起锅烧热油，放入焯水后的山药、莴笋、红尖椒，放盐、味精、鸡粉、白糖炒制片刻，再放少许水淀粉，淋葱油，撒少许虾皮出锅，装盘后再撒少许虾皮即可。

> **制作者：** 王鸿庆
> 同春园饭庄
> 经理、行政总厨

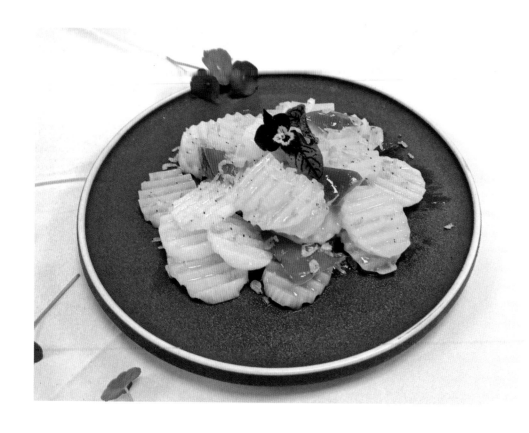

五谷杂粮炖海参

主　料： 海参1条（约50克）

调辅料： 小米8克

芋头8克

红腰豆8克

燕麦8克

玉米8克

姜10克

小葱10克

鸡汤200克

南瓜蓉10克

盐2克

鸡粉3克

糖2克

鸡油5克

水淀粉30克

色拉油100克

制作步骤：

1. 将海参洗净，将小葱、姜下入锅中，加水煮熟备用。

2. 提前将小米、燕麦、红腰豆、玉米煮熟成杂粮粥，芋头炸熟。

3. 锅内下入鸡油、鸡汤，用盐、鸡粉、糖调味，下入煮熟的杂粮、炸好的芋头和南瓜蓉，再用水淀粉勾芡。

4. 倒入放有海参的碗内，上桌即可。

制作者： 王鸿庆
同春园饭庄
经理、行政总厨

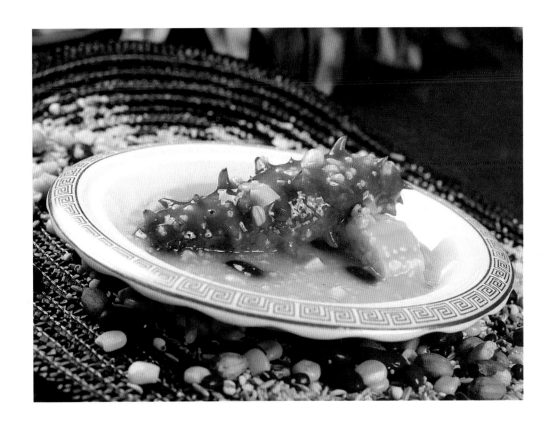

鱼米芒果盏

主　料： 鲈鱼650克

调辅料： 芒果丁250克

　　　　　腰果50克

　　　　　红椒10克

　　　　　盐2克

　　　　　白糖3克

　　　　　姜2克

　　　　　蒜3克

　　　　　味精2克

　　　　　鸡粉2克

　　　　　酱油5克

　　　　　蚝油5克

　　　　　花生油100克

制作步骤：

1. 将鲈鱼切成丁后加入少许盐、味精、鸡粉腌制15分钟，然后加入少许花生油。

2. 腰果清洗干净，炸熟备用。

3. 锅内加入花生油，下入鲈鱼丁，煎至半熟。

4. 下入芒果丁和炸好的腰果、红椒一起翻炒，加入白糖、姜、蒜、味精、鸡粉、酱油、蚝油调味，炒熟出锅即可。

制作者： 戚庆君

遇园·慧（青岛八大关店）

行政总厨

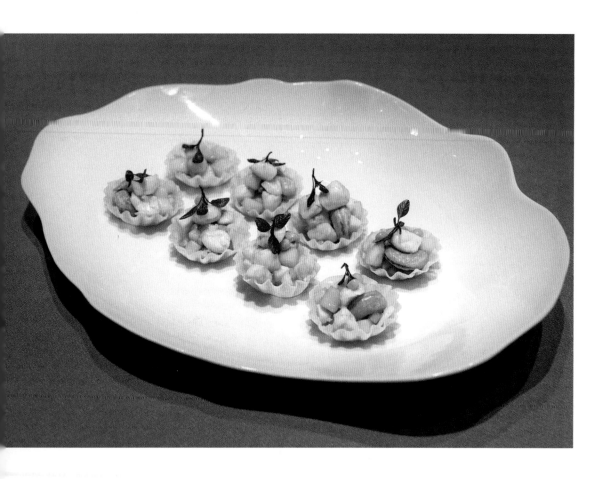

蜜汁扣莲心

主　料： 干莲子250克

调辅料： 蜂蜜100克

　　　　　鲜橙子1个

　　　　　淀粉25克

制作步骤：

1. 将干莲子洗净泡发，挑掉中间的苦心待用。

2. 将莲子整齐的排入到碗中，成为馒头形。

3. 在莲子碗中加入蜂蜜，上笼蒸75分钟。

4. 另起锅，倒入蒸好的莲子碗中的汤水，加热后用淀粉勾玻璃芡，均匀地浇在莲子上。

5. 将橙子洗净切片，均匀地码在盘中围边即可。

制作者： 陈树亮

江南美食研究院

特聘大师

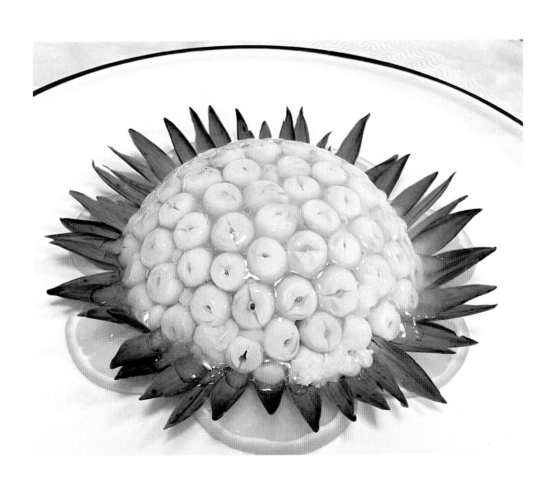

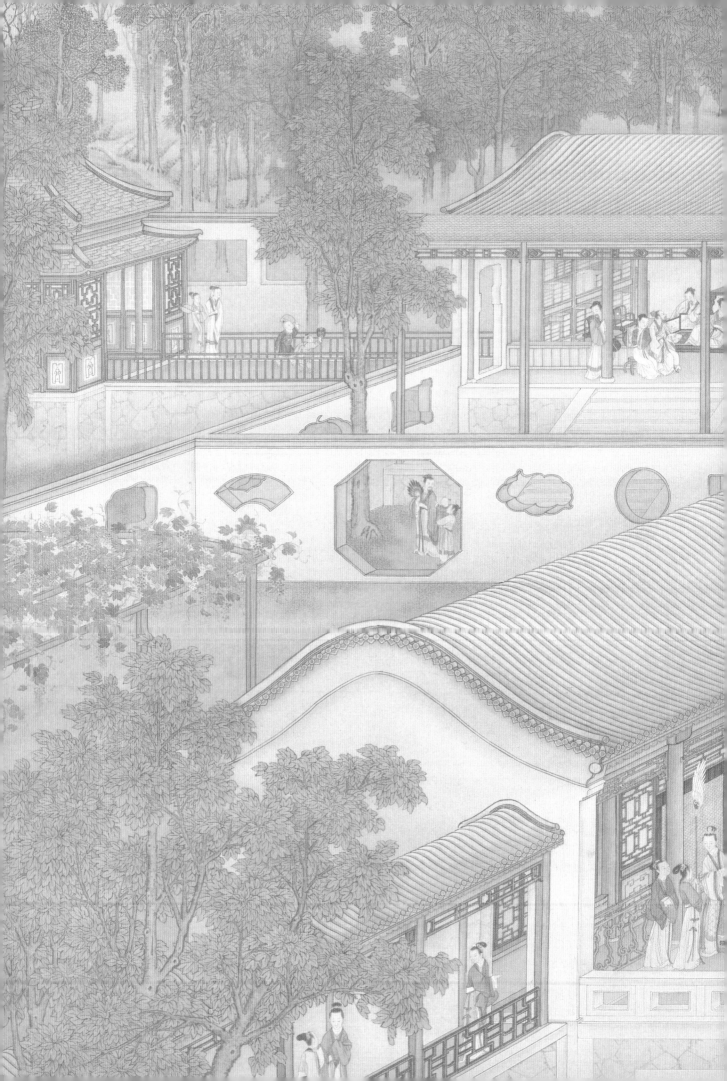

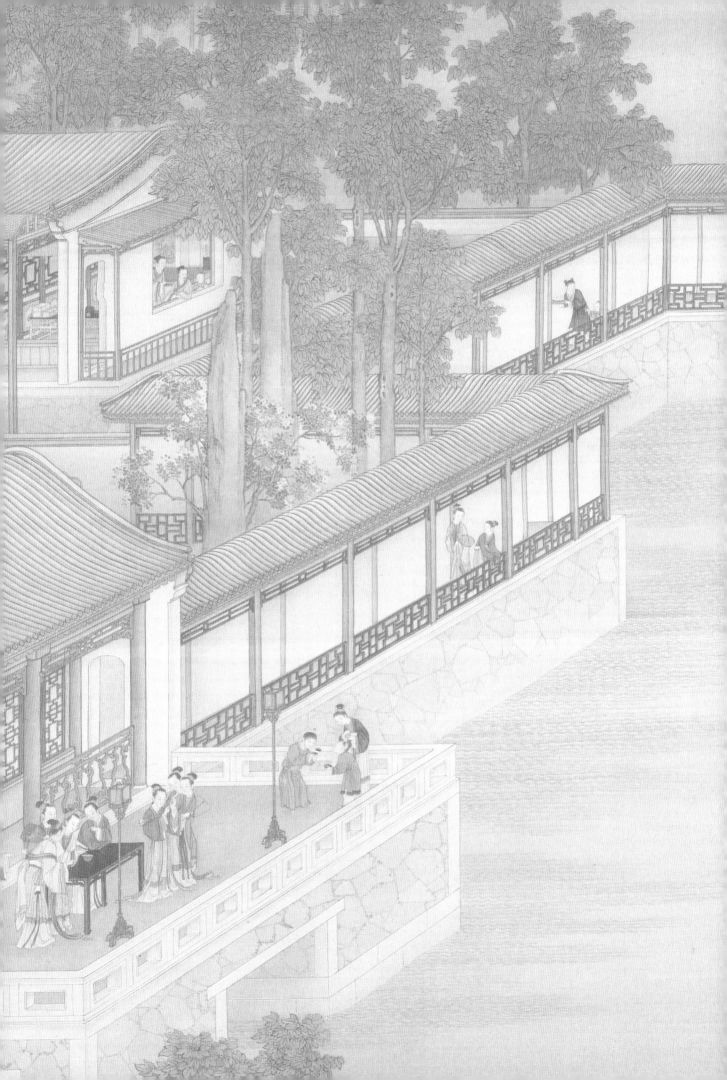

立秋

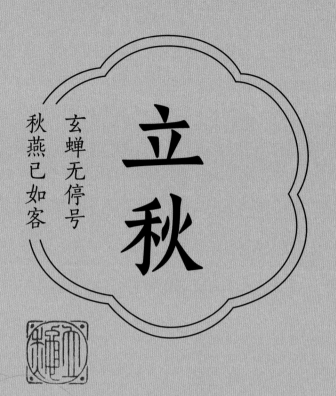

岁华过半休惆怅，且对西风贺立秋。

立秋，是二十四节气中的第十三个节气，秋天的第一个节气。"立"是开始的意思，意味着全国各地即将步入秋季；"秋"则是暑去凉来。

到了立秋，梧桐树开始落叶，因此有"落叶知秋"的成语。从文字角度来看，"秋"字由禾与火字组成，是禾谷成熟的意思。《历书》曰："斗指西南维为立秋，阴意出地始杀万物，按秋训示，谷熟也。"

我国古代将立秋分为三候：一候凉风至，二候白露降，三候寒蝉鸣。立秋后，小北风给人们带来了丝丝凉意，夜晚的凉风使空气中的水蒸气凝结成了一颗颗晶莹的露珠，蝉也在微风吹动的树枝上得意地鸣叫着。

立秋节气预示着炎热的夏季即将过去，秋天就要来临，但我国很多地方仍然处在炎热的夏季之中，虽然还有"秋老虎"的余威，但不至于热得喘不过气来，但也要防暑降温。

经历了"苦夏"，秋天是需要进补的季节，我国许多地方都有"咬秋""贴秋膘"的习俗，《管子》中说："秋者阴气始下，故万物收。"整个自然界的变化是循序渐进的过程，立秋是阳气渐收，阴气渐长，由阳盛逐渐转变为阴盛的时期，是万物成熟收获的季节，也是人体阴阳代谢出现阳消阴长的过渡时期。因此秋季养生，凡精神情志、饮食起居、运动锻炼，皆以养收为原则。在饮食方面应该特别注意定时定量、润燥强体，应多吃生津养阴、滋润多汁的食品，少吃辛辣、煎炸食品。

蜜汁鲜百合

主　料： 新鲜百合200克

调辅料： 蜂蜜20克

　　　　　白醋10克

制作步骤：

1. 将蜂蜜加白醋调制成蜜汁。
2. 将新鲜百合用清水清洗，与蜜汁一起摆盘即可。

> **制作者：** 王勇
>
> 昆明学院旅游学院
>
> 烹饪与营养教育专业老师

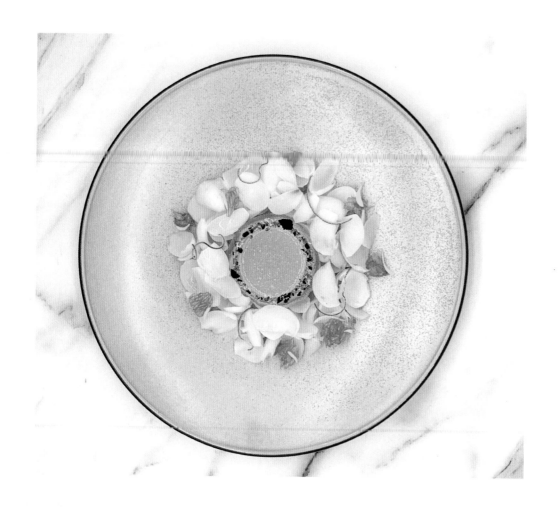

红烧农家土猪肉

主 料： 土猪五花肉500克

笋干100克

调辅料： 蒜片10克

姜片10克

葱白段10克

干山楂5克

老抽30克

料酒10克

冰糖5克

高汤适量

制作步骤：

1. 将笋干用清水泡发至完全舒展变软，泡发好的笋干撕成丝，冲洗干净后备用。

2. 将五花肉切方块，与姜片（5克）一起下入冷水锅中，加料酒，煮开后继续煮3分钟左右。将水倒掉，用温水冲去肉块表面的浮沫，沥干备用。

3. 起锅放油，放入肉块小火煸炒，至肉块四面略带金黄，并溢出很多油时，下入冰糖，继续炒2~3分钟，再加入笋丝、葱白段、蒜片、老抽翻炒均匀。

4. 加入干山楂和高汤（水量要没过肉），大火烧开转小火炖40分钟；然后转中火收汁，并可加老抽，边炒边收汁，顺带上色，装盘即可。

制作者： 杨晓晖

北京翔达投资管理有限公司致美斋饭庄厨师长

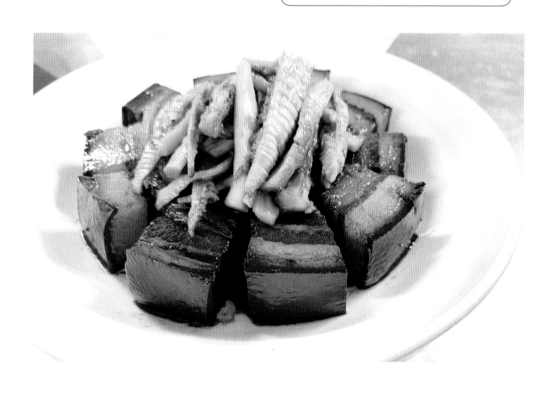

莲藕排骨汤

主　料： 猪排骨500克

　　　　莲藕750克

调辅料： 香葱10克

　　　　生姜10克

　　　　料酒10克

　　　　盐5克

　　　　胡椒粉3克

制作步骤：

1. 将排骨洗净，砍成3厘米长的段。

2. 将莲藕表面的粗皮刮尽洗净，切成滚料块。

3. 将生姜洗净切成两半。

4. 起锅放适量水，放入半块生姜、5克香葱、料酒，烧沸后下入排骨，焯水后捞出待用。

5. 另起锅加热水，放入排骨、半块生姜、剩余香葱，用大火烧沸，去尽浮沫后改用小火，炖约20分钟。

6. 将莲藕、排骨及汤汁一起倒进砂锅，再炖30分钟，拣出生姜、香葱不用，放盐、胡椒粉调味即可。

制作者： 钟文

言味潇湘·新湘菜

厨师长

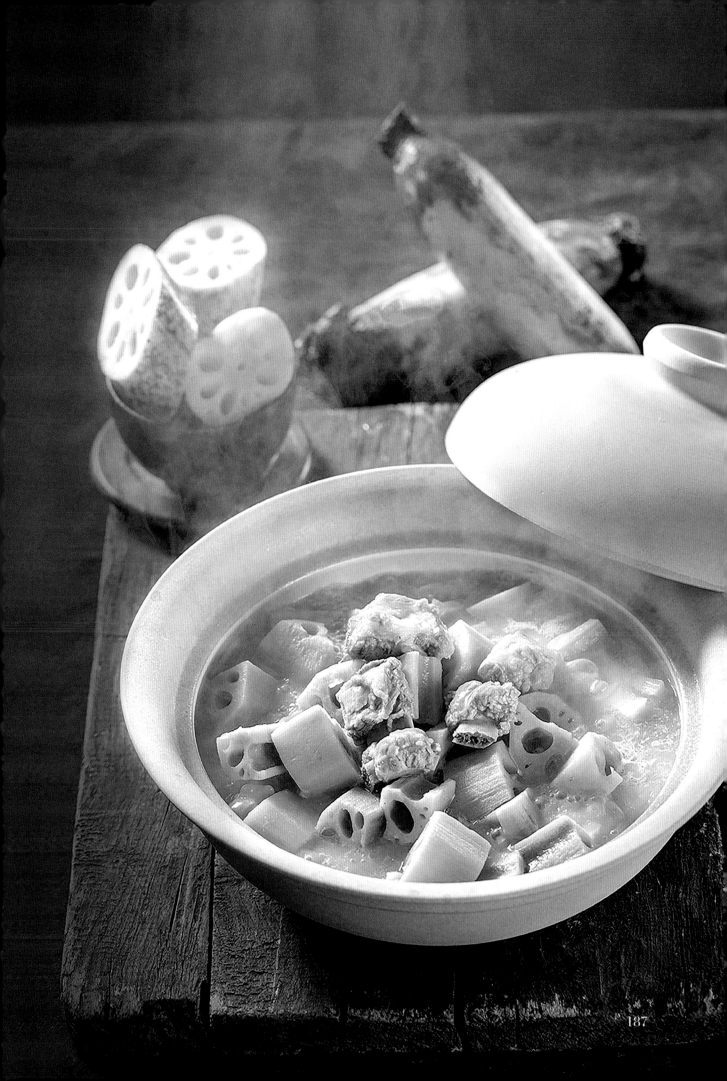

福圆慢炖状元牛

主　料： 雪花牛小排600克

调辅料： 西芹100克

胡萝卜80克

洋葱80克

龙眼肉50克

黄油10克

罗勒叶10克

盐5克

糖15克

老抽5克

生抽10克

干邑白兰地5克

制作步骤：

1. 将牛肉去除外皮筋膜，改刀成大方块。

2. 锅内加入一半的西芹、胡萝卜，冷水下牛肉，煮开后撇去血沫，捞出用冷水冲洗干净。

3. 锅内加黄油，融化后将牛肉煎至四面金黄，加入洋葱煸炒起香，然后加入西芹、胡萝卜一同煸炒，喷干邑白兰地后加盐、糖、老抽、生抽调味，大火烧开，小火慢炖1小时。

4. 去除洋葱、西芹，加入龙眼和罗勒叶继续慢炖20分钟。

5. 将锅内除牛肉外的其他辅料挑出，开大火收汁，装盘即可。

制作者： 沈贤斌

和合1885

厨艺总监

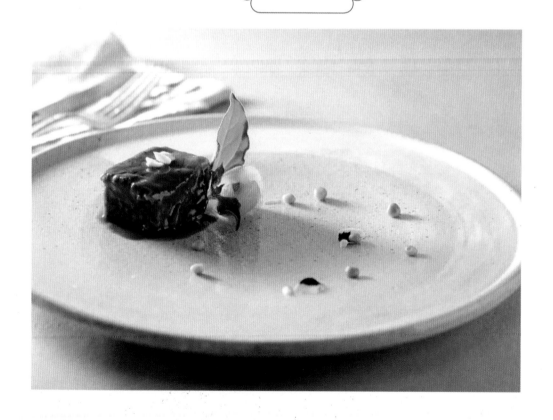

立秋拾瓜品脆茄

主　料：黑茄300克

调辅料：脆炸粉100克

　　　　　黑醋25克

　　　　　珍珠醋2克

　　　　　盐5克

　　　　　白糖10克

　　　　　食用油20克

制作者：沈贤斌
和合1885
厨艺总监

制作步骤：

1. 将茄子去皮改刀，切成7~8厘米长的火柴梗丝。

2. 用盐将茄子丝去除水分，腌制10分钟后，用清水冲掉盐分。

3. 挤干水分，抖开后拍脆炸粉，然后把多余的粉抖掉。

4. 锅内倒入油，用四成热油温炸茄子，炸至定形，然后升高油温至六成，进行复炸。

5. 沥干油分后，锅内加入黑醋、白糖，熬制1分钟后，放入茄子，翻炒均匀裹上酱汁，烹入醋，稍作冷却后装盘即可。

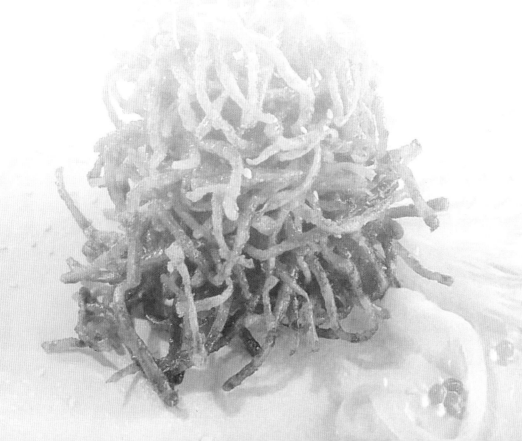

瓜汁海鲜抢秋膘

主　料： 南瓜1个
　　　　明虾1个
　　　　鲍鱼1只

调辅料： 酥棍1根
　　　　菜心1个
　　　　葱10克
　　　　姜10克
　　　　盐1.5克
　　　　珍珠醋1克
　　　　水淀粉10克
　　　　鸡汤100克
　　　　葱姜汁100克

制作步骤：

1. 将明虾去头去壳去虾线，将鲍鱼宰杀，清洗干净后改刀，一同放入葱姜汁中浸泡15分钟，取出。

2. 将南瓜洗净，去皮切块，放入蒸箱中蒸制软烂，加鸡汤用粉碎机打成汁，再用筛网纱布过滤后，加热并放盐调味，做成南瓜金汤备用。

3. 锅内烧水，放入葱姜烧开后转小火，放入鲍鱼、明虾，低温慢煮至八成熟，取出。菜心烫熟，冰水冷却，备用。

4. 将南瓜金汤再次加热，用水淀粉打玻璃芡，淋在摆好盘的海鲜上，放入珍珠醋、酥棍即可。

制作者： 沈贤斌
和合1885
厨艺总监

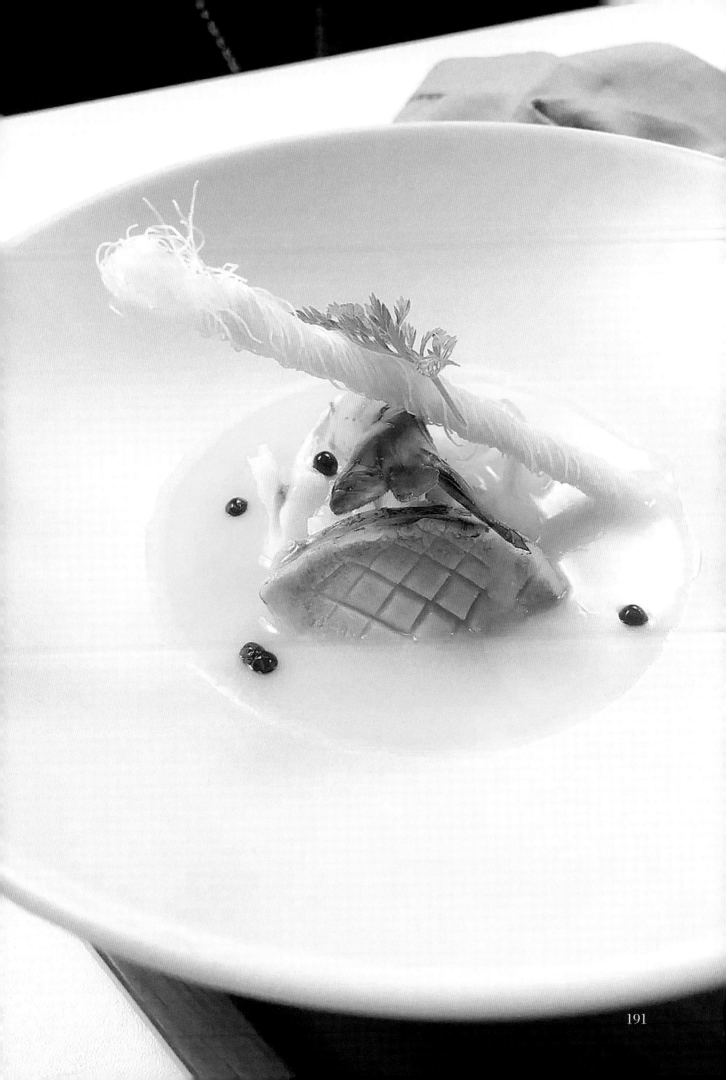

清水手抓肉

主　料： 羊排一扇（约1.5千克）

调辅料： 干姜10克

花椒5克

小茴香2克

肉蔻1个

胡椒粒1克

香叶1片

大葱15克

大姜15克

大蒜20克

盐100克

味精2克

制作步骤：

1. 将羊排焯水备用。

2. 锅内加水烧开，放入调料，放入羊排烧开，撇去浮沫，煮制约90分钟，捞出即可。

3. 将羊排剁成条状，整齐摆放装盘即可。

制作者： 赵长清
北京西部马华餐饮有限公司
研发总监

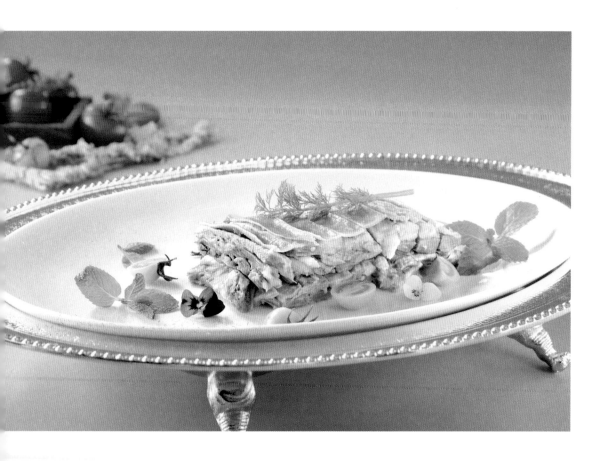

西部枣花

主 料: 大枣500克

制作者: 赵长清
北京西部马华餐饮有限公司
研发总监

制作步骤:

1. 将大枣剔核，注意刀不要用力，拇指用力，让大枣围着刀转，以防伤到手。

2. 将剔除核的大枣层层叠加，用力捏紧。

3. 切片后装盘即可。

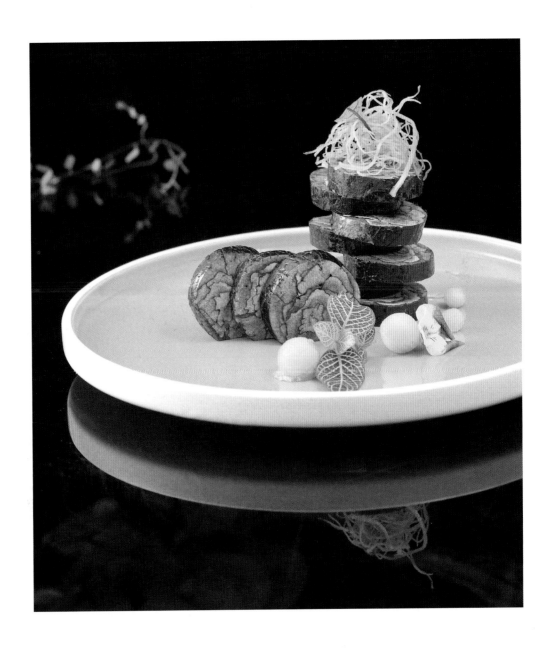

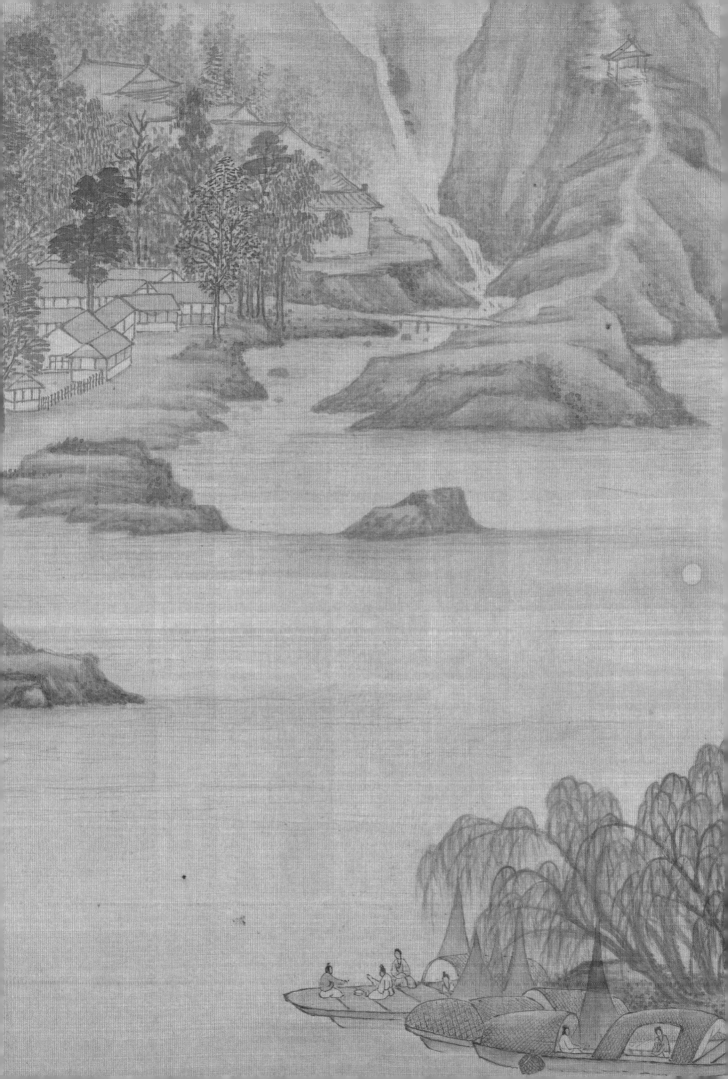

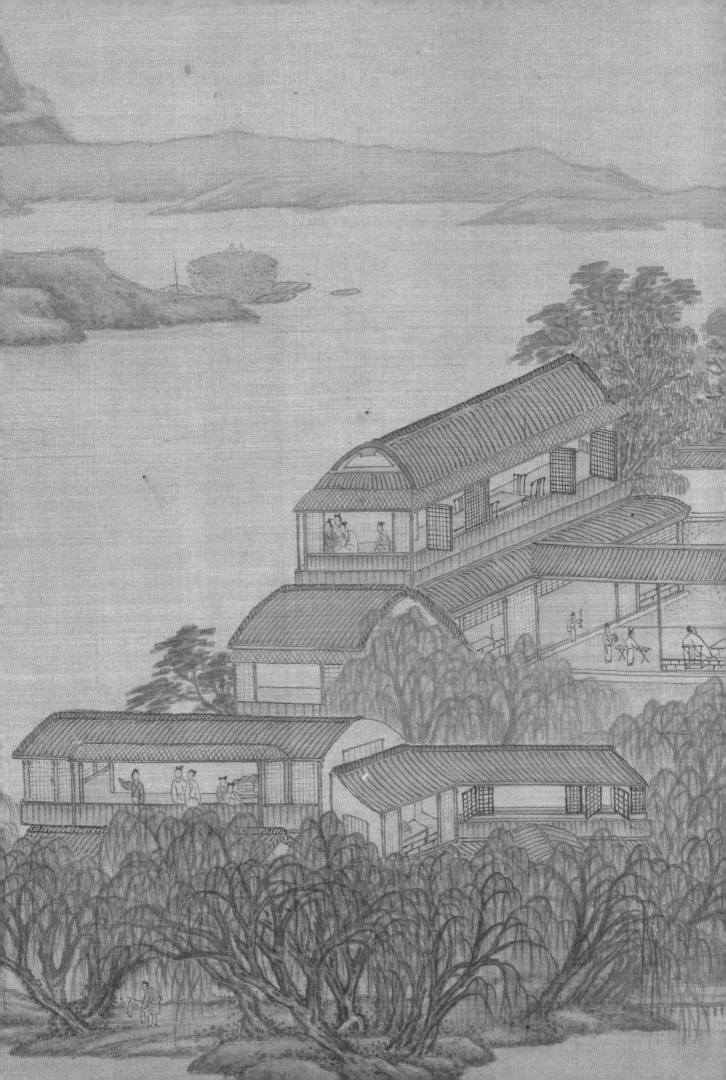

处暑

离离暑云散

袅袅凉风起

每一个节气都是有灵性的，它是大自然的密码。处暑至，暑气止，像是秋天的一双手，扼住了暑气的喉咙。

处暑，二十四节气中的第十四个节气，隶属秋季的第二个节气。《月令七十二候集解》曰："处暑，七月中。处，止也，暑气至此而止矣。"至此，溽热的暑气渐渐消退，一阵阵秋风，令人气爽神清；一枚枚落叶，编织着美好的画卷，一粒粒谷物，收获的是喜悦与充实。

我国古代将处暑分为三候：一候鹰乃祭鸟，老鹰把捕捉到的猎物陈列开来，如同祭祀，古人称之"义举"；二候天地始肃，金秋肃杀之气渐起，万物渐次凋零，古人谓之"秋决"；三候禾乃登，黍、稷、稻、粱等已渐成熟，人人皆盼五谷丰登。

"四时俱可喜，最好新秋时。"处暑之后，秋意渐浓。煎药茶、放河灯、举行开渔节、踏秋赏美景……人们用丰富多彩的民俗活动为这一天装点仪式感和烟火气。

诗云："处暑无三日，新凉直万金。"在北方确实如此，处暑正是雨季和暑季解暑的时候，凉风渐来。但在南方，还处在"大暑小暑不是暑，立秋处暑正当暑"的时候。所以，此时养生需要根据不同地方的具体情况而定，但都要注意不可贪凉。

秋天是丰收的季节，各种美食数不胜数。汪曾祺说："秋风一起，胃口大开，总想吃点好吃的。"饮食调养方面，可增咸酸少辛辣，建议多食用梨、百合、莲藕、荸荠等食物，多喝水、多喝粥，预防秋燥。

XO酱爆带鱼柳

主　料： 带鱼1尾（约500克）

调辅料： 青红尖椒各15克

　　　　　葱段5克

　　　　　姜片5克

　　　　　蒜蓉5克

　　　　　XO酱15克

　　　　　蚝油5克

　　　　　生抽5克

　　　　　鸡粉5克

　　　　　砂糖10克

　　　　　胡椒粉3克

　　　　　生粉50克

　　　　　料酒20克

　　　　　色拉油500克

制作步骤：

1. 将带鱼去骨，改刀成寸段，切成条状，加料酒、胡椒粉腌10分钟。

2. 将青红尖椒改刀成和带鱼相同的条状。

3. 炒锅放油，带鱼拍上生粉，待油温升至五成热时下入带鱼，炸至金黄色出锅。

4. 锅内留底油，下入葱姜蒜煸香，下XO酱炒香，加入青红椒条和炸好的带鱼，加生抽、蚝油、鸡粉、砂糖调味，翻炒均匀出锅即可。

制作者： 赵一斌

北京福建大厦八闽食府

厨师长

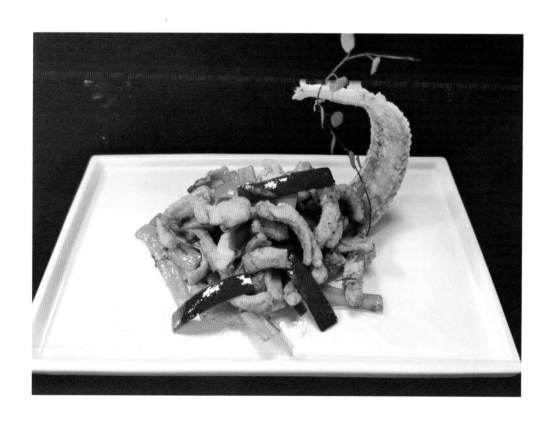

酿秋茄

主　料： 茄子500克

调辅料： 杭椒10克
美人椒5克
蒜子4克
生抽45克
米醋50克
白糖30克

制作步骤：

1. 将茄子切长8厘米、宽4厘米的片。

2. 将茄条下油锅炸至金黄色。

3. 将杭椒、美人椒、蒜子、生抽、米醋、白糖调成汁；然后将茄子放入汁中浸泡1小时；将茄子卷起，装盘即可。

制作者： 李云伟
小城外婆肴私房菜
创始人兼行政总厨

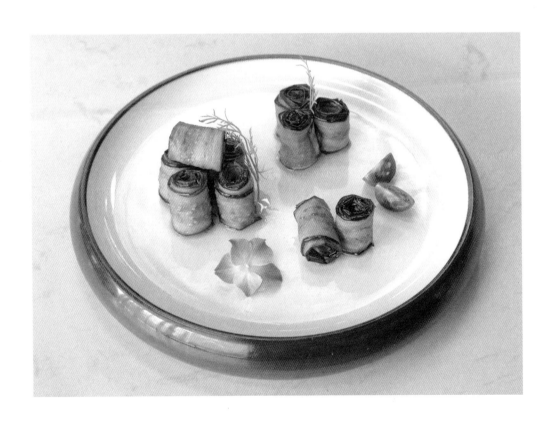

黄米凉糕

主　料: 江米100克
　　　　黄米500克

调辅料: 白糖100克
　　　　葡萄干50克
　　　　蔓越莓30克
　　　　蜂蜜50克
　　　　糖桂花30克
　　　　金瓜泥200克

制作步骤:

1. 将江米、黄米泡一晚,清洗干净。
2. 将江米加水蒸1小时,黄米加金瓜泥蒸1小时。
3. 江米蒸熟后,加白糖、葡萄干、蔓越莓搅拌均匀,托盘刷蜂蜜,将江米铺在下面、上面铺黄米,刮平、放凉;浇上糖桂花即可。

制作者: 李云伟
小城外婆肴私房菜
创始人兼行政总厨

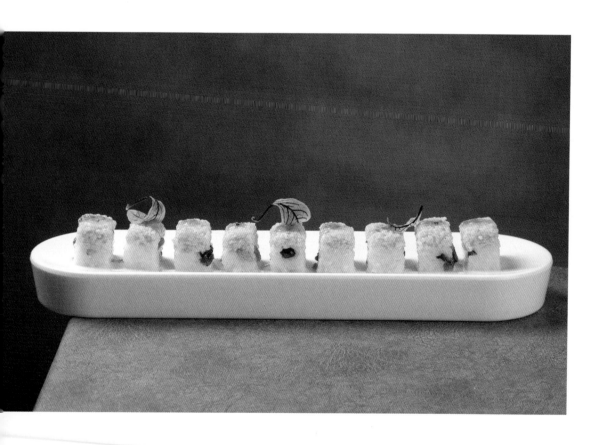

桂圆红酒鸭胸

主　料： 鸭胸500克

桂圆300克

调辅料： 红酒200克

罗汉果20克

洋葱20克

葱5克

姜5克

蒜5克

洛神花10克

白胡椒5克

冰糖5克

肉蔻1个

香叶2片

盐5克

生抽20克

色拉油50克

开水800克

制作步骤：

1. 将鸭胸去掉脂肪，打花刀，以便入味。

2. 锅中加油，烧热后煎鸭胸。

3. 把煎好的鸭胸放在煮锅里，放入准备好的肉蔻、罗汉果、洋葱、葱、姜、蒜、桂圆肉、红酒、生抽、白胡椒、盐、冰糖，加适量开水，炖煮30分钟。

4. 将烹煮好的鸭胸进行改刀，装盘即可。

制作者： 宋翔宇

世界中餐业联合会

国际中餐名厨专业委员会委员

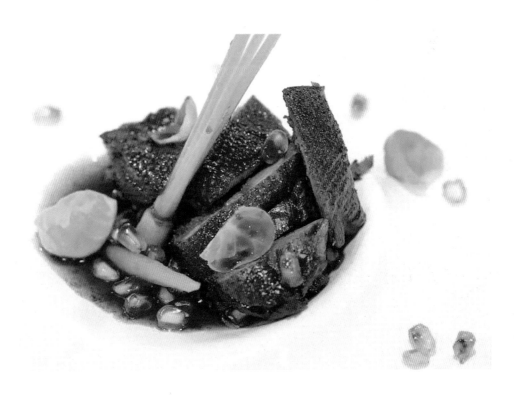

鲜豌豆炒鸡米

主　料： 鸡胸500克

鲜豌豆500克

红薯苗2棵

调辅料： 葱5克

姜5克

盐5克

水淀粉20克

白胡椒3克

香油5克

色拉油10克

制作步骤：

1. 把鸡胸洗净，去除脂肪和筋膜部分，将鸡胸斩碎，细腻成蓉。

2. 葱姜用水泡制，备用。

3. 用少许盐给鸡蓉调味，加入少许水淀粉，搅打均匀之后，再放香油，打成乳白色。

4. 将鸡蓉放入裱花袋中，把鸡蓉滴入装有60℃热水的锅中，把水烧开，让鸡米成熟；加入鲜豌豆，成熟后将鲜豌豆和鸡米一起捞出。

5. 起锅下色拉油，放入泡制好的葱姜水，加盐、白胡椒调味，用水淀粉勾芡，再下入豌豆鸡米进行炒制。

6. 装盘，点缀红薯苗即可。

制作者： 宋翔宇

世界中餐业联合会

国际中餐名厨专业委员会委员

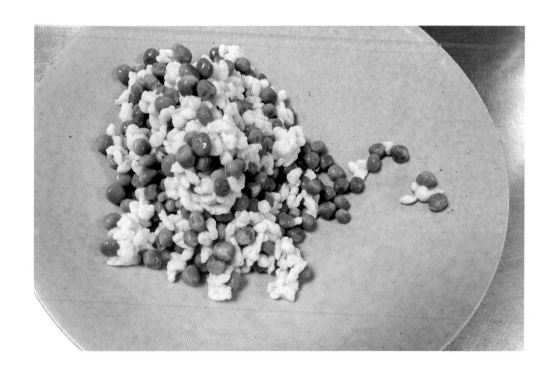

黑皮冬瓜蟹肉千层

主　料： 冬瓜300克

　　　　三点蟹500克

调辅料： 香菜10克

　　　　柚子肉10克

　　　　三文鱼子3克

　　　　荷叶油1克

　　　　姜丝5克

　　　　葱段10克

　　　　料酒10克

　　　　泰国鱼露3克

　　　　日本白酱油10克

　　　　盐3克

制作者： 许斯量

广东顺德扉悦艺术餐厅

行政总厨

制作步骤：

1. 将冬瓜皮和瓤去除，清洗干净，头尾部切除，修整底部，放入蒸盘内蒸15分钟。

2. 在纯净冰水中加入泰国鱼露和日本白酱油调味，做成调味汁。

3. 取出蒸好的冬瓜，放入调味汁中浸泡一晚，第二天取出腌制好的冬瓜，切成2毫米厚的薄片。

4. 洗净三点蟹，放入大盘内，加入料酒、姜丝、葱段上火蒸熟；剥出蟹肉，留下碗中的蟹汤备用。

5. 蟹肉拌入切碎的香菜和柚子肉，放入盐调味，再一层冬瓜一层蟹肉地做成千层形状。

6. 千层完成后装盘，淋上蟹肉原汤，放上三文鱼子装饰，滴入荷叶油即可。

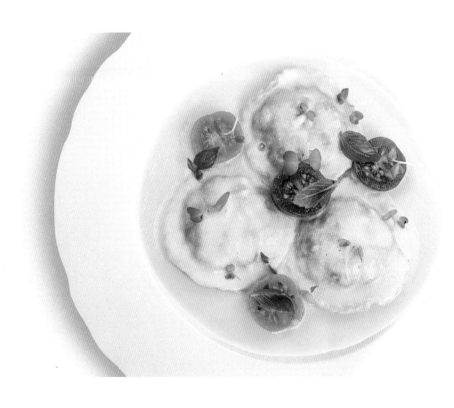

山药玉米芝士意式饺子

主　料： 山药50克

甜玉米粒100克

调辅料： 饺子皮8片

马苏里拉奶酪碎30克

红樱桃番茄2粒

黄樱桃番茄2粒

水晶菜苗5克

盐5克

糖5克

特级橄榄油10克

黑胡椒2克

制作步骤：

1. 将玉米粒和山药分别蒸熟后，将山药碾压成蓉，与30克玉米粒、马苏里拉奶酪碎混合做成饺子馅，放入适量盐、糖、黑胡椒调味。

2. 剩下的玉米粒打成玉米汁，放入适量盐、糖调味，备用。

3. 用饺子皮包入山药玉米馅，做成饺子。

4. 起锅加水，烧开后加盐，再放入饺子煮熟。

5. 饺子煮熟后摆盘，淋上玉米汁，放上樱桃番茄、水晶菜苗装饰，淋上特级橄榄油即可。

制作者： 许斯量

广东顺德扉悦艺术餐厅

行政总厨

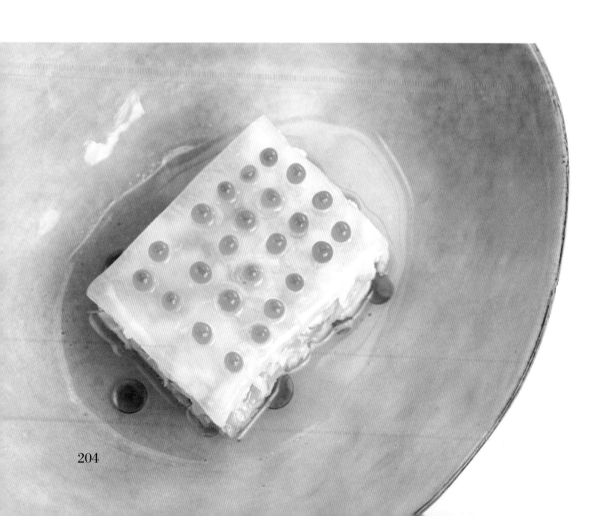

高邮湖虾子煮茭白

主　料：茭白400克
　　　　虾子30克

调辅料：玉米油50克
　　　　油菜心3棵
　　　　鸡丝5克
　　　　盐5克
　　　　火腿100克
　　　　老鸡1只（约800克）
　　　　水4千克

制作步骤：

1. 将老鸡去内脏清洗干净焯水，取一个不锈钢小桶将老鸡、火腿放入桶内加水烧开转小火，调成高汤备用。

2. 将火腿捞出切丝备用；茭白去皮，切成细丝焯水备用。

3. 将油菜心、鸡丝一起焯水备用。

4. 起锅放玉米油，放入虾子煸炒出香味，加入高汤烧开再放盐调味，放入茭白丝煨至入味捞出装盘，最后撒上火腿丝、鸡丝、油菜心即可。

制作者：王昌荣
淮扬府
行政总厨

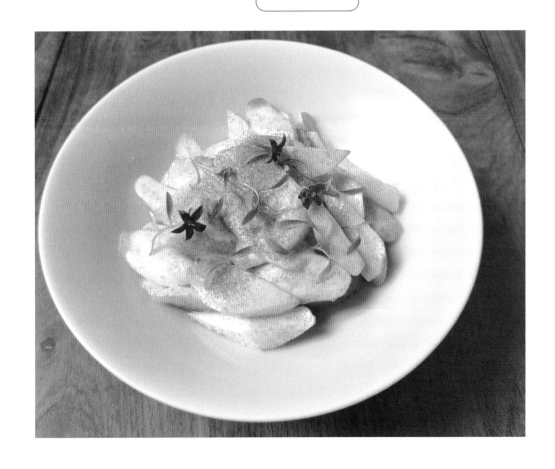

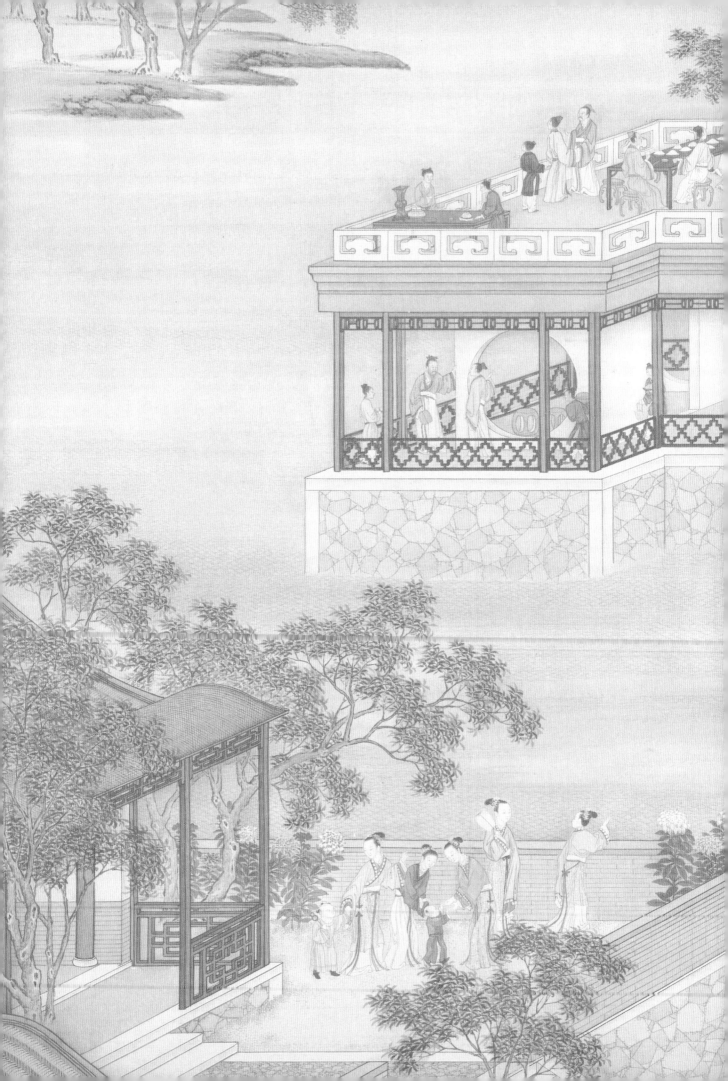

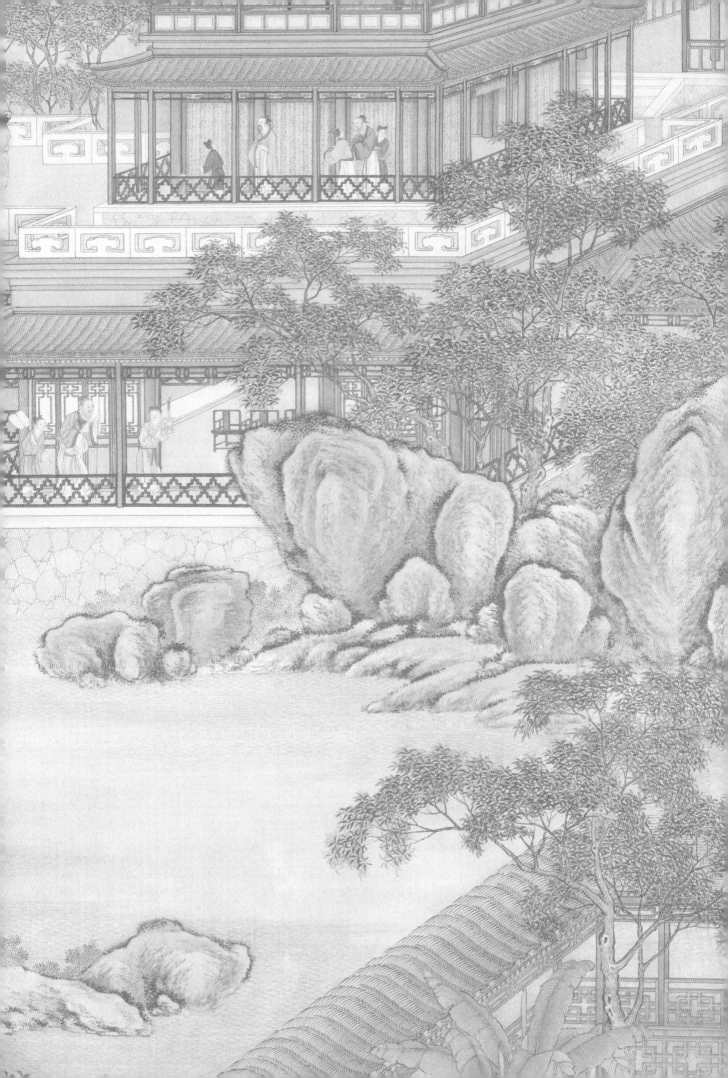

白露

衰荷滚玉闪晶光
一夜西风一夜凉

金风玉露一相逢，便胜却人间无数。

白露，二十四节气中的第十五个节气，隶属秋季的第三个节气，寒生露凝的仲秋序章。《月令七十二候集解》曰："八月节，秋属金，金色白，阴气渐重露凝而白也。"《孝纬经》则道："处暑后十五日为白露，阴气渐重，露凝而白也。"

此时节，夏季风逐渐为冬季风所代替，冷空气转守为攻，加上北半球日照时间变短，光照强度减弱，地面辐射散热快，所以温度下降速度也逐渐加快。"蒹葭苍苍，白露为霜。所谓伊人，在水一方。"这首《诗经》经典描述的即为寒生露凝、白霜茫茫之景。

我国古代将白露分为三候：一候鸿雁来，二候玄鸟归，三候群鸟养羞。鸿和雁开始列队从北向南飞，燕子等候鸟开始集体朝南迁徙，寻找过冬的乐土，百鸟开始储存干果粮食以备过冬。

谚语说：喝了白露水，蚊子闭了嘴。在这个默默无"蚊"的时节，何不约上亲朋好友找寻一处别样景致，感受大自然赋予秋的韵味；或者是奔赴不同地区，体验一下祭禹王、收清露、饮白露茶、吃番薯、啜米酒、吃龙眼、采十样白等独有的文化习俗。

此时节，由于秋天的天气不断收敛，空气中缺乏水分的濡润而成为肃杀的气候。于是，人们也容易出现口干舌燥、皮肤干裂等症状，可适当地多服一些富含维生素的食品。专家建议，对于温燥，要宣通肺气，清润滋养；但如果是凉燥，就要温和润肺。

生拆秋蟹煮芡实

主　料： 秋河蟹4只
　　　　　芡实100克

调辅料： 鸡蛋清100克
　　　　　牛奶50克
　　　　　蜜豆40克
　　　　　浓汤80克
　　　　　盐3克
　　　　　瑶柱汁30克
　　　　　金瓜蓉25克
　　　　　水淀粉20克
　　　　　色拉油20克

制作步骤：

1. 将河蟹蒸熟，拆肉、拆黄备用。

2. 芡实煮熟后用水过凉，蜜豆剥粒备用。

3. 将牛奶和蛋清拌匀。

4. 锅烧油，油温20℃时下入拌好的牛奶、鸡蛋清，滑出芙蓉蛋。

5. 另起锅，放入浓汤，将拆好的蟹肉、蟹黄放入汤中，加盐、瑶柱汁调味，放入芙蓉蛋、蜜豆、金瓜蓉、水淀粉勾芡即可。

制作者： 霍彬虎
北京金福泰康餐饮管理有限公司
总经理

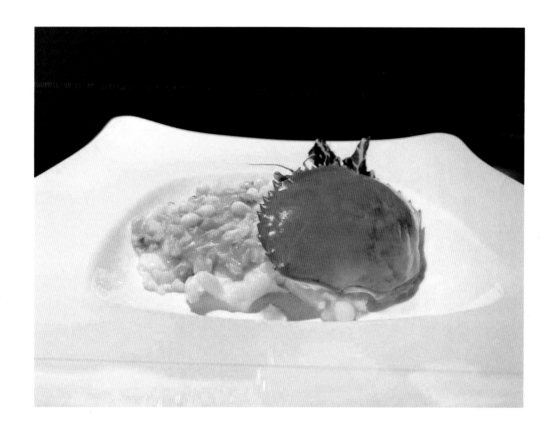

秧草烧味七星鳗

主　　料： 七星鳗鱼1千克

调辅料： 秧草150克
　　　　　干葱60克
　　　　　姜丝35克
　　　　　生蒜粒50克
　　　　　老抽20克
　　　　　火腿汁40克
　　　　　胡椒粉15克
　　　　　糖35克
　　　　　浓汤800克
　　　　　白兰地酒20克
　　　　　酱油20克
　　　　　色拉油500克

制作步骤：

1. 将七星鳗鱼宰杀放血，切成3厘米厚的段备用。

2. 锅中烧油至60℃，下入七星鳗鱼，炸至泛黄捞出。

3. 另起锅放油，放入干葱、姜丝、生蒜粒炒香，烹入白兰地酒，放浓汤，放入炸好的鳗鱼，加入老抽、火腿汁、胡椒粉、糖、酱油中火煨制5分钟，转大火收汁，放入秧草出锅即可。

制作者： 霍彬虎
北京金福泰康餐饮管理有限公司
总经理

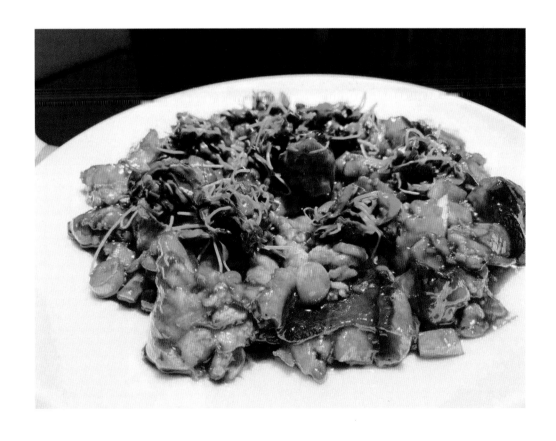

龙眼开胃小春鸡

主　料： 去骨鸡腿肉250克

去壳龙眼100克

调辅料： 罗勒15克

鸡尾洋葱30克

彩椒30克

红胡椒粒10克

柠檬15克

盐5克

糖10克

黄油20克

制作步骤：

1. 将去骨鸡腿肉整片腌制，放入罗勒、柠檬、盐、味精、糖搅拌均匀，备用。

2. 将平底锅烧热，放入黄油，把腌制好的鸡腿肉放入锅内煎至八成熟。

3. 将煎好的鸡腿肉切成条状备用。

4. 起锅留底油，把切好的鸡腿肉放入锅内进行炒制，放入鸡尾洋葱、彩椒调味，再放入罗勒出锅即可。

制作者： 霍彬虎
北京金福泰康餐饮管理有限公司
总经理

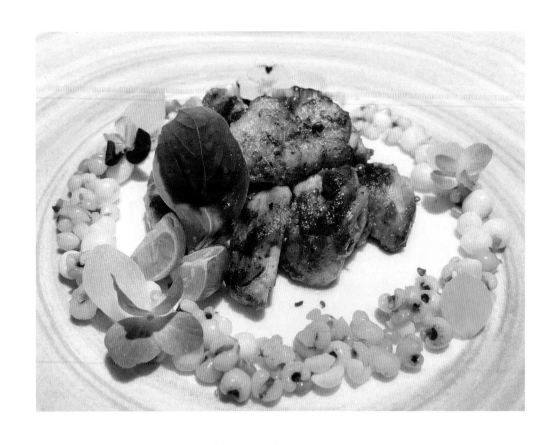

龙眼炖乌鸡汤

主　料： 乌鸡150克

调辅料： 龙眼3颗

　　　　　姜片1片

　　　　　盐3克

　　　　　花雕酒3克

　　　　　高汤150克

制作步骤：

1. 将煺毛的乌鸡去除内脏，清洗干净，放入凉水锅中焯水断生后捞出。

2. 焯水后的乌鸡放入炖盅，加姜片、高汤、花雕酒、龙眼，炖2小时后用盐调味即可。

制作者： 王昱强

上海东湖宾馆1号楼东湖厅

厨师长

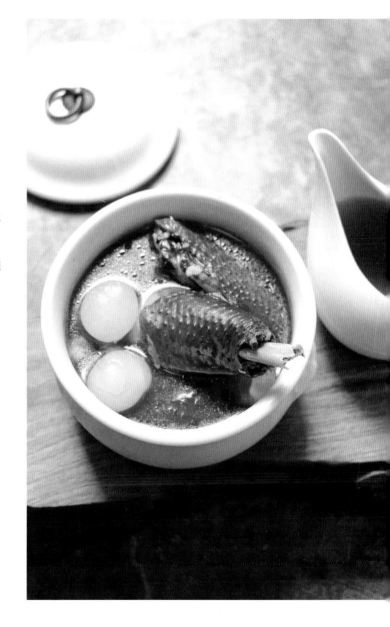

板栗烧草鸭

主　料： 草鸭半只（约300克）

调辅料： 板栗100克

八角5克

葱段10克

姜片5片

盐5克

生抽5克

糖3克

料酒10克

老抽5克

制作步骤：

1. 将草鸭清洗干净，斩成5厘米左右的方块；板栗剥壳后，在开水中稍烫几分钟，可以很容易剥去内层膜衣。

2. 起锅烧热油，倒入鸭块翻炒，倒入料酒，再放入葱姜、八角，不停翻炒5分钟左右，至表面略焦即可。

3. 在锅中加入清水（水量以浸过鸭块表面为宜），烧滚后，改为中小火，加盖焖煮约30分钟。

4. 当锅内的汤汁约剩下一半的时候，加入板栗、盐、糖、生抽，搅拌均匀后，继续中火焖煮。

5. 待锅中板栗鸭块的汤汁收干时，加老抽上色，出锅即可。

制作者： 王昱强
上海东湖宾馆1号楼东湖厅
厨师长

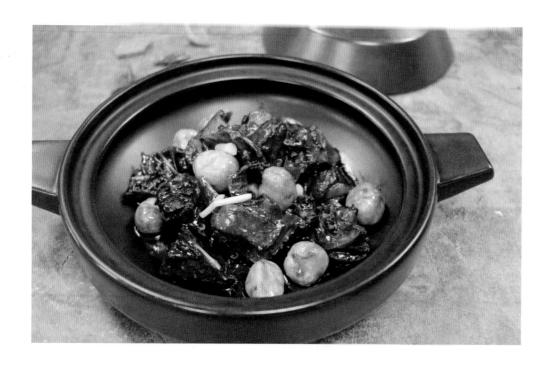

黄油烤番薯

主 料： 红薯100克

调辅料： 黄油10克
奶酪20克

制作步骤：

1. 将红薯的外皮清洗干净，用微波炉烤熟，或者上锅蒸熟，趁热一切两半。

2. 将黄油涂在熟后的红薯上，再撒上奶酪，放入上下180℃的烤箱中烤制10分钟，黄油、奶酪遇热融化，亮晶晶的淌在红薯上即可。

制作者： 王昱强
上海东湖宾馆1号楼东湖厅
厨师长

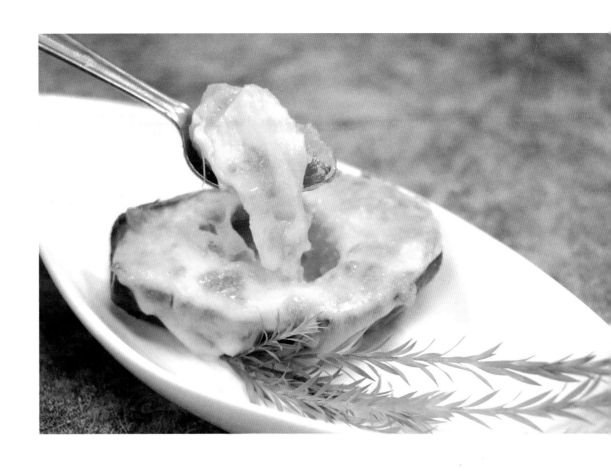

荷塘九年百合

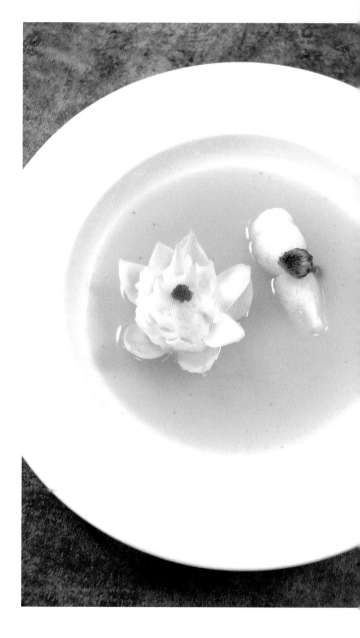

主　　料： 九年百合150克

调辅料： 青豆50克

竹荪10克

莲子5克

胡萝卜泥10克

盐5克

清鸡汤150克

水淀粉10克

制作步骤：

1. 将九年百合清洗干净，留少许备用，其他蒸熟后用搅拌机搅成泥。

2. 将青豆、清鸡汤放入破壁机中一起打匀成汁，备用。

3. 竹荪内放入百合泥，做成莲藕的形状，再插上百合片做成荷花形状，上蒸锅蒸2分钟。

4. 将青豆汁加盐，烧开勾芡装盘，放入蒸好的莲子、莲藕、荷花，把胡萝卜泥放在荷花上点缀即可。

制作者： 王昱强

上海东湖宾馆1号楼东湖厅

厨师长

桂花糯米糖藕

主　料： 九孔莲藕一节
　　　　（约750克）

调辅料： 糯米15克
　　　　　干桂花20克
　　　　　冰糖20克
　　　　　红糖20克

制作者： 王昱强
上海东湖宾馆1号楼东湖厅
厨师长

制作步骤：

1. 将糯米清洗干净，加冷水浸泡3小时左右；莲藕清洗干净，取一头切下一小截，备用。

2. 将泡好的糯米填入莲藕孔里面，一边塞糯米一边磕一下莲藕，用筷子在每个孔里插一下，将糯米填满，切下来的小段莲藕也要塞满糯米。

3. 装满糯米以后，将切下来的小段莲藕重新盖回去，用牙签固定住。

4. 起锅加水，放入莲藕、红糖、冰糖，大火煮开后用小火焖煮至软糯即可，改刀装盘后撒入干桂花即可。

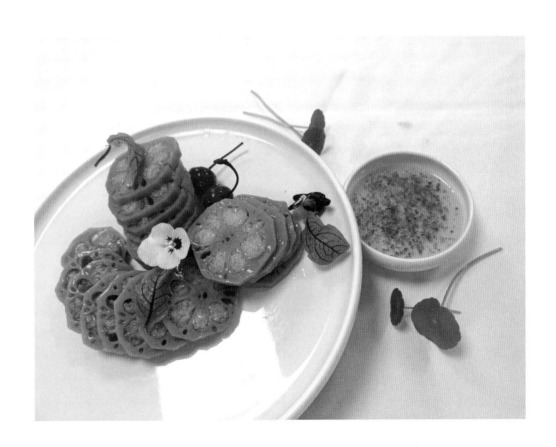

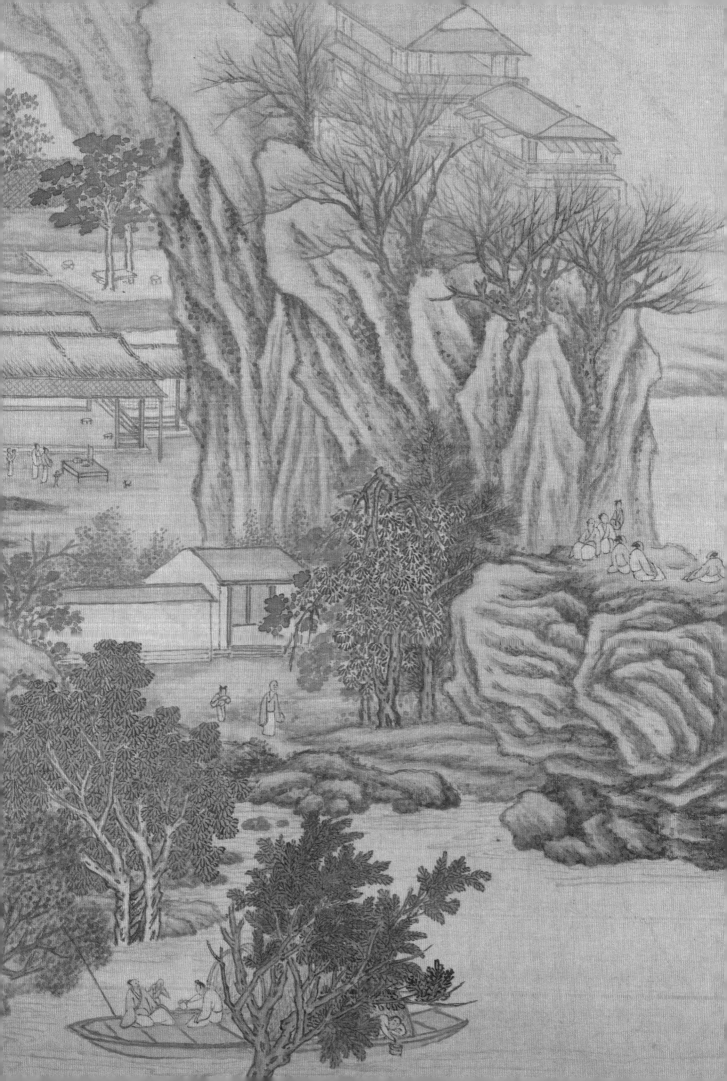

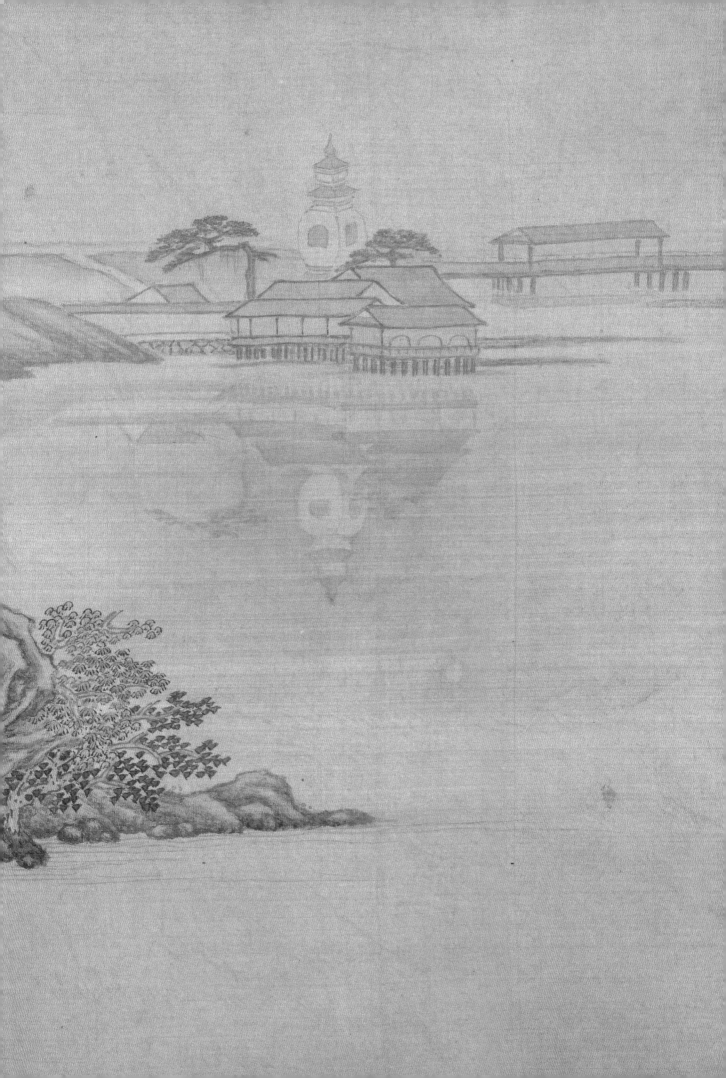

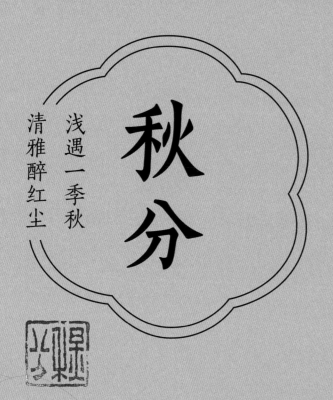

秋分

浅遇一季秋
清雅醉红尘

秋风清，秋露冷，在不燥不热、清风送爽中，人们迎来秋色平分的时节。

秋分，农历二十四节气中的第十六个节气，隶属秋季的第四个节气。《春秋繁录》中记载："秋分者，阴阳相半也，故昼夜均而寒暑平。"所以秋分是条分界线，在二十四节气中扮演着"起承转合"中的"转"。

我国古代将秋分分为三候：一候雷始收声，二候蛰虫坏户，三候水始涸。秋雨绵绵，一阵又一阵的凉风掠过，雷声藏匿起来；洞穴里的虫子，开始为抵御寒冬做准备；山涧的溪水，只留下浅浅的河床，旧日的时光封存在记忆里。

秋分曾是传统的"祭月节"。据史书记载，早在周朝，古代帝王就有春分祭日、夏至祭地、秋分祭月、冬至祭天的习俗。其祭祀的场所称为日坛、天坛、月坛、地坛，分设在东南西北四个方向。我国各地至今遗存着许多拜月坛、拜月亭、望月楼的古迹。民间的祭月习俗因地区不同仪式各异。至今，还有很多地方依旧延续着秋祭月、吃秋菜、送秋牛、粘雀子嘴、放风筝、做面雀等传统习俗，淳朴的劳动人民，敬畏着大自然，也依靠自然的馈赠辛劳地生活着。

燥是秋季的主气，中医自古就有"燥令伤肺"说法，也就是这个时节的人体，极易受燥邪侵袭而伤肺。因此，秋分养生首先得养肺，在饮食上应以滋阴润肺为宜，可适当食用芝麻、糯米、粳米、蜂蜜、枇杷、菠萝、乳品等柔润食物，以益胃生津。同时，多吃豆类等食物，少吃油腻厚味之物。

生焗墨鱼胶酿秋葵

主　料： 墨鱼250克

秋葵350克

调辅料： 干葱50克

蒜瓣25克

姜块25克

孢子兰10克

香菜梗15克

肥肉粒40克

鸡蛋清50克

盐4克

味精3克

鸡粉4克

生粉15克

制作步骤：

1. 将墨鱼净水去掉多余盐分，打成鱼胶备用，加入香菜梗、肥肉粒、鸡蛋清、味精、鸡粉、生粉搅匀。

2. 将秋葵洗净切段，去掉心，把鱼胶酿入其中，上蒸锅蒸至五成熟备用。

3. 砂锅中放入底油，放入干葱、蒜瓣、姜块炒香，放入蒸好的秋葵，用小火焗6分钟，再放入孢子兰即可。

制作者： 陈亚

北京金福泰康餐饮管理有限公司

行政总厨

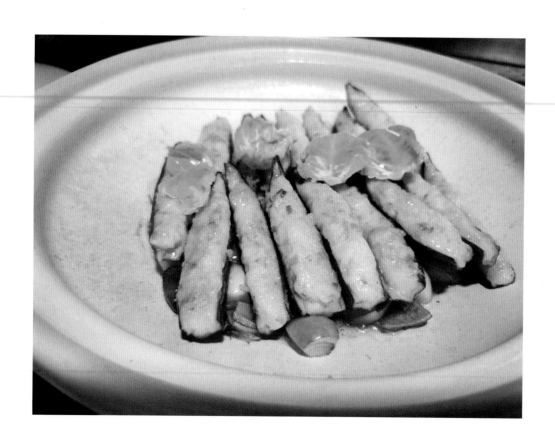

藜麦新西兰螯虾黑松露沙律塔塔

主　料： 新西兰螯虾150克

调辅料： 广东菜心40克

藜麦20克

黑松露15克

百合30克

盐3克

味精2克

糖3克

黑松露油4克

橄榄油20克

制作步骤：

1. 将新西兰螯虾去尾取肉、留虾头，虾肉用黑松露油、盐腌制。

2. 将广东菜心余水后切成片，藜麦蒸熟与菜心加入盐、黑松露油拌好备用。

3. 取平底锅倒入少许橄榄油，将腌制好的虾肉放入锅中，煎至四成熟，入烤箱，温度120℃烤2分钟即可。

4. 取模具，将拌好的藜麦菜心放模具上出形，上面放烤好的虾肉，摆好煮熟的虾头，刷上黑松露油，装盘即可。

制作者： 陈亚
北京金福泰康餐饮管理有限公司
行政总厨

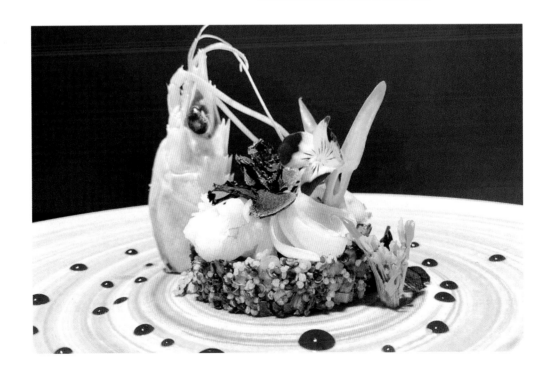

罗勒桃仁澳洲牛小排

主　　料： 牛小排350克

　　　　　醉桃仁40克

调辅料： 罗勒15克

　　　　　小米椒20克

　　　　　蒜子20克

　　　　　姜片40克

　　　　　烧汁100克

　　　　　白兰地酒15克

　　　　　黑胡椒碎5克

　　　　　蚝油10克

　　　　　干葱30克

制作步骤：

1. 将牛小排切成3厘米方块，加蚝油、黑胡椒碎、白兰地酒腌制备用。

2. 将锅烧热，把腌好的牛小排煎至八成熟，烹入白兰地酒备用。

3. 锅中留底油，加入干葱、姜片、小米椒炒香，将牛小排、桃仁放入锅内翻炒，加入烧汁，最后放入罗勒即可。

制作者： 陈亚

北京金福泰康餐饮管理有限公司

行政总厨

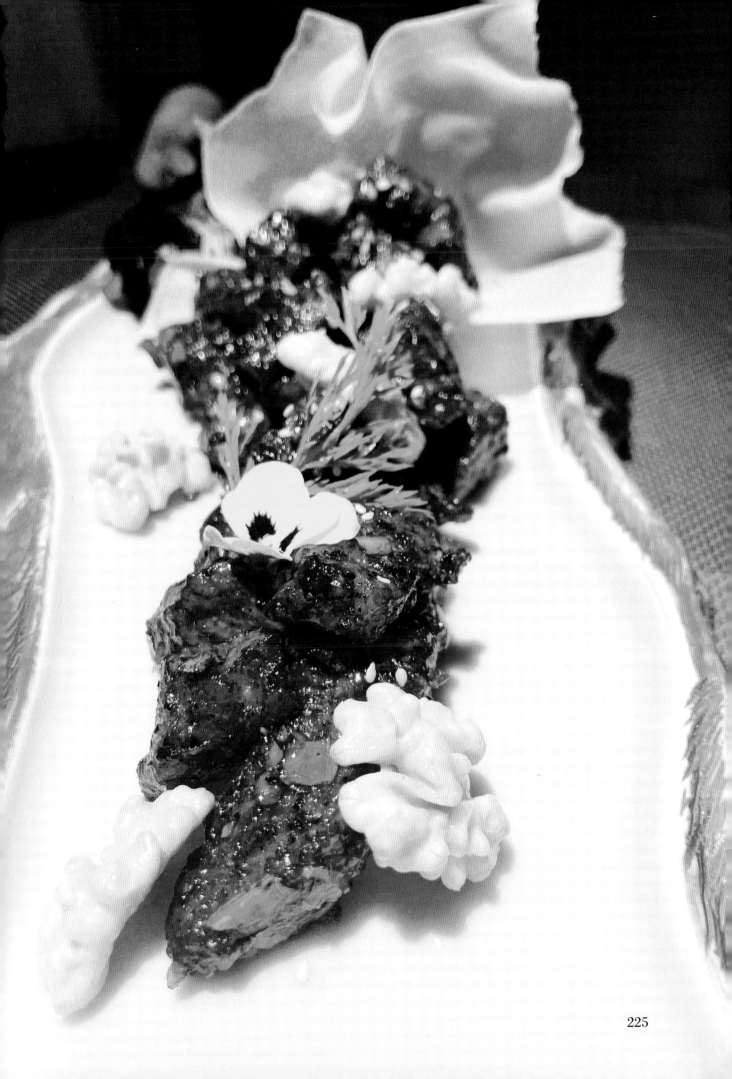

毛芋头咸肉蒸和乐蟹

主　料: 和乐蟹200克

调辅料: 毛芋头300克

　　　　咸肉150克

　　　　豉油3克

　　　　姜丝3克

　　　　葱丝2克

制作步骤:

1. 将和乐蟹清洗干净,宰杀切块备用。

2. 将毛芋头清洗干净后,切厚片备用。

3. 将咸肉清洗干净后,切厚片备用。

4. 用毛芋头片打底,咸肉放在芋头上,然后码上和乐蟹。

5. 放入蒸箱蒸制8分钟左右出锅。

6. 码上葱姜丝,淋上豉油即可。

制作者: 高腾
北京海南大厦
行政总厨

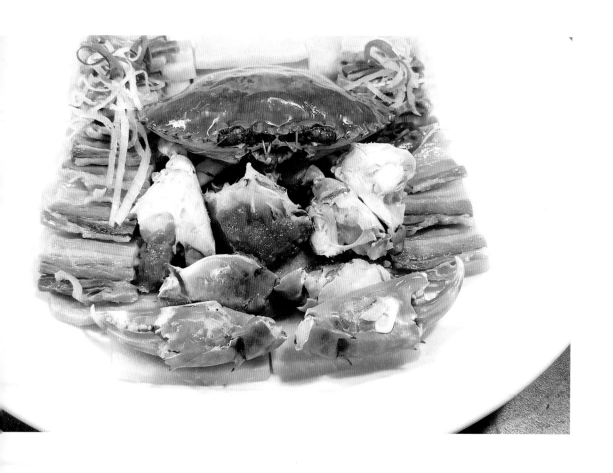

秋梨鲜花椒炖牛脲

主　料： 牛脲50克

调辅料： 苹果梨30克

　　　　　鸡脚40克

　　　　　姜片5克

　　　　　枸杞5克

　　　　　鲜花椒2克

　　　　　盐5克

　　　　　鸡精3克

　　　　　高汤100克

　　　　　花雕酒5克

制作步骤：

1. 将苹果梨切块备用。

2. 将牛脲洗净去盘筋膜，锅上火放水，冷水下牛脲，加入少许花雕酒焯水，捞出备用。

3. 将鸡脚、姜片、牛脲、苹果梨、鲜花椒、枸杞依次放入炖盅。

4. 盆内倒入纯净水，加盐、鸡精、高汤调味，然后倒入炖盅，上蒸箱炖4小时，即可。

制作者： 高腾
北京海南大厦
行政总厨

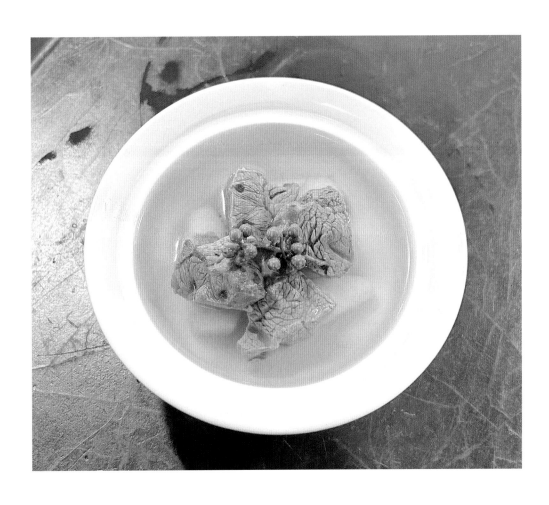

陈皮莲子酱鸭

主　料： 瘦鸭1只（约800克）

调辅料： 莲子25克

　　　　　冰糖50克

　　　　　盐10克

　　　　　陈皮水400克

　　　　　焖烧豉油15克

　　　　　花生油400克

制作步骤：

1. 将鸭子清洗干净，入油锅炸至金黄，备用。

2. 另取一锅下入陈皮水、冰糖、盐、豉油以及莲子，烧至成熟即可。

制作者： 吴疆

昆仑饭店

中餐厅厨师长

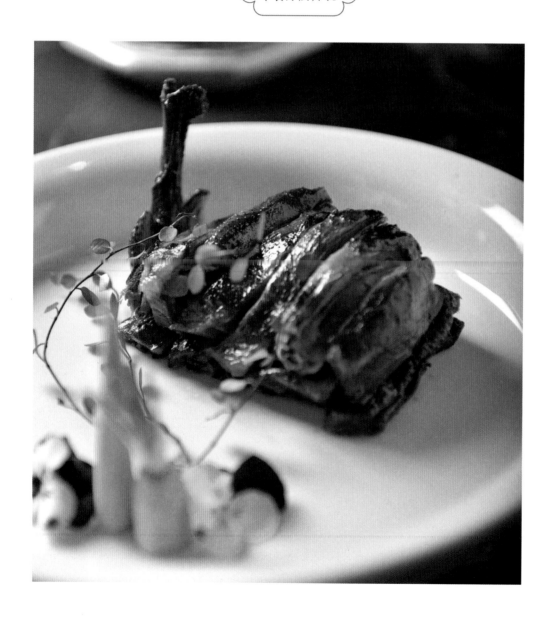

清炖苏尼特羊肉

主　料： 苏尼特羊肉300克

调辅料： 党参2克

枸杞1克

大枣2克

盐5克

白胡椒粒5克

花椒3克

制作步骤：

1. 将羊肉洗净，切成5厘米见方的小块。

2. 起锅放入清水、羊肉，煮沸后撇去浮沫，煮透。

3. 加入党参、大枣、花椒、白胡椒粒、盐等，小火煮制2小时，出锅前再放入枸杞即可。

制作者： 王保国

六尺巷

品牌创始人

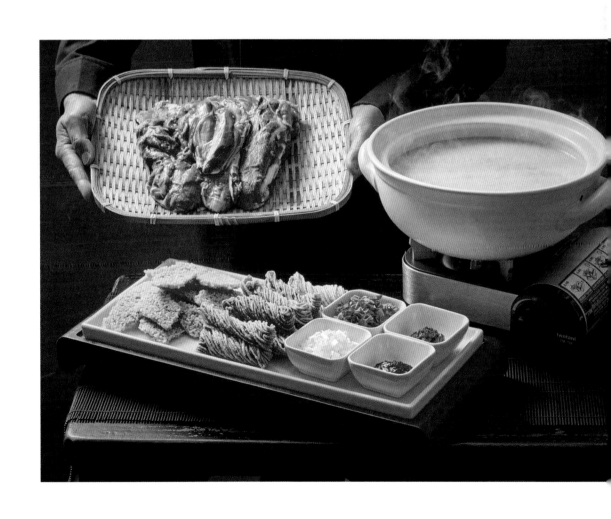

鮰鱼狮子头

主　　料： 鮰鱼100克

调辅料： 黑猪肉30克

马蹄10克

盐5克

糖3克

制作步骤：

1. 将鮰鱼宰杀干净，去除鱼骨，放入冰水中。

2. 将黑猪肉、马蹄切小粒备用。

3. 将鮰鱼切成小粒，放入容器中，加入黑猪肉粒、马蹄粒、盐、糖摔打上劲，团成球放入盅里，水开用小火煲2小时即成。

制作者： 王保国

六尺巷

品牌创始人

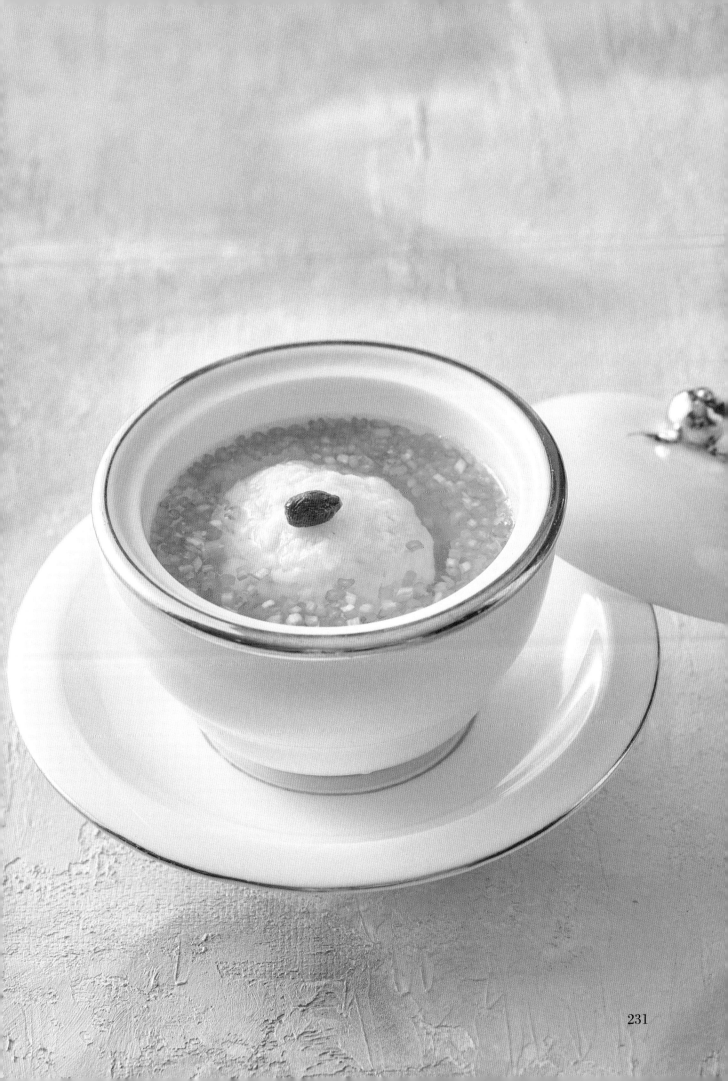

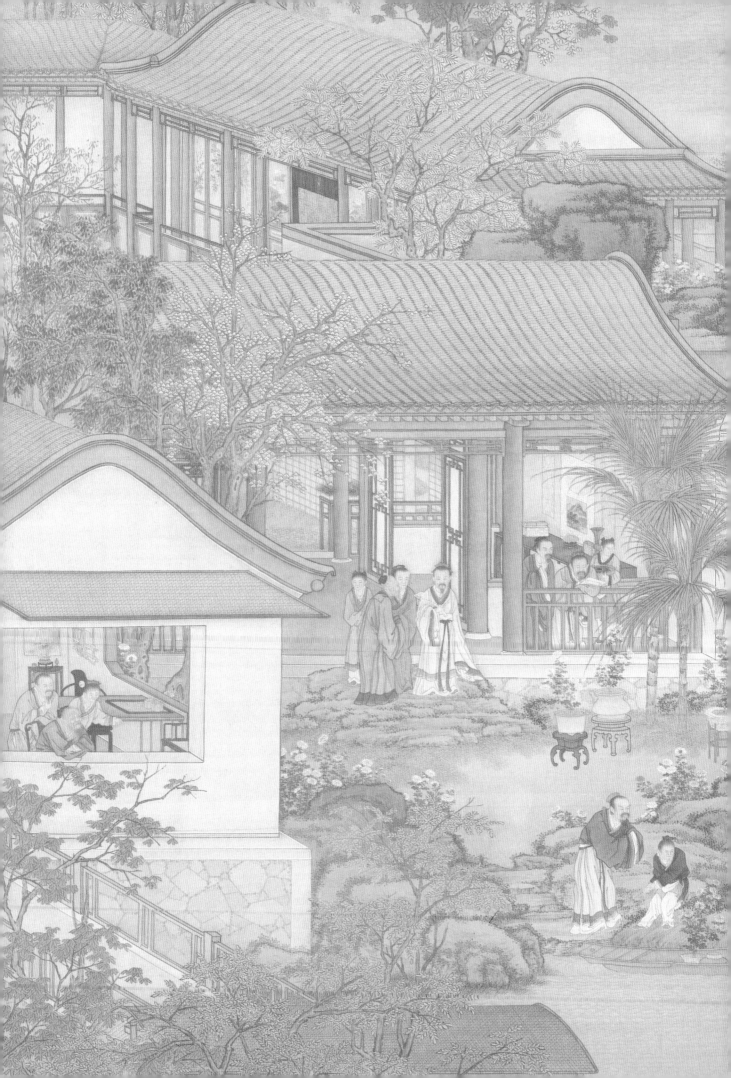

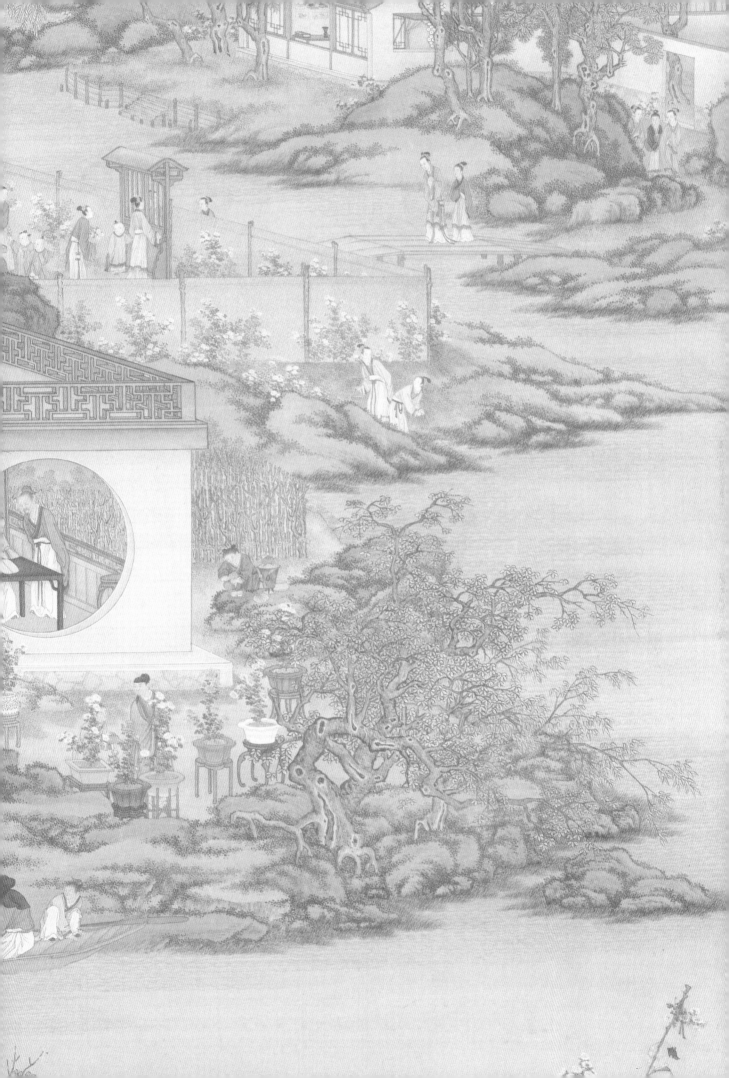

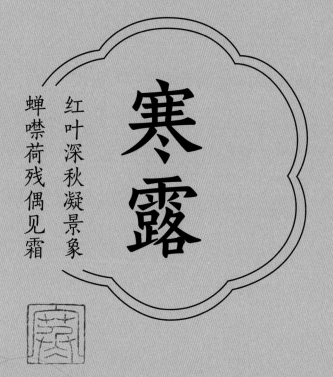

寒露

红叶深秋凝景象
蝉噤荷残偶见霜

園露

萧疏桐叶上，月白露初团。

寒露，是二十四节气中的第十七个节气，秋季的第五个节气。《月令七十二候集解》记载："九月节，露气寒冷，将凝结也。"此时节，荷败蝉噤，桐残叶黄，千里霜铺，鸿雁南归，呈现出一派深秋景象。

寒露是一个反映气候变化特征的节气，是深秋的节令，在二十四节气中最早出现"寒"字。如果说"白露"是炎热向凉爽的过渡，"寒露"则是凉爽向寒冷的转折。

我国古代将寒露分为三候：一候鸿雁来宾；二候雀入大水为蛤；三候菊有黄华。鸿雁排成一字形或人字形的队列大举南迁；深秋天寒，雀鸟都不见了，古人看到海边突然出现很多蛤蜊，并且贝壳的条纹及颜色与雀鸟很相似，所以便以为是雀鸟变成的；此时菊花已普遍开放，可谓"秋满篱根始见花，却从冷淡遇繁华"。

寒露过后昼短夜长，自然界中的"阳气"开始收敛，此时便是人们保养阳气之时。《黄帝内经·素问·四气调神大论》中就有"秋三月，早卧早起，与鸡俱兴"的论断，顺应节气，分时调养，确保健康。根据中医"春夏养阳，秋冬养阴"的养生理论，此时应养阴防燥、润肺益胃。于是，民间就有了"寒露吃芝麻"的习俗。芝麻，在《神农本草经》和《本草纲目》等医药学专著里都享有很高的评价，可广泛应用于食疗。

深秋时节，在饮食上宜多吃些芝麻、核桃、银耳、萝卜、番茄、莲藕、百合、沙参、秋梨等有滋阴润燥、益胃生津作用的食物和水果。

龙城蟹黄包

主　料： 面粉1000克

温水600克

猪前夹肉700克

河螃蟹肉160克

螃蟹黄120克

调辅料： 料酒6克

香油8克

白糖5克

葱花5克

姜末5克

盐15克

胡椒粉10克

味精各10克

酱油40克

猪油100克

制作步骤：

1. 将面粉加水和匀揉透，放置20分钟进行醒发。

2. 猪肉洗净剁成肉蓉，蟹肉剁碎。

3. 起锅加猪油烧热，放入蟹肉、蟹黄、姜末煸出蟹油，放入肉蓉中，再加酱油、料酒、香油、白糖、葱花、姜末、盐、胡椒粉、味精，调拌成馅。

4. 将醒发好的面团搓成长条，揪成每50克4个的面坯，擀成圆皮，加馅捏成提褶包，醒发待用。

5. 将醒好的包子上蒸笼，用旺火蒸10分钟即可。

制作者： 刘郁春
江南美食研究院
执行院长

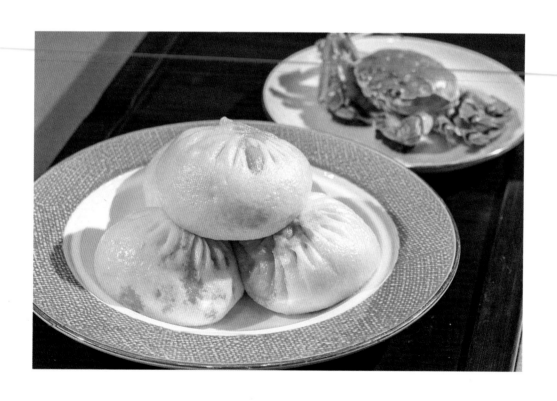

蒸酿百花牛尾

主　料： 牛尾1千克

调辅料： 虾500克

鸡脯肉500克

姜400克

蒜500克

干黄酱300克

大料50克

桂皮2克

香叶2克

草果50克

肉蔻50克

豆蔻1克

白芷2克

味精50克

酱油1千克

冰糖250克

盐500克

芡汁50克

香菜叶2克

枸杞3克

制作步骤：

1. 生牛尾改刀成大小均匀的块，清洗焯水，放入锅内煮熟。

2. 把姜、蒜、干黄酱、大料、桂皮、香叶、草果、肉蔻、豆蔻、白芷、味精、酱油、冰糖、盐炒香，倒入煮牛尾的锅里继续煮120分钟，泡40分钟。

3. 煮熟的牛尾去骨；虾肉和鸡脯肉分别打成泥。

4. 用牛尾包裹肉泥，上蒸锅蒸制30分钟，浇上芡汁，用香菜叶与枸杞点缀。

> **制作者：** 陈万国
> 北京市紫光园餐饮有限责任公司
> 行政副总厨

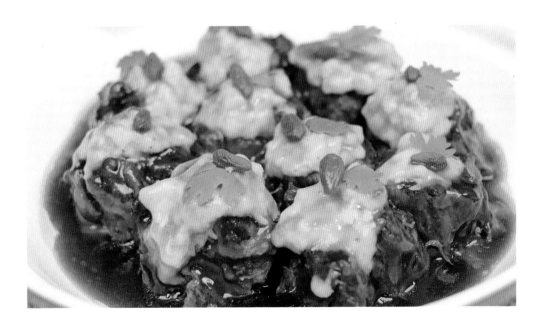

铲豉鳜鱼

主　料： 鲜活鳜鱼1条（约1千克）

调辅料： 青椒条20克

红椒条20克

洋葱条20克

豆豉30克

薄荷叶10克

青橘20克

淀粉糊500克

蒜片20克

制作步骤：

1. 鳜鱼改刀成条状并挂上淀粉糊。

2. 鳜鱼下油锅炸至金黄，鱼头、鱼尾炸好码盘。

3. 锅内放入蒜片、豆豉、青红椒条和炸好的鳜鱼，翻炒均匀。

4. 出锅码盘并用薄荷叶、青橘点缀。

制作者： 陈万国
北京市紫光园餐饮有限责任公司
行政副总厨

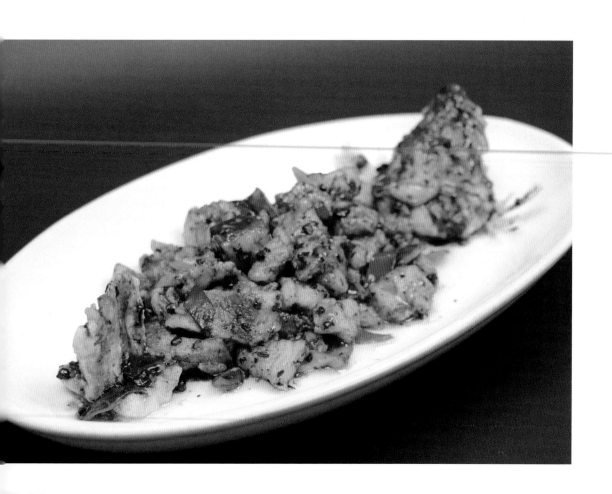

238

龙眼番茄虾球

主　料： 龙眼55克（约20个）
　　　　　虾仁25个

调辅料： 番茄酱15克
　　　　　蜂蜜30克
　　　　　白糖10克
　　　　　盐10克
　　　　　料酒3克
　　　　　花生油400克
　　　　　淀粉10克
　　　　　蛋清20克

制作步骤：

1. 龙眼去皮、去核，留肉。
2. 虾仁开背，去虾线。
3. 虾仁中加入少许盐、料酒，腌制片刻，用淀粉、蛋清上浆，用花生油滑油。
4. 锅内加入番茄酱、蜂蜜、白糖、盐少许，翻炒均匀。
5. 倒入虾仁、龙眼，熘制出锅并摆盘。

> **制作者：** 栾瑞滨
> 宏达餐饮集团
> 董事长

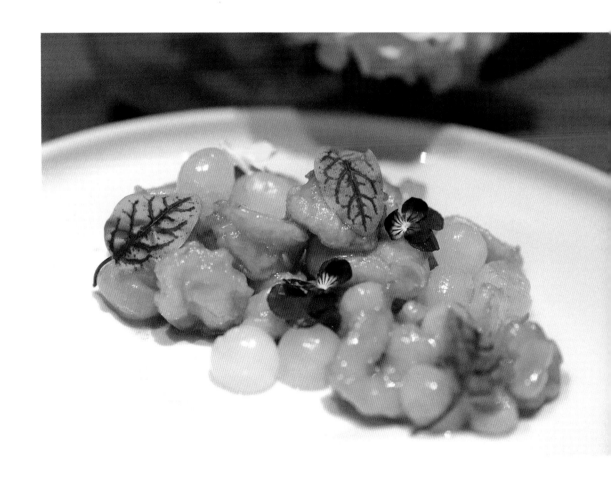

萝卜炖羊排

主　料： 羊排500克

调辅料： 白萝卜250克

　　　　　胡萝卜250克

　　　　　花椒8克

　　　　　干辣椒15克

　　　　　大葱100克

　　　　　姜片150克

　　　　　大料10克

　　　　　草果2克

　　　　　桂皮10克

　　　　　香叶5克

　　　　　大枣20克

　　　　　盐5克

　　　　　胡椒粉5克

　　　　　食用油10克

　　　　　高汤1000克

制作步骤：

1. 羊排清洗干净，下入冷水锅焯水。

2. 白萝卜、胡萝卜洗净，改刀成长条形，焯水备用。

3. 起锅放入食用油，加入花椒、干辣椒、大葱、姜片、大料、草果、桂皮、香叶煸炒。

4. 放入羊排、红枣、高汤，再加盐、胡椒粉调味。

5. 炖制40分钟后，装入砂锅即可。

制作者： 陈万国

北京市紫光园餐饮有限责任公司

行政副总厨

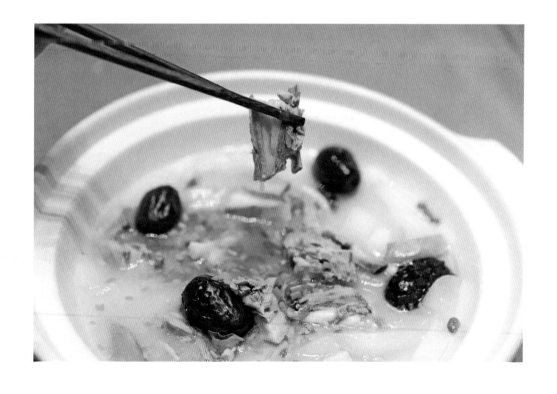

风味炒疙瘩

主　料： 面粉500克

调辅料： 黄瓜丁100克

胡萝卜丁50克

黄豆（熟）30克

青豆30克

葱花5克

姜汁5克

蒜末15克

生抽15克

老抽3克

盐3克

味精5克

鸡精5克

色拉油200克

制作步骤：

1. 把面粉加水调成疙瘩，煮熟后冷却。

2. 起锅烧油至六成热，放入疙瘩、黄瓜丁、胡萝卜丁、黄豆、青豆炸制后控油。

3. 锅内放底油，用葱花、姜汁、蒜末爆锅，再放入生抽、老抽、盐、味精、鸡精调味。

4. 放入炸好的疙瘩、黄瓜丁、胡萝卜丁、黄豆、青豆，翻炒均匀出锅即可。

制作者： 陈万国
北京市紫光园餐饮有限责任公司
行政副总厨

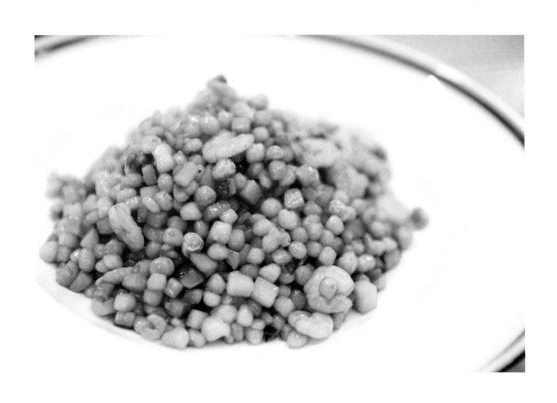

冰糖银耳雪梨盅

主　　料： 雪梨1个
野生银耳15克

调辅料： 冰糖5克
枸杞3~5粒

制作步骤：

1. 将雪梨去皮、去核并洗净。
2. 野生银耳洗净放入锅内，加少许清水。
3. 锅中加入冰糖，放入雪梨。
4. 用小火慢炖半小时，炖至雪梨软糯香甜加枸杞点缀即可。

制作者：栾瑞滨
宏达餐饮集团
董事长

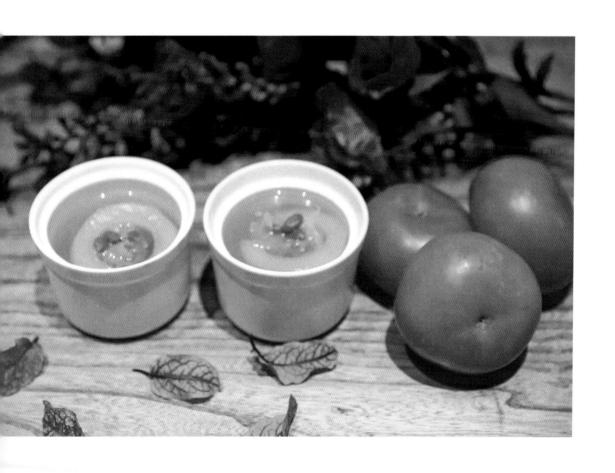

普洱茶炖芙蓉雪蛤

主　料： 鸡蛋3个
　　　　　雪蛤10克

调辅料： 帝泊洱普洱茶珍1克
　　　　　花生油100克
　　　　　盐10克
　　　　　味精8克

制作步骤：

1. 提前泡好帝泊洱普洱茶珍。

2. 从生鸡蛋中分离出蛋清，搅匀。

3. 花生油入锅，烧至温热，将鸡蛋清炒至表面白亮光滑，成芙蓉蛋，出锅控干油。

4. 将雪蛤提前泡好，清洗干净，与芙蓉蛋一起放入盅里。

5. 将帝泊洱普洱茶珍、盐、味精调制咸鲜口味，倒入盅内。

6. 小火慢炖至软熟。

制作者： 栾瑞滨
宏达餐饮集团
董事长

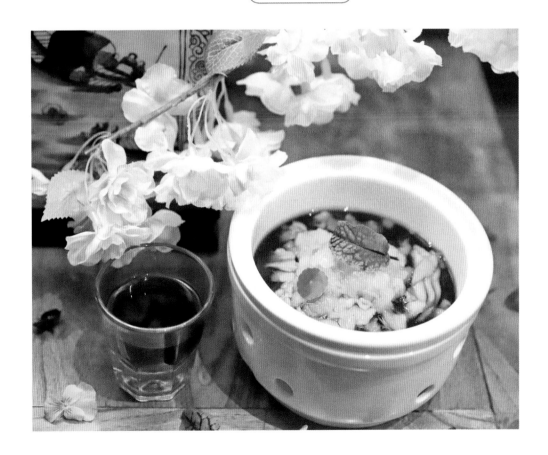

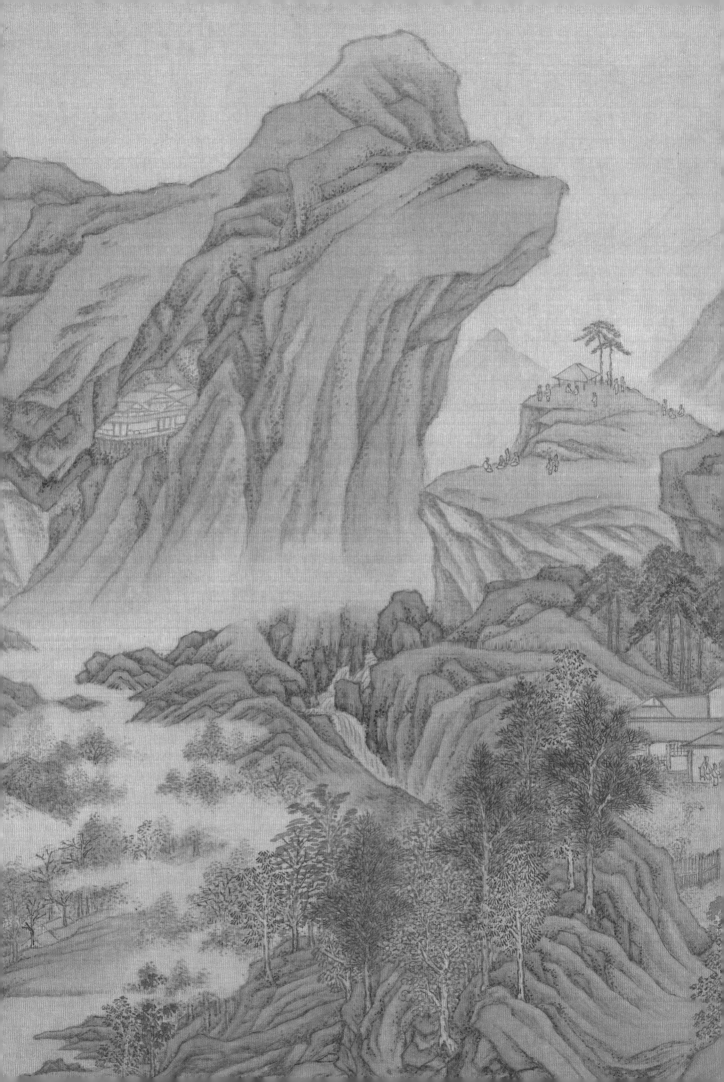

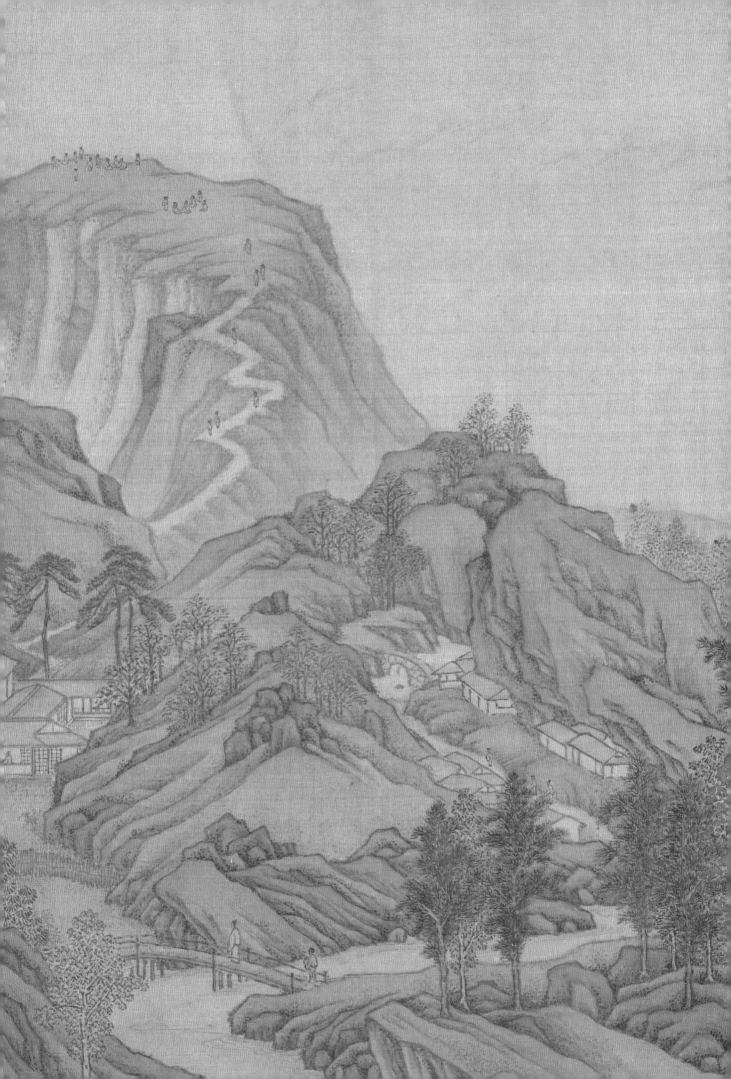

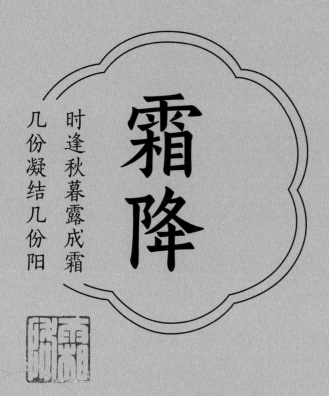

霜降

时逢秋暮露成霜
几份凝结几份阳

"蒹葭苍苍，白露为霜。"秋天从白露到寒露，再到霜降，仿佛一幅不断流转的水墨画。

霜降，二十四节气中的第十八个节气，秋季的最后一个节气。《月令七十二候集解》记载："九月中，气肃而凝，露结为霜矣"。光阴悄悄地染红了深秋，白霜悄悄地挂上了枝头，万物随寒气增长而逐渐萧瑟，冬天已迫不及待地叩门了。

在古人看来，霜降的标志性物候有三：一候豺祭兽，霜降日杀兽陈列，古人说是"祭秋金"，这是别秋的一种仪式；二候草木黄落，深秋将逝，木叶飘零，飒飒风干，冬天即将来临；三候蛰虫咸俯，"咸"是皆，"俯"是低头，虫鸟休眠闭藏，准备下一个无霜期。

霜降时节，秋冬相交，天地肃穆，草木凝霜。古有祭旗纛（dào）、习战射，今有登高望远、赏菊和红叶、品霜柿等习俗，在大自然的美景与风雅中，缓解此时节情绪较易低落抑郁的状态，放飞自我以纾解心情。

霜降时节，冷空气活动频繁，昼夜温差增大，养生重在添秋衣、进食补、防秋郁，老人和孩子更要注意防寒。民间有谚语"一年补透透，不如补霜降"。进补要徐徐渐进，不要过猛。可多吃健脾养阴润燥的食物，羊肉、兔肉和栗子、银耳等都是进补的好食材；被霜"打过"的蔬菜、水果，如菠菜、冬瓜、葡萄都很甜，特别是柿子，清甜可口，营养价值高，能抵御寒气。但营养专家提醒，柿子含有大量鞣酸和果胶，不宜空腹食用，也不宜和螃蟹等海鲜一起食用。

鹅肝酱板栗

主　料： 法国鹅肝500克
　　　　　黑巧克力200克

调辅料： 鲜牛奶500克
　　　　　白兰地酒10克
　　　　　黑胡椒碎3克
　　　　　干葱碎20克
　　　　　面包碎15克
　　　　　香叶2片
　　　　　桂皮5克
　　　　　花椒粒5克
　　　　　黄油30克

制作步骤：

1. 把鹅肝自然解冻，放入鲜牛奶和黑胡椒碎泡制12小时后，取出鹅肝，用小刀剔除筋膜备用。

2. 把花椒粒放入少许白开水中浸泡，制作成花椒水备用。

3. 起锅放入黄油，下入香料，小火炸香后捞出；向锅中放入干葱碎、鹅肝炒香，烹入白兰地酒，放花椒水、面包碎，调味后倒入料理机中打成鹅肝酱，倒入模具中放冰箱凝固备用。

4. 黑巧克力隔水化开后冷却至45℃，取出模具中的鹅肝酱，在液态黑巧克力中挂表皮，挂好后待巧克力凝固即可装盘。

制作者： 刘鹏
胭脂私宴
厨师长

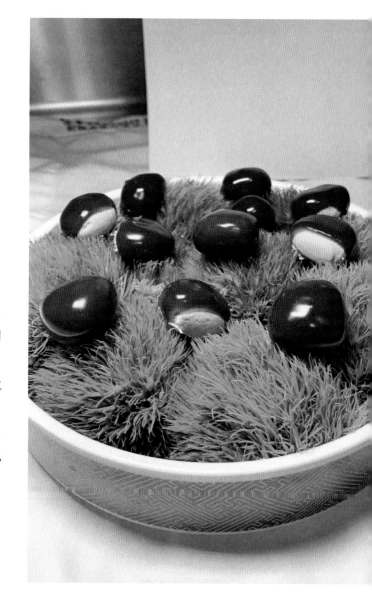

花园沙拉法式T骨羊排

主　料： 羊排500克

调辅料： 沙拉菜200克

　　　　　自制羊排酱30克

　　　　　洋葱20克

　　　　　香菜30克

　　　　　大蒜50克

　　　　　西芹50克

　　　　　胡萝卜50克

　　　　　花椒粉30克

　　　　　盐50克

　　　　　米酒120克

　　　　　花草适量

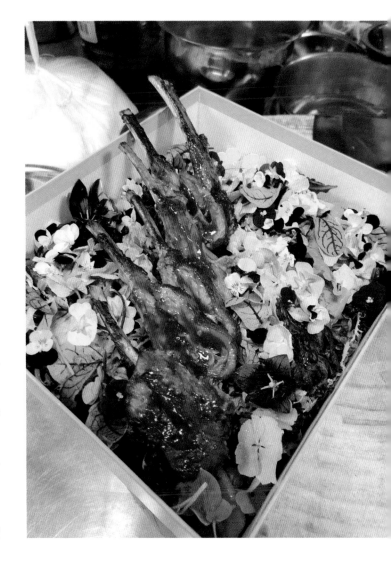

制作步骤：

1. 把羊排放入清水中，泡出血水，捞出控干水分备用。

2. 把准备好的蔬菜切成碎末拌均匀，放入羊排中，加盐、花椒粉、米酒腌制12小时。

3. 将腌制好的羊排上蒸箱蒸40分钟，取出后再放入预热至180℃的烤箱中烤至表面金黄，刷上自制羊排酱。

4. 把沙拉菜放入盘中，摆上羊排，用花草点缀即可。

制作者： 刘鹏

胭脂私宴

厨师长

书香乳鸽

主　料：乳鸽350克

调辅料：秘制调味料50克

八角5克

小茴香6克

白芷3克

豆蔻2克

砂仁2克

生抽30克

老抽5克

料酒10克

盐30克

味精2克

鸡粉3克

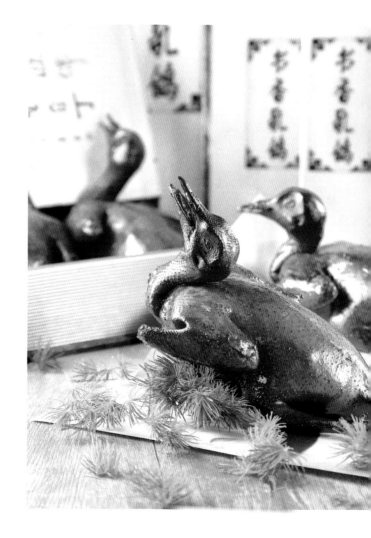

制作步骤：

1. 鸽子宰杀洗干净，用秘制调味料涂抹在鸽子身上，用手轻轻按摩5分钟，腌制24小时。

2. 用八角、小茴香、白芷、豆蔻、砂仁、生抽、老抽、料酒、盐、味精、鸡粉调制卤水，腌制好的鸽子用清水冲洗干净，下入卤水中。

3. 卤制20分钟关火，再闷10分钟。

4. 将制作好的鸽子装盒、点缀即可。

制作者： 万涛

北京汇贤府餐饮管理有限公司

行政总厨

酥炸豆腐鱼配鱼子酱

主 料: 龙利鱼50克

调辅料: 脆浆粉10克

鱼子酱3克

盐3克

鸡粉3克

胡椒粉4克

制作步骤:

1. 将龙利鱼改刀。

2. 改刀后的龙利鱼沥干水分,加入盐、鸡粉、胡椒粉调味腌制半小时。

3. 脆浆粉加入适量的水调成糊状,将腌制好的鱼裹上面糊备用。

4. 起锅热油至油温160℃,下入鱼块,炸至定形,再次挂糊复炸一次,炸至金黄色、成熟。

5. 在炸制好的鱼上面点缀鱼子酱即可。

制作者: 万涛
北京汇贤府餐饮管理有限公司
行政总厨

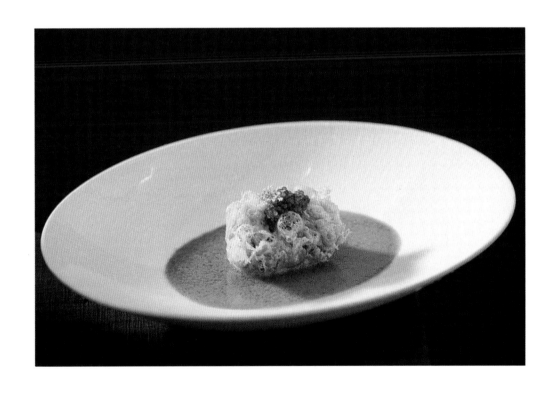

雪梨松露酱烧牛小排

主 料： 牛小排肉50克

调辅料： 雪梨60克

冰糖3克

生抽10克

海鲜酱5克

松露酱2克

老抽5克

鸡粉2克

花草适量

制作步骤：

1. 牛小排蒸熟后切成长条状。

2. 雪梨切成圆形块状，低温慢煮，成熟后备用。

3. 牛小排用冰糖、生抽、海鲜酱、老抽、鸡粉调味，烧制。最后加入松露酱收汁。

4. 把煮熟的雪梨和烧好的牛小排装盘。

5. 点缀花草即可。

制作者： 万涛

北京汇贤府餐饮管理有限公司

行政总厨

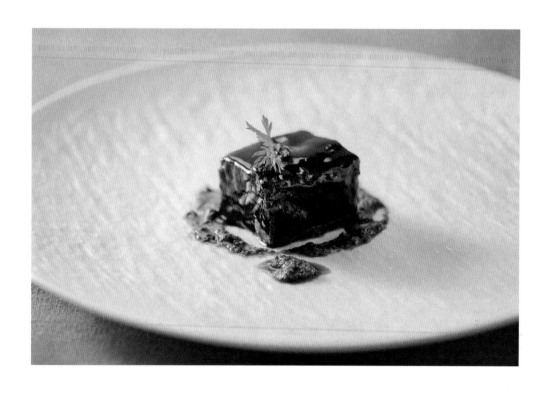

柿柿如意

主　料：柿子30克
　　　　番茄30克
调辅料：山楂10克
　　　　冰糖10克
　　　　鱼胶片5克

制作步骤：

1. 柿子和番茄分别打成汁备用。

2. 鱼胶片加冰糖、水加热至溶解，向鱼胶水中倒入柿子汁、山楂煮至开锅，倒入容器中凉凉。

3. 番茄按照柿子冻的步骤同样操作，熬开后倒入凉凉的柿子汁冻上面，厚度一样。

4. 将做好的冻改刀装盘、点缀即可。

制作者：万涛
北京汇贤府餐饮管理有限公司
行政总厨

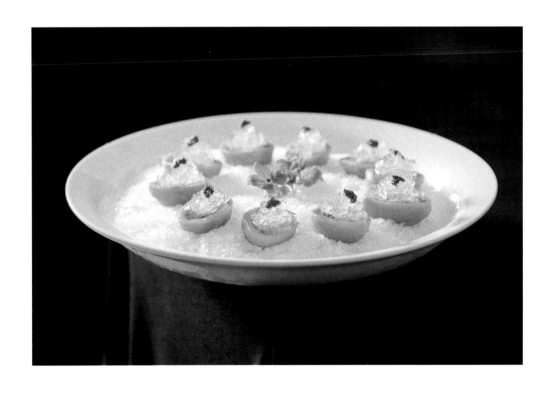

低温湟里牛上脑

主　料： 牛上脑750克

调辅料： 海盐20克

黑胡椒碎50克

黄油50克

雁来蕈酱30克

制作步骤：

1. 将牛上脑洗净分割成条，放入容器中，加海盐、黑胡椒腌制30分钟。

2. 将腌制好的牛上脑放入真空袋抽真空密封，放入60℃水温的容器桶中，打开低温枪调至60℃，放入水中始终保持水温60℃加热24小时。

3. 起锅将黄油加热，打开真空袋，放入牛上脑，煎制成熟。

4. 改刀切成块，拌入雁来蕈酱，装盘即可。

制作者： 黄盛

常州中吴宾馆

厨师长

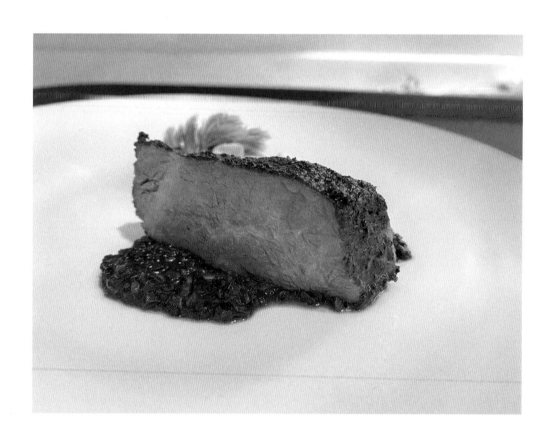

萝卜糕配红椰菜有机奶白菜配辣酱

主　料： 白萝卜500克

红椰菜150克

红黄彩椒各2个

有机奶白菜1棵

调辅料： 糯米粉180克

鹰粟粉200克

陈皮5克

味粉15克

盐15克

糖30克

胡椒粉5克

香油3克

制作过程：

1. 白萝卜切丝焯水，陈皮切末，糯米粉、鹰粟粉、盐、糖、胡椒粉、香油放入盆中加水搅拌均匀。锅中放水，加一部分调好的水淀粉，烧开，再倒入之前的萝卜糊中，拌均匀。最后倒入抹过油的托盘中蒸30分钟，放凉切块（切长块和方块）。

2. 红椰菜切丝，炒熟，调味。

3. 红黄彩椒抹油，入烤箱烤至表皮发黑，取出放凉并去除黑皮，炒软后搅打成泥调味。

4. 奶白菜炒熟，长块的萝卜糕两面煎脆，方块的萝卜糕炸脆。摆入盘中，四周挤彩椒酱装饰。

制作者： 赵斌

便宜坊烤鸭店（东坝店）

合伙人兼总厨

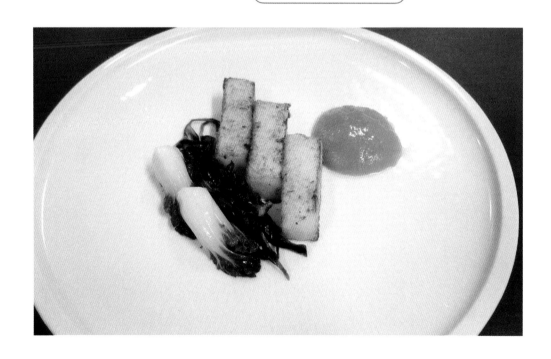

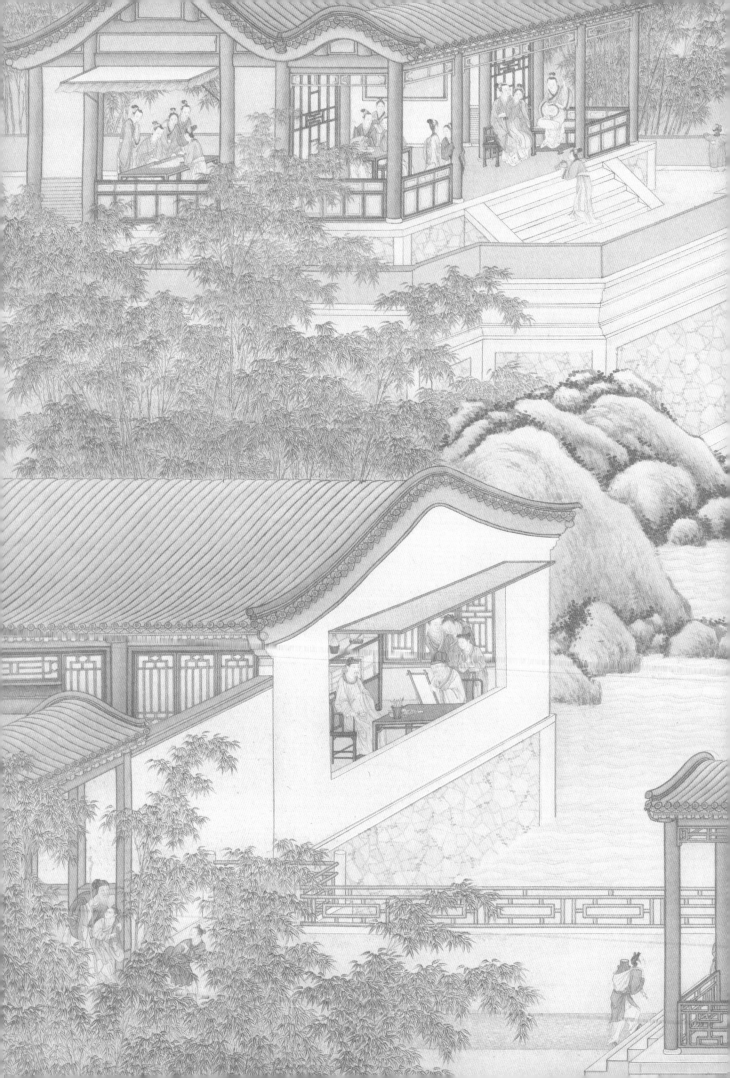

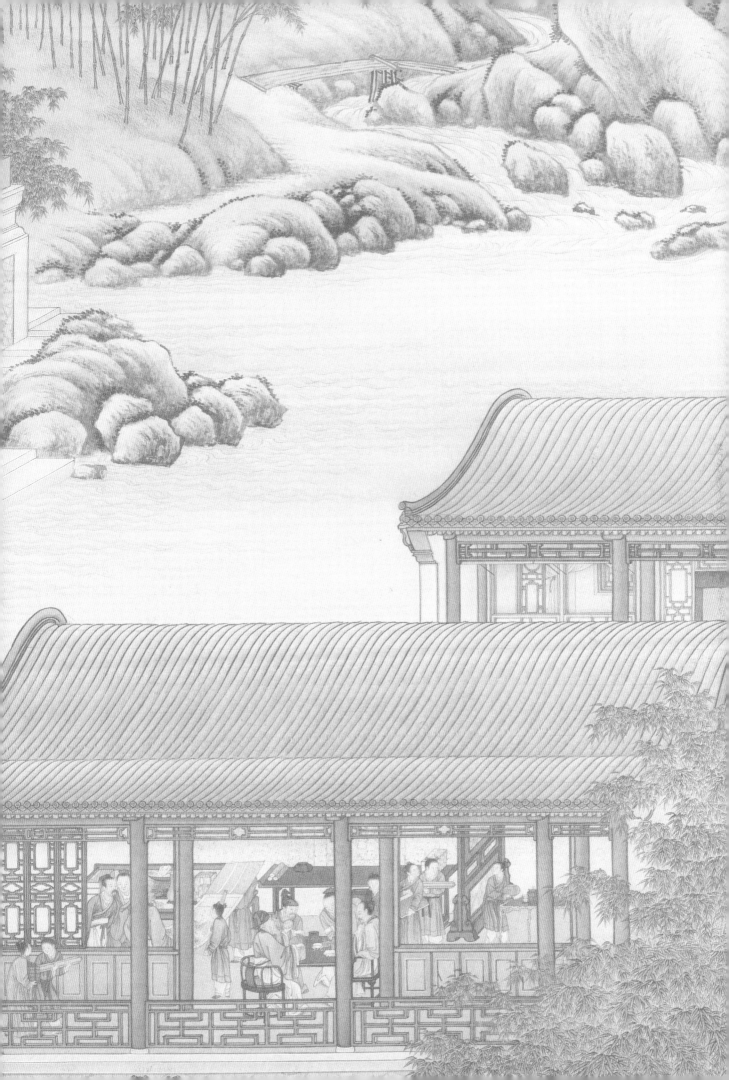

立冬

昨夜清霜冷絮裯

纷纷红叶满阶头

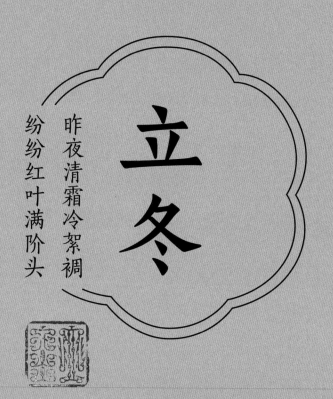

日历翻到象征冬季来临的节气——立冬，预示着秋季渐行渐远，这一天起正式进入冬天。

立冬，是二十四节气的第十九个节气，冬季的第一个节气。《月令七十二候集解》记载："立冬，十月节。立，建始也。冬，终也，万物收藏也。"世间进入休养、收藏状态，气候也由秋季少雨干燥向阴雨寒冻的冬季气候过渡。

我国古人将立冬分为三候：一候水始冰，二候地始冻，三候雉入大水为蜃。就是说立冬节气后，天气变冷，水开始结冰；再往后走，气温更低，地面也开始冻结起来；十五天后，地面上已经看不到禽鸟了，而古人认为立冬后禽鸟会变成贝类避寒。

立冬不仅是寒风乍起的季节，也是收获、祭祀与丰年宴会的时间。在我国部分地区有祭祖、宴饮等习俗，人们贺冬补冬，所以有句谚语"立冬补冬，补嘴空"。在立冬这天，可口的饺子、不同的肉类、软糯的炖萝卜、咸肉菜饭、赤豆糯米饭、米糕、糍粑以及黄澄澄的柿子、香甜的甘蔗……一道道美味佳肴、时令水果端上桌，亲朋好友一起品冬味，欢声笑语，一片祥和，也为来年春天生机勃发做好充足的准备。

此时节，人们的起居调养也需顺应冬气，养护人体闭藏功能。中医认为，"春夏养阳，秋冬养阴"，饮食原则宜以省咸增苦、滋阴清补为主。而此时燥气尚未消退，不宜进补大温大热之品，而应以甘润生津的食物为主。同时，要常晒太阳，也有助于温通经脉、补益阳气。

板栗特色红烧肉

主　料： 五花肉500克

去皮板栗150克

调辅料： 香葱250克

酱油15克

生抽15克

老抽5克

白砂糖40克

花雕酒150克

制作步骤：

1. 五花肉清洗干净，焯水定形，切成小方块。

2. 把香葱切段放入砂煲中，五花肉皮朝下摆放好，倒入调好的料汁（酱油、生抽、老抽、白砂糖、花雕酒混合均匀），大火烧开后转小火炖半小时。

3. 待肉皮上色后，将肉块翻面，加入板栗，用小火炖1小时即可。

> **制作者：** 曹勇
>
> 北京嘉俊润泽餐饮管理有限公司
>
> 厨师长

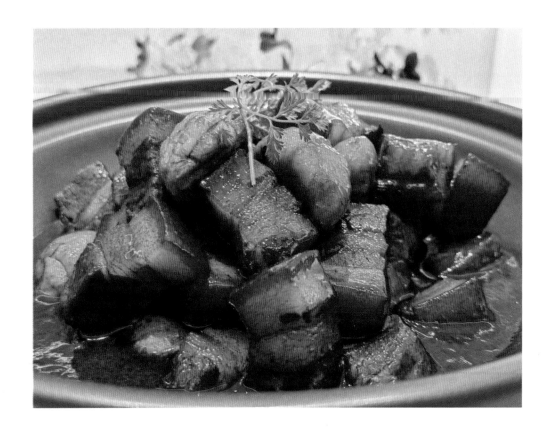

萝卜炖羊肉

主　料： 羊腿肉500克

白萝卜1根（约800克）

调辅料： 大葱5克

姜片5克

盐10克

胡椒粉3克

制作步骤：

1. 羊肉切大块，清洗干净，泡凉水30分钟去掉血水。

2. 起锅，把羊肉块放入凉水中烧开，焯一下备用。

3. 白萝卜去皮切块备用。

4. 焯好水的羊肉，放入开水中小火炖煮30分钟，下入姜片、大葱继续炖煮38分钟。

5. 加入白萝卜，再炖20分钟，放入盐、胡椒粉即可出锅。

制作者： 曹勇

北京嘉俊润泽餐饮管理有限公司厨师长

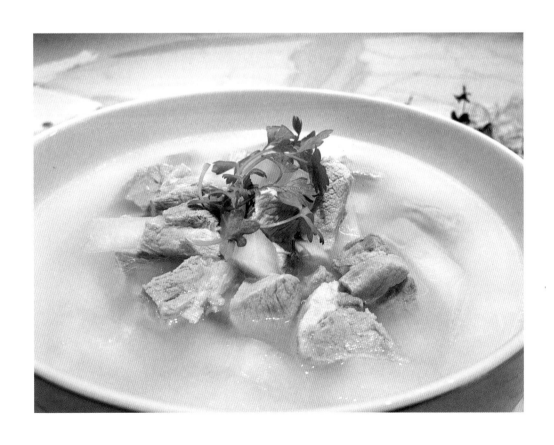

爽口塔菜

主　料： 塔菜500克

调辅料： 蒜50克

　　　　小米辣10克

　　　　香油5克

　　　　陈醋5克

　　　　糖3克

　　　　生抽10克

　　　　色拉油20克

制作步骤：

1. 将新鲜塔菜去根、洗净、切小块，焯水冲凉，备用。

2. 将蒜、小米辣、香油、陈醋、糖、生抽依次放入容器中，搅拌均匀，做成料汁。

3. 起锅烧油，将热油浇在料汁中。

4. 将做好的料汁放入塔菜中拌匀，装盘摆出造型，点缀即可。

制作者： 曹勇

北京嘉俊润泽餐饮管理有限公司

厨师长

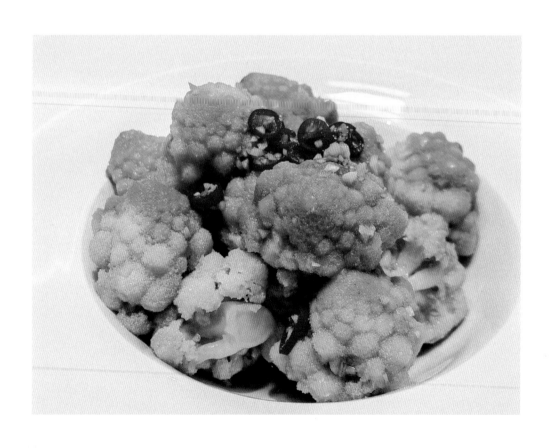

铁板炙烤羊排

主　料： 羊排350克

调辅料： 小土豆100克

西蓝花60克

芦笋30克

手指胡萝卜20克

盐10克

黑胡椒粉5克

洋葱100克

制作步骤：

1. 洋葱切成圈，小土豆切块，西蓝花切块，芦笋切条，手指胡萝卜切条。

2. 将洋葱圈放入铁板，羊肋排改刀放入铁板；小土豆、西蓝花、芦笋、手指胡萝卜加盐焯水。

3. 将小土豆、西蓝花、芦笋、手指胡萝卜放在铁板上。

4. 放入预热至250℃的烤箱，烤8分钟；装盘，撒上黑胡椒粉即可。

制作者： 贺丹龙

花舍餐饮管理（北京）有限公司

区域总厨

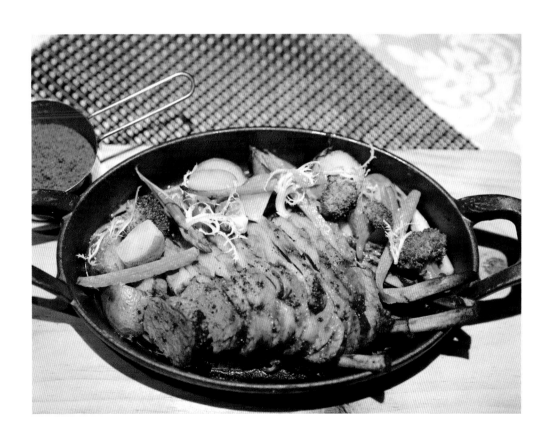

土猪肉蒸大闸蟹

主　料： 土猪五花肉500克

马蹄100克

大闸蟹2只（约400克）

调辅料： 盐5克

味精5克

料酒20克

葱姜水50克

蛋清30克

淀粉15克

豉油20克

制作步骤：

1. 五花肉切粒斩碎。

2. 马蹄拍碎切粒。

3. 大闸蟹宰杀洗净备用。

4. 向五花肉粒中加入马蹄，并加入盐、味精、料酒、葱姜水、蛋清、淀粉拌匀，制成五花肉馅。

5. 五花肉馅铺在盘子里成环状。

6. 将大闸蟹摆在肉馅上面。

7. 上锅大火蒸15分钟，出锅浇上豉油即可。

> **制作者：** 赵一斌
> 北京福建大厦八闽食府
> 厨师长

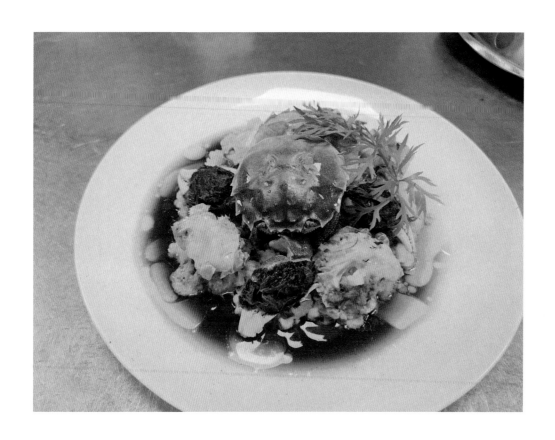

菊花胖头鱼

主　料： 胖头鱼鱼头860克

　　　　 菊花50克

　　　　 火腿30克

调辅料： 生姜5克

　　　　 香菜梗5克

　　　　 葱5克

　　　　 蒜3瓣

　　　　 花生油50克

　　　　 米酒20克

　　　　 盐3克

　　　　 鸡粉3克

　　　　 糖5克

　　　　 枸杞3克

　　　　 鱼尾汤适量

制作步骤：

1. 菊花择出花瓣备用，胖头鱼鱼头洗净斩半，生姜去皮切片，香菜梗切段，蒜拍扁去衣，葱切段备用。

2. 锅烧热加入花生油，爆香姜片、葱段、香菜梗和蒜瓣，放入鱼头稍煎一下，加入少许米酒，煎至鱼头双面呈金黄色。

3. 加入鱼尾汤，以没过鱼头为宜，加盖大火煮至沸腾后加入火腿，改中小火煮15分钟，直至汤呈奶白色。

4. 加入盐、糖、米酒、鸡粉，与锅内食材一同搅匀出锅，放入菊花、枸杞装饰即可。

制作者： 王现伟

伍氏·欢乐和食北京研发中心

厨务顾问

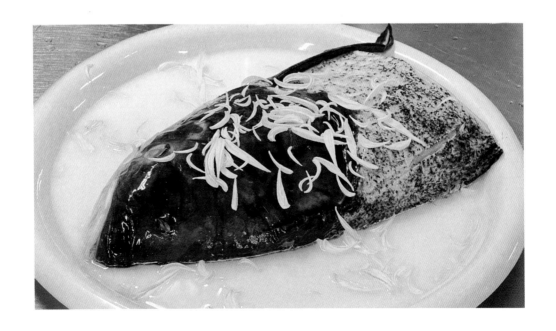

红酒草莓烩牛腩

主　料： 牛腩300克

　　　　　鲜草莓150克

调辅料： 洋葱50克

　　　　　红葡萄酒50克

　　　　　香叶3片

　　　　　花生油50克

　　　　　黄油20克

　　　　　盐4克

　　　　　牛肉汁15克

　　　　　胡椒粉5克

　　　　　牛肉清汤1千克

　　　　　牛肉汁30克

制作步骤：

1. 洋葱洗净，去皮切成米粒形状。

2. 将牛肉洗净，切成小块，加盐、牛肉汁、胡椒粉和20克红葡萄酒，抓匀，腌渍1小时。

3. 取平底锅上火，放花生油和黄油烧热，加入洋葱、草莓炒香后倒入牛肉块、香叶略炒，随即将剩下的红葡萄酒和牛肉清汤一起倒入锅内，用小火烧至牛肉软烂后出锅。

4. 装盘时，先将牛肉块放在盘内，再将锅里的原料汁浇在牛肉上，最后放入煎炸草莓即可。

制作者： 王现伟

伍氏·欢乐和食北京研发中心

厨务顾问

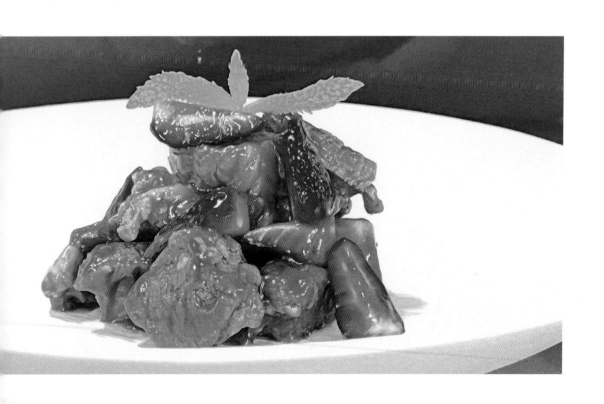

小馆过年菜

主　料： 酸菜500克
　　　　熟五花肉片6片
　　　　（长7厘米）
　　　　熟拆骨肉100克
　　　　血肠8片
调辅料： 粉条100克
　　　　猪油20克
　　　　盐5克
　　　　老汤500克

制作步骤：

1. 把酸菜用水洗一遍后控干，用猪油炒煸后加入老汤炖20分钟。

2. 放入熟的拆骨肉、粉条、熟五花肉片，加盐调味，炖3分钟后出锅。

3. 把五花肉片摆在中间，血肠摆外圈，上菜即可。

制作者： 张利波
沈阳奉天小馆
品牌行政总厨

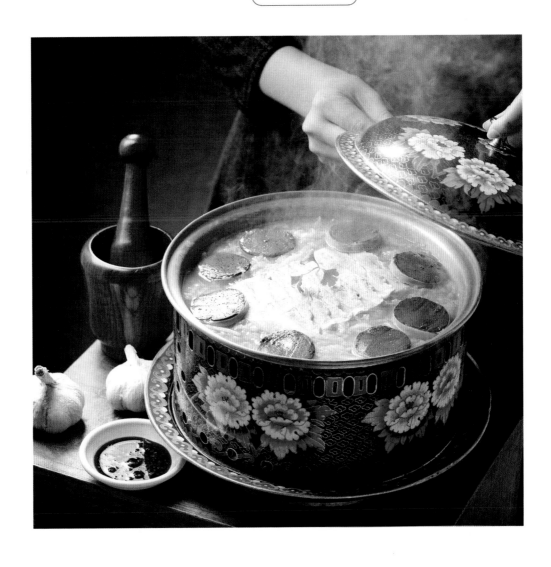

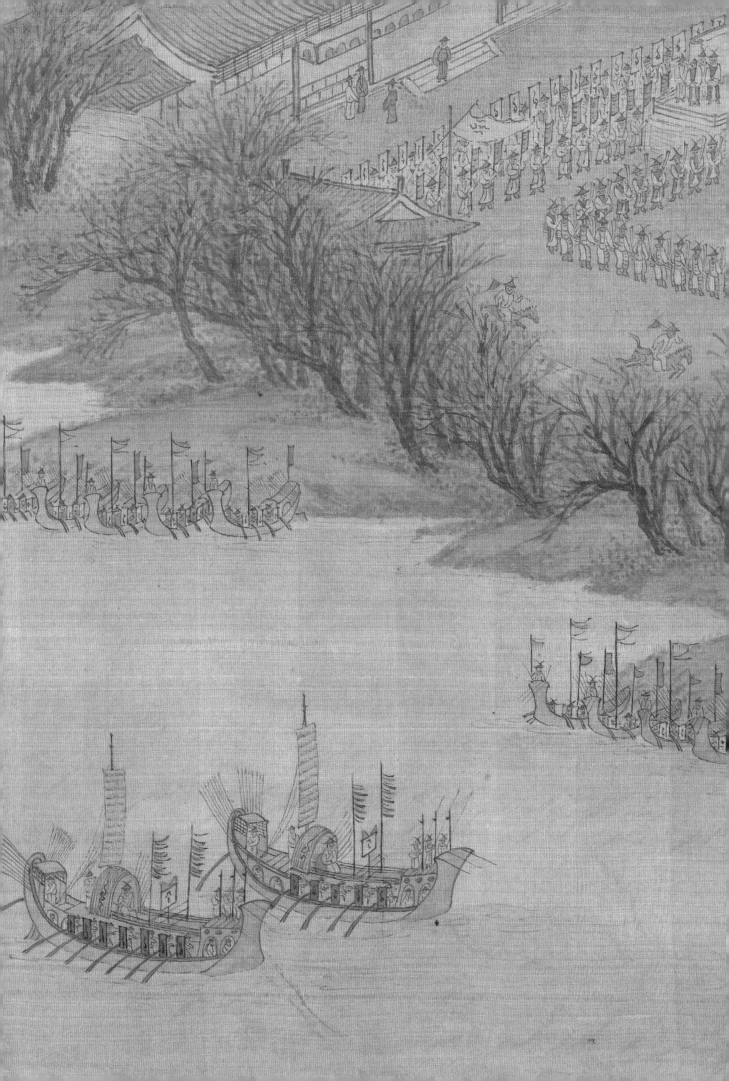

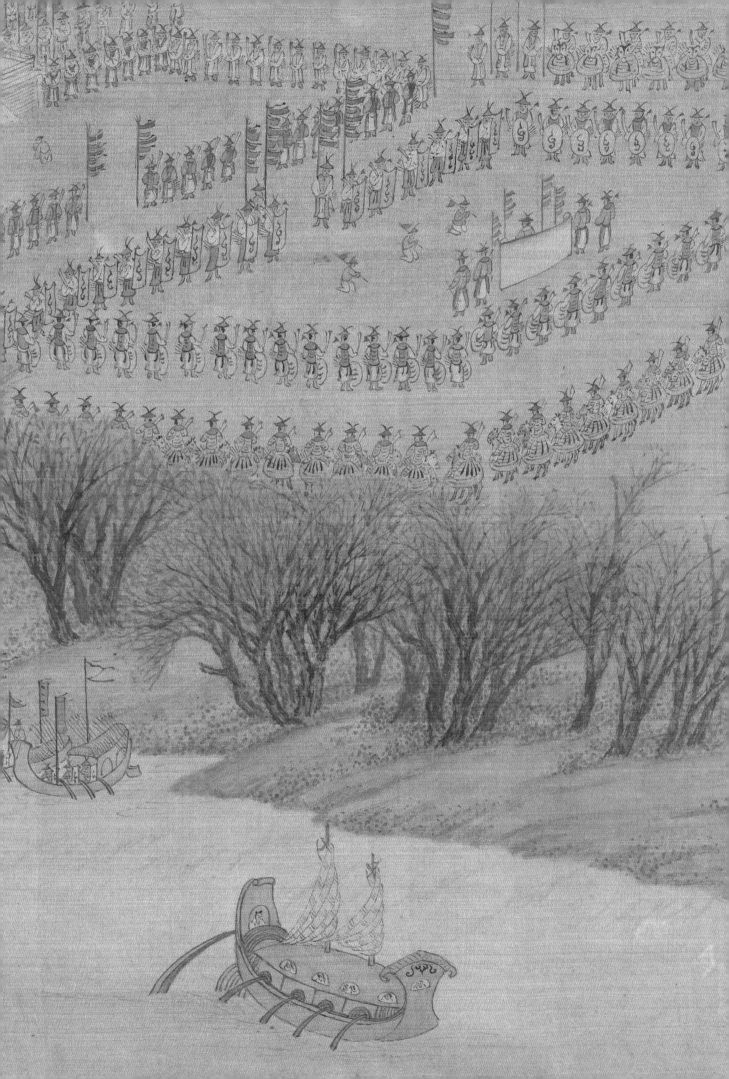

小雪

云暗初成霰点微
旋闻簌簌洒窗扉

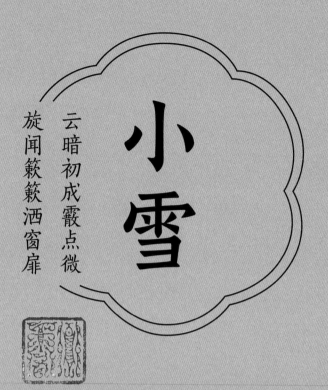

天地积阴，温则为雨，寒则为雪。

小雪，是二十四节气中的第二十个节气，冬季的第二个节气。《月令七十二候集解》中记载："小雪，十月中。雨下而为寒气所薄，故凝而为雪。小者未盛之辞。"

此时，我国大部分地区气温持续走低，逐渐降到零摄氏度以下。特别是黄河以北地区，清冷的西北风会携初雪而来，但雪量往往不大，故称小雪。此后，冰雪涂抹出了冬日的白色标识。"雪月最相宜，梅雪都清绝。"在银装素裹的冬日，天地静谧而温馨，而素月、飞雪与梅香，又将送来晶莹梦幻的纯净与美丽。

小雪时天气寒冷，但地寒未甚，雪量不大，有时以半冻半融的状态降落，气象学上叫作"湿雪"；有时则是雨雪同降，称为"雨夹雪"；还有时降落如同米粒一样大小的白色冰粒，称为"米雪"。

小雪时节，天干物燥，正是腌制腊肉的好时机。在北方很多地区，人们习惯积酸菜、腌咸菜，南方地区则偏爱晒鱼干、做香肠、腌腊肉，用简易的方法将肉类储存起来，等到春节的时候就能吃到风味独特的传统美食。在南方的一些地区还有着吃糍粑的习俗。古时，糍粑是南方地区传统的节日祭品，最早是农民用来祭牛神的供品。

小雪时节，气温急骤下降，寒气逼人，阴盛阳衰，正是温补御寒的时候。精神上顺时调神，淡定自若，心情安静，不以物喜，不以己悲。早卧晚起，防止受凉。饮食应清润，宜吃温补性食物和益肾食品，勤增衣服，防止慢性呼吸疾病和消化疾病因受寒而发作。

古法酱香猪手

主　料： 猪蹄500克

调辅料： 大葱30克

姜30克

八角1个

花椒2克

草果1个

肉蔻1个

白芷1片

老抽3克

生抽15克

盐2克

红曲2克

制作步骤：

1. 猪蹄燎毛，清洗干净，焯水备用。

2. 起锅加油，将大葱、姜、八角、花椒、草果、肉蔻、白芷等调料炒出香味，加入老抽、生抽、盐、红曲和水，烧开后成为汤料。

3. 将猪蹄放入做好的汤料中，大火烧开后转小火炖2.5小时即可。

制作者： 曹勇

北京嘉俊润泽餐饮管理有限公司厨师长

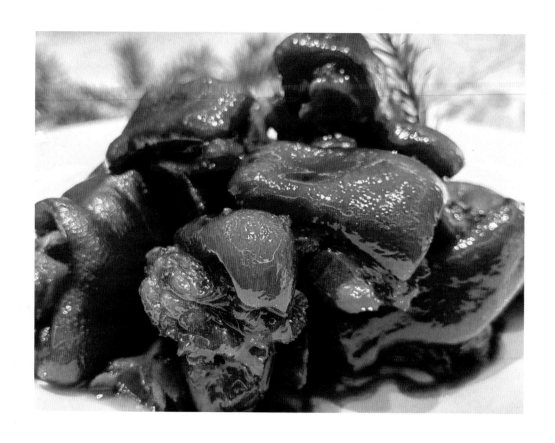

芫爆素鸡丝

主　料： 铁棍山药300克

调辅料： 香菜梗50克

植物油500克（实用5克）

盐3克

葱丝

蒜片各2克

白醋2克

姜汁水5克

蛋清5克

淀粉3克

湿淀粉2克

制作步骤：

1. 山药洗净去皮切成6厘米长、0.2厘米粗的丝，香菜梗切成4厘米长的段备用。

2. 取一碗，放入葱丝、蒜片、盐、白醋、姜汁水、香菜梗、湿淀粉，兑成滋汁。

3. 炒锅置火上，加水烧开，放入山药丝焯水片刻捞出沥水；将焯水后的山药丝放入一大碗中，加蛋清、淀粉拌匀。

4. 另起炒锅上火，加油烧至四成热时，放入山药丝滑散，倒入漏勺中控油。

5. 再起锅烧热，把山药丝放入锅中，烹入滋汁翻炒均匀，再放入香菜梗，起锅装盘即可。

制作者： 李猛
北京国谊宾馆
中餐主厨

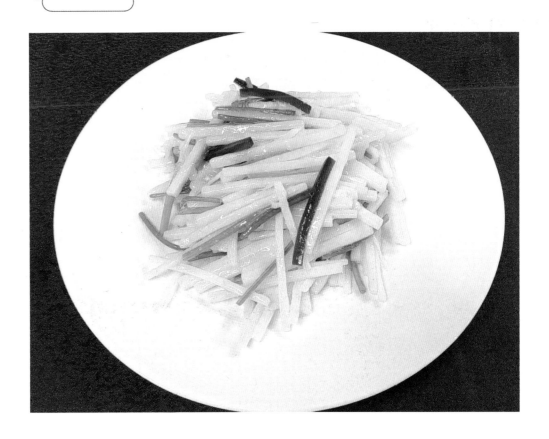

瑶柱扒高山菜

主　料： 高山菜（娃娃菜）600克

调辅料： 瑶柱丝10克

　　　　　鸡汤200克

　　　　　盐3克

　　　　　味精3克

　　　　　湿淀粉10克

　　　　　色拉油10克

制作步骤：

1. 高山菜洗净切成3.5厘米长的段，放入蒸箱蒸至软烂取出，挤干水分码入盘中。

2. 炒锅置火上，加入鸡汤、瑶柱丝、盐、味精调味，用湿淀粉勾芡，浇在高山菜上。

3. 再淋明油浇在高山菜上即可。

制作者： 李猛

北京国谊宾馆

中餐主厨

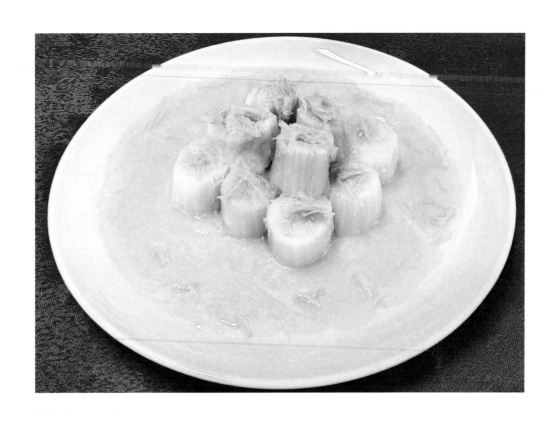

苏式素鸭

主　料： 胡萝卜2根
西葫芦1个
金针菇1把
杏鲍菇200克
香菇200克
油豆皮若干

调辅料： 鸡汁6克
生抽3克
蚝油6克
糖6克
虾粉1克
油400克

制作步骤：

1. 胡萝卜、西葫芦、杏鲍菇、香菇切丝。
2. 胡萝卜丝、西葫芦丝、金针菇、杏鲍菇丝、香菇丝入锅，加入鸡汁、生抽、蚝油、糖、虾粉炒制成熟。
3. 凉凉后，放入油豆皮内，卷制，压实。
4. 锅里放油，将素鸭煎成金黄色。
5. 改刀装盘。

制作者：

张国飞
苏帮袁行政总厨
苏然
苏帮袁丽都店厨师长
李鹏
苏帮袁来福士店厨师长

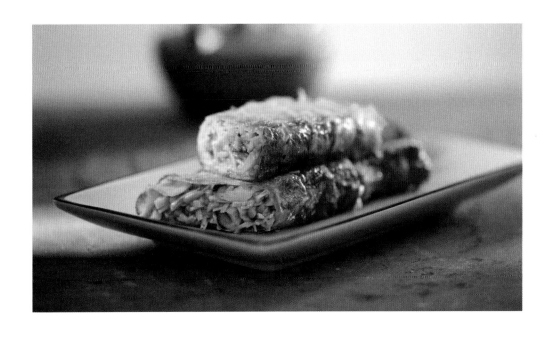

千层萝卜酥

主 料： 白萝卜500克

火腿丁200克

面团500克

油酥包200克

调辅料： 盐5克

糖12克

鸡精5克

胡椒粉3克

蛋黄液100克

黑芝麻10克

制作步骤：

1. 白萝卜切丝，挤出水分，和火腿丁混合搅拌。

2. 加入盐、糖、鸡精、胡椒粉拌制。

3. 醒好的面团擀开呈长方形，包紧油酥包，擀开对折3层后，擀薄成条，揪成剂子。再包入50克馅，团成圆球形。

4. 上烤箱烤制10分钟后，在萝卜酥上涂上蛋黄液，点缀黑芝麻，放入烤箱再烤10分钟即可。

制作者：

张国飞

苏帮袁行政总厨

苏然

苏帮袁丽都店厨师长

李鹏

苏帮袁来福士店厨师长

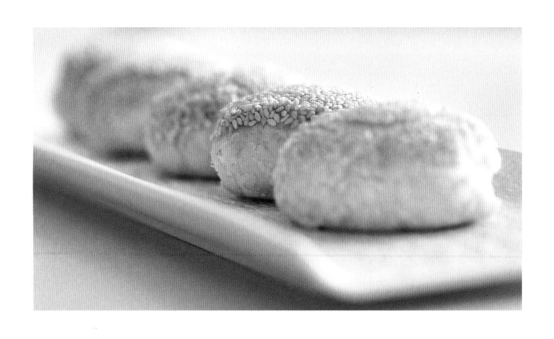

菠饺金丝

主　料： 金丝南瓜1个（约300克）

调辅料： 菠菜汁100克

虾仁150克

鸡汤150克

盐5克

面粉100克

味精3克

葱1克

姜末1克

鸡油5克

制作者： 李猛
北京国谊宾馆
中餐主厨

制作步骤：

1. 金丝南瓜洗净、切开去瓤，上锅蒸15分钟，取出凉晾，取出瓜丝备用。

2. 虾仁洗净去虾线，拍成虾蓉，加盐、葱、姜末制成馅。

3. 面粉放入一容器中，加入菠菜汁，揉成面团，制成饺子皮，包虾馅煮熟待用。

4. 炒锅置火上，加鸡汤烧开，放入瓜丝、盐、味精煮3分钟捞出沥尽水分，放入圆形模具中成型入盘中。

5. 汤汁勾芡，淋鸡油浇入盘中，用做好的菠饺镶边即可。

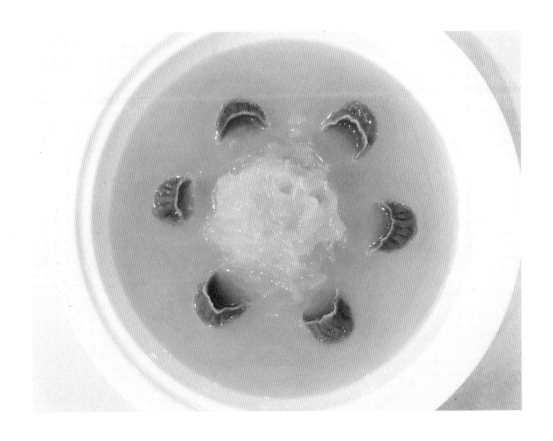

茄汁萝卜丸烩面线

主　料: 卫青萝卜200克

调辅料: 番茄150克

肉馅100克

虾馅50克

生粉100克

面粉50克

蛋清5个

盐5克

白糖2克

葱5克

姜末5克

油5克

鸡汤200克

味精3克

番茄酱10克

食用油20克

制作步骤:

1. 萝卜清洗干净去皮,切成细丝,加盐、白糖腌渍10分钟,挤干水分备用。

2. 番茄去皮切小丁,备用。

3. 盆中放入肉馅、虾馅,加入葱、姜末调成馅,再加入萝卜丝拌均,制成肉丸;起锅烧热水,放入肉丸余熟。

4. 取一碗,将生粉、面粉、蛋清调成糊,放入水锅制成面线。

5. 起锅放油加热,放入番茄丁、番茄酱炒出红油,再加鸡汤、盐、味精调味,待出香味时捞出料渣,将做好的萝卜丸、面线放入,煮至入味,出锅装入汤盘中即可。

制作者: 李猛
北京国谊宾馆
中餐主厨

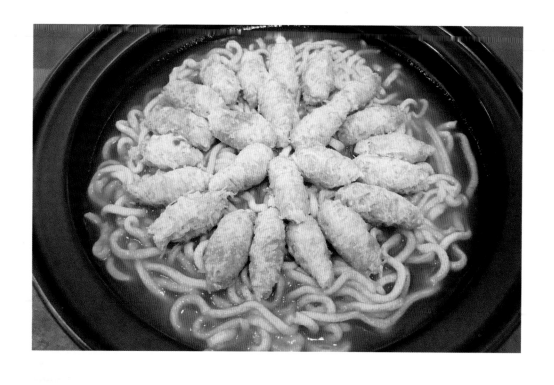

银耳红枣炖雪梨

主　料： 雪梨200克
　　　　　银耳500克
　　　　　红枣30克
调辅料： 枸杞4克
　　　　　冰糖50克

制作步骤：

1. 雪梨去皮，去核，切片。
2. 银耳泡发洗净撕成小朵。
3. 红枣洗净。
4. 锅中加水，放入雪梨煮开。
5. 再放入银耳和红枣煮5分钟。
6. 最后加入冰糖小火煮5分钟即可。

制作者： 王勇
昆明学院旅游学院
烹饪与营养教育专业老师

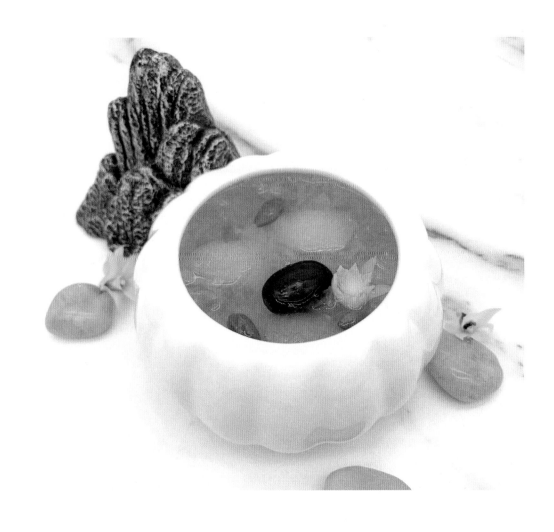

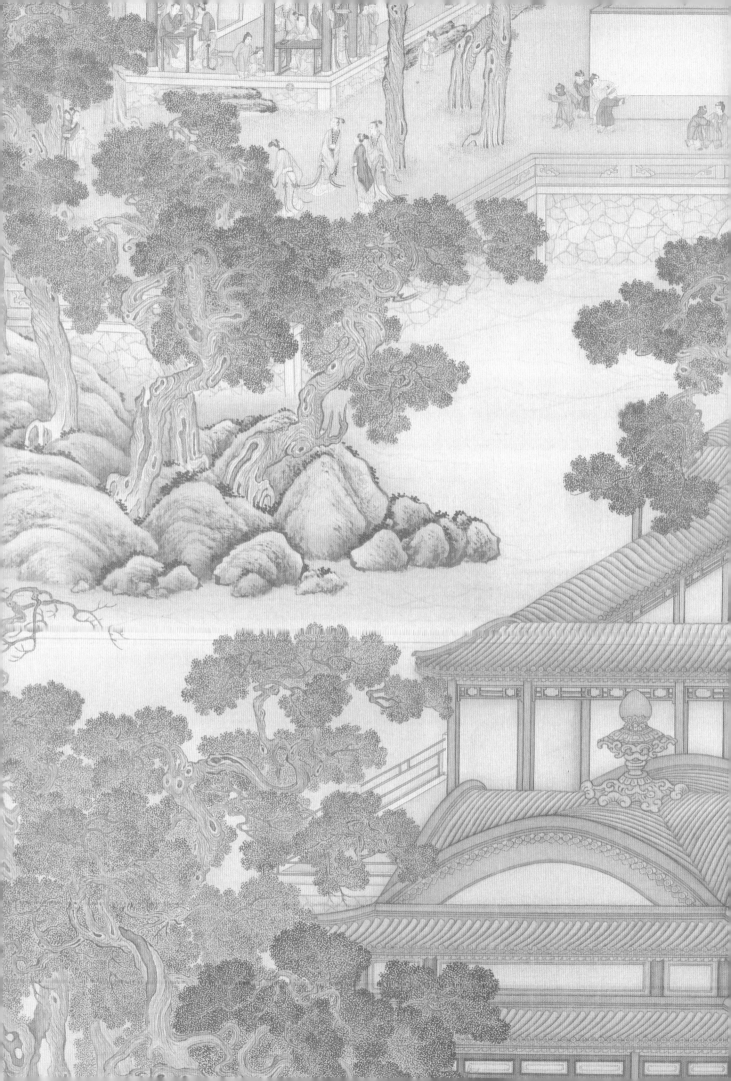

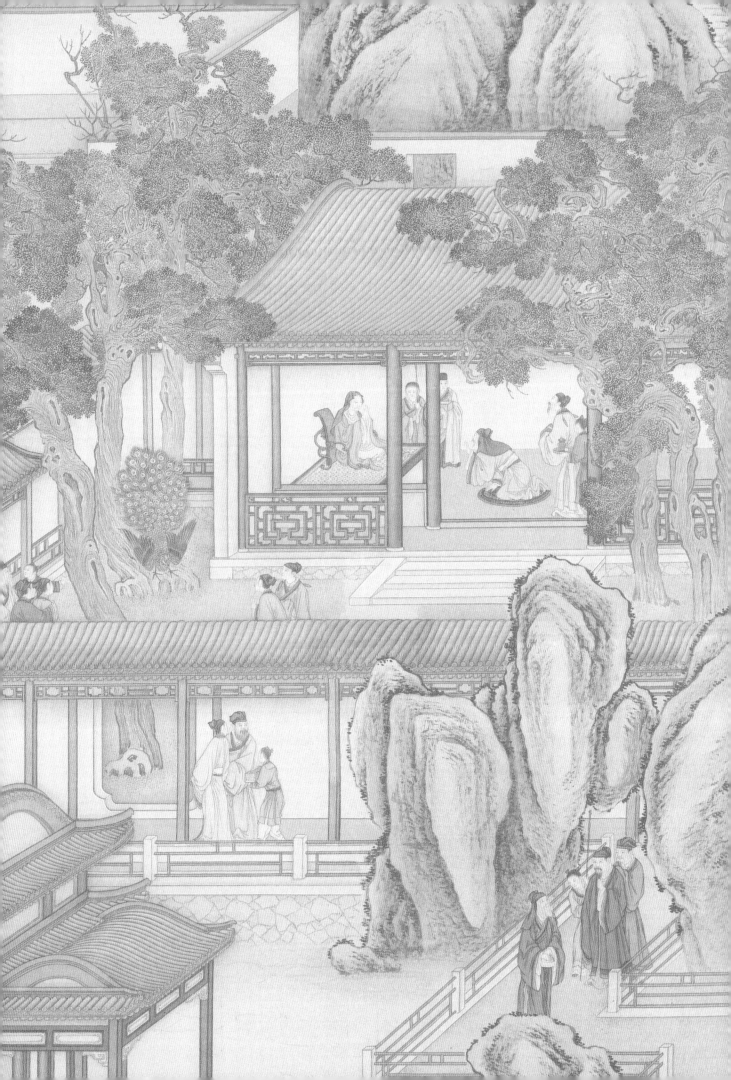

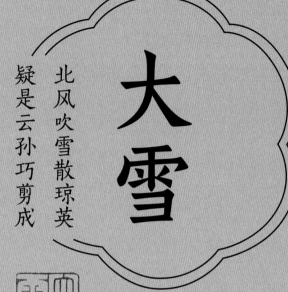

大雪

北风吹雪散琼英
疑是云孙巧剪成

天地初寒，大雪为章；恰逢其时，纷至人间；冬来无恙，雪坠为念；不惧流年，不慌不忙；且听、且看、且从容；且停、且忘、且随风。——《大雪》

大雪，是二十四节气中的第二十一个节气，冬季的第三个节气，标志着仲冬时节正式开始。此时太阳直射点日趋南移，北半球昼短夜长的现象愈发明显。民谚有"大雪小雪，煮饭不歇"，说的就是白昼短到几乎一天要连着做三顿饭了。

《说文解字》曰："雪，凝雨，说物者"。《诗·小雅·采薇》有："今我来思，雨雪霏霏"。大雪时节后，我国越来越多的地区会迎来降雪降温，水面凝冰，北风卷地，北方地区"千里冰封，万里雪飘"的壮观场面；南方地区"雪花飞舞，漫天银色"的迷人景观，都可一览尽兴。

腌肉、进补、滑冰、堆雪人、打雪仗、赏雪景都是大雪节气的民俗。大雪节气一到，家家户户忙着腌制咸货，屋檐下挂起的一排排香肠、熏肉、咸鱼等腌制品，形成一道人间烟火的美丽风景，也迎接着新年的到来。

大雪时节，万物潜藏，养生也要顺应自然规律，防寒保暖，吃饱穿足，早睡早起，心情舒畅。此时是"进补"的好时节，应多补充富含蛋白质、维生素和易于消化的食物，以提高人体的免疫功能，促进新陈代谢。进补时需注意"去寒就温"，多吃些诸如牛羊肉、乳类、鱼类以及山药、红枣、枸杞、黑木耳、黑芝麻等温阳散寒、固肾益精的食物，提高自身免疫力。愿所有人在岁暮的烟火里，浅煮流年，静待陌上花开。

菊花锅

主　料： 食用鲜菊花15克

　　　　　宁夏枸杞3克

　　　　　金丝小枣10克

　　　　　净化水1500克

调辅料： 羊肉200克

　　　　　肥牛200克

　　　　　肉丸200克

　　　　　虾滑200克

　　　　　亦可选用海鲜、

　　　　　豆制品、蔬菜等

　　　　　随心食材

制作步骤：

1. 菊花洗干净，放入锅内，加入枸杞、小枣，然后加入100℃的净化水。

2. 将自己喜欢的各种食物依次放入菊花锅底涮熟即可。

3. 蘸料最好配菊花盐，味道浓郁，更具特色。也可选择老北京涮羊肉的调料或其他口味的成品调料，如用芝麻酱100克、韭菜花15克、豆腐乳10克、香油5克、小葱、香菜、蒜泥、辣椒油等，可根据喜好加入。

制作者： 白龙

北京东直门涮肉餐厅

主厨

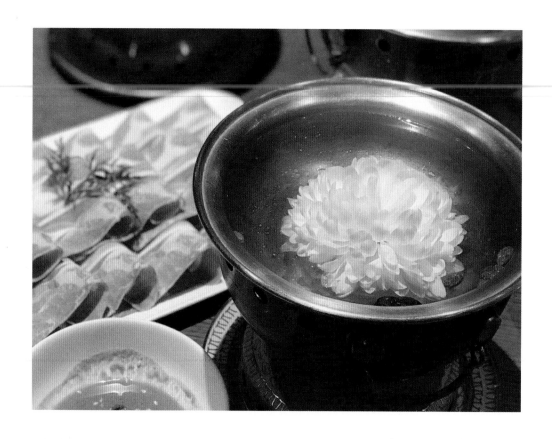

糯米香酥鸭

主　　料： 小刀鸭1只（500克）

调辅料： 花生50克

香菇50克

开洋30克

湿糯米200克

姜100克

花椒20克

干红椒30克

葱100克

生粉200克

蚝油15克

老抽5克

鸡粉5克

鲍鱼汁30克

胡椒粉5克

盐30克

花雕酒20克

清水2千克

制作步骤：

1. 小刀鸭洗净焯水，香菇切粒，开洋切碎备用。

2. 向碗中加入湿糯米、花生、香菇粒、开洋碎、蚝油、老抽、鸡粉、鲍鱼汁、胡椒粉、盐调匀蒸制30分钟，制成糯米馅心。

3. 花椒、干红椒、姜、葱、盐、花雕酒和清水一起煮成卤水汁，把小刀鸭放入卤水汁中，小火煮40分钟左右。

4. 鸭子趁热去骨，将糯米馅心酿在鸭肉上，拍上生粉，用220℃油温炸成酥脆金黄色，即成。

制作者： 黄君

上海帆顺餐饮有限公司

海味观行政总厨

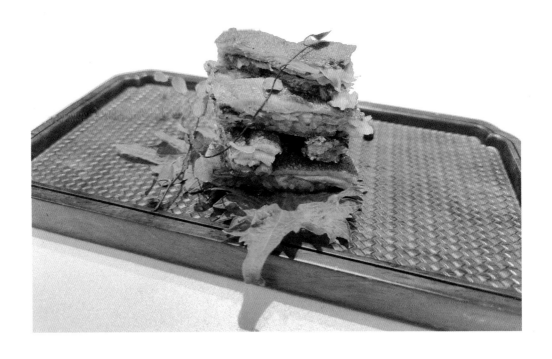

金橘鹅肝果

主　料： 法国鹅肝100克

调辅料： 金橘200克

山核桃仁20克

跳跳糖10克

清酒100克

酱油90克

味醂150克

鸡粉30克

白糖100克

清水2千克

白醋50克

蜂蜜50克

牛奶1千克

制作步骤：

1. 金橘去籽加白糖、清水、白醋、蜂蜜煮熟。

2. 将金橘酱放入搅拌机打成浆；倒入烤盘，用100℃的温度烤成金皮。

3. 鹅肝洗净用牛奶浸泡2小时，去腥增滑。

4. 鹅肝用清酒、酱油、味醂、鸡粉浸熟。鹅肝、山核桃仁、跳跳糖都切小粒包入金橘皮中，做成糖果的样子即成。

制作者： 黄君

上海帆顺餐饮有限公司

海味观行政总厨

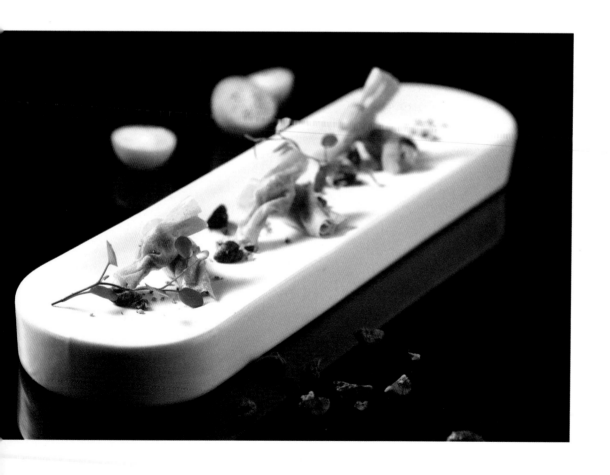

黄金紫玉杯

主　料： 茄子3条（500克）

蟹粉200克

调辅料： 姜末10克

蛋黄2个（100克）

椰油30克

盐3克

鸡粉5克

制作步骤：

1. 茄子用专业工具刻出长条纹，切成段。

2. 将切成段的茄子中间挖空，放入220℃的油锅炸熟，捞出滤油。

3. 把姜末、盐、鸡粉和蟹粉炒匀，制成馅心。将蟹粉馅心酿入茄盒中。

4. 用调和了椰油的蛋黄封口，入250℃的烤箱烤成金黄色即可。

制作者： 黄君

上海帆顺餐饮有限公司

海味观行政总厨

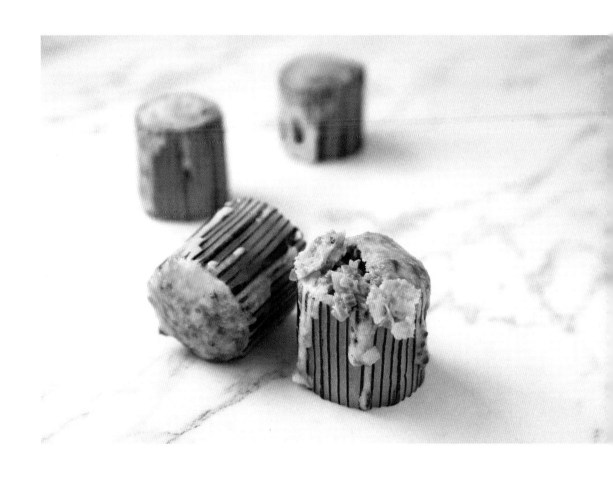

养生滩羊汤

主　料： 宁夏滩羊腿肉1千克

调辅料： 白萝卜800克

红枣3粒

小茴香10克

花椒5克

青蒜叶50克

枸杞3克

盐2克

白酒40克

制作步骤：

1. 羊肉洗净，冷水入锅加入白酒焯熟，白萝卜去皮切块焯水。

2. 羊肉和萝卜一起入锅，加水没过羊肉，大火烧开转中火后加花椒、小茴香调味，下红枣、枸杞和盐继续烧90分钟。

3. 煮好的羊肉和萝卜改刀装盘配上青蒜叶即可。

主制作者： 黄君

上海帆顺餐饮有限公司

海味观行政总厨

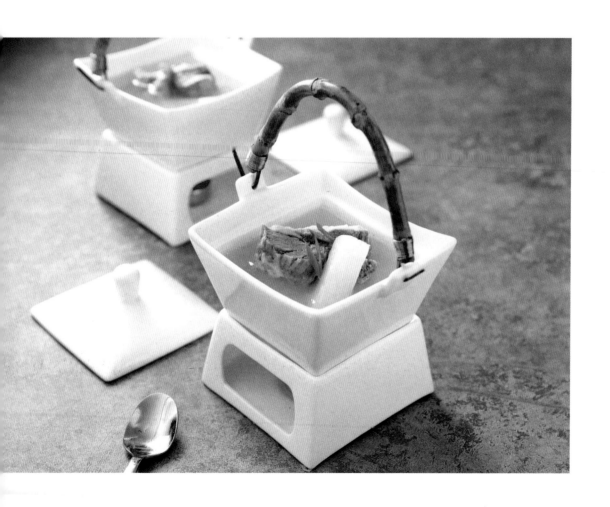

滋补羊肋排

主　料： 羊肋排600克
　　　　　胡萝卜500克

调辅料： 蒸鱼鲜100克
　　　　　冰糖20克
　　　　　啤酒1000克
　　　　　番茄酱200克
　　　　　大豆油100克
　　　　　大葱100克
　　　　　鲜姜100克
　　　　　干辣椒5克
　　　　　孜然粒5克
　　　　　小茴香5克
　　　　　白蔻5克

制作步骤：

1. 羊肋排清水冲洗干净，胡萝卜清水冲洗干净切块，干辣椒、孜然粒、小茴香、白蔻，冲洗干净。

2. 大葱去根，鲜姜去皮拍开待用。

3. 锅中放入冷清水、羊肋排，加热汆去血水，捞出清水冲洗干净。

4. 另起锅放入大豆油、番茄酱炒香，再放入蒸鱼鲜、啤酒、冰糖、大葱、鲜姜、干辣椒、孜然粒、小茴香、白蔻，大火煮开。

5. 放入羊肋排，小火炖20分钟，再放入胡萝卜块小火炖25分钟。

6. 把羊肋排取出放入餐具里，摆上胡萝卜块，用刀切开羊肋排，淋入原汁即可。

制作者： 余永林
花舍餐饮管理（北京）有限公司
厨师长

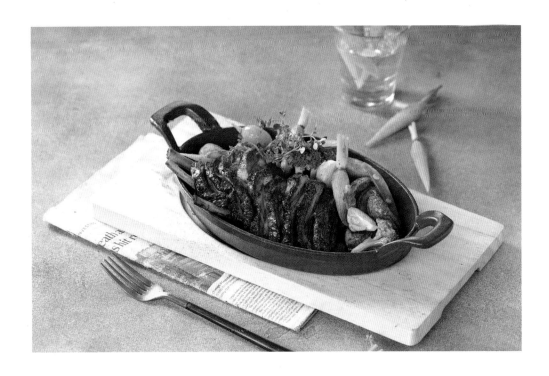

腊味黑虎掌菌香炒饭配时蔬

主　料： 香米饭180克

腊肠20克

调辅料： 鸡蛋1个

自制黑虎掌菌酱25克

碗豆米6粒

水晶醋珠6粒

菜心20克

鹅油15克

盐1克

制作步骤：

1. 腊肠改刀成丁，蛋清、蛋黄分开搅散待用。

2. 起锅加入10克鹅油，下入腊肠炒香，加入鸡蛋清翻炒均匀。

3. 炒至九成熟，加香米饭150克翻炒，再加黑虎掌菌酱、盐调味出锅。

4. 锅中加5克鹅油，下入剩下30克香米饭，加入蛋黄液炒匀，米饭呈现黄色时加盐调味。

5. 取炒好黄色米饭装入模具底部，其余炒饭装入上面压紧后倒扣在盘中，配熟碗豆米、水晶醋珠、时蔬等装饰即可。

主制作者： 刘福灿

昆明学院旅游学院

烹饪与营养教育高技能人才引进教师

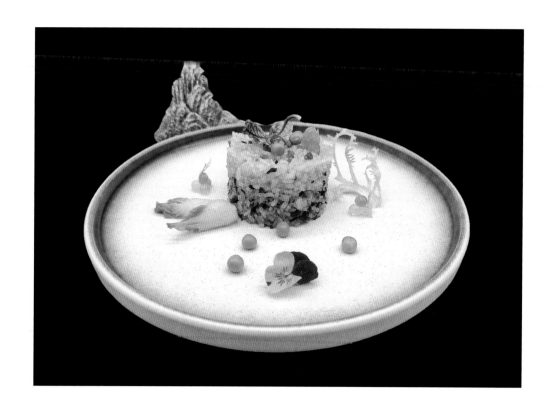

宫廷烟熏鸭

主　料： 北京填鸭1只（约2千克）

调辅料： 鲜姜100克

大葱100克

大蒜（肉）100克

干葱头100克

小葱500克

八角5克

草果5克

丁香2克

花椒2克

陈皮2克

大米100克

茶叶10克

焖烧豉油200克

味极鲜30克

老抽10克

香油20克

冰糖150克

花雕酒50克

制作步骤：

1. 把北京填鸭去内脏，用清水冲洗干净，把鸭背从脊骨上切开。

2. 锅内放入冷水，把北京填鸭放入锅中氽去血水，捞出，并用清水冲洗干净。

3. 向热锅中放入适量清水，放入鲜姜、大葱、干葱头、大蒜（肉），把调味香料、焖烧豉油、味极鲜、老抽、香油、冰糖、花雕酒放入锅中煮开。

4. 放入北京填鸭，小火慢煮40分钟至鸭入味上色，最后收汁至北京填鸭呈枣红色捞出。

5. 向餐具中放入小葱，把卤制好的鸭切块放在小葱上，餐具盖上盖待用。

6. 锅中放入大米、茶叶，炒至上色后堆在锅中央，放入盛着鸭子的餐具，小火加热至冒烟熏10分钟即成。

制作者： 余永林

花舍餐饮管理（北京）有限公司

厨师长

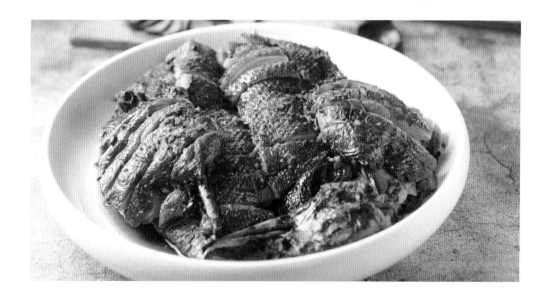

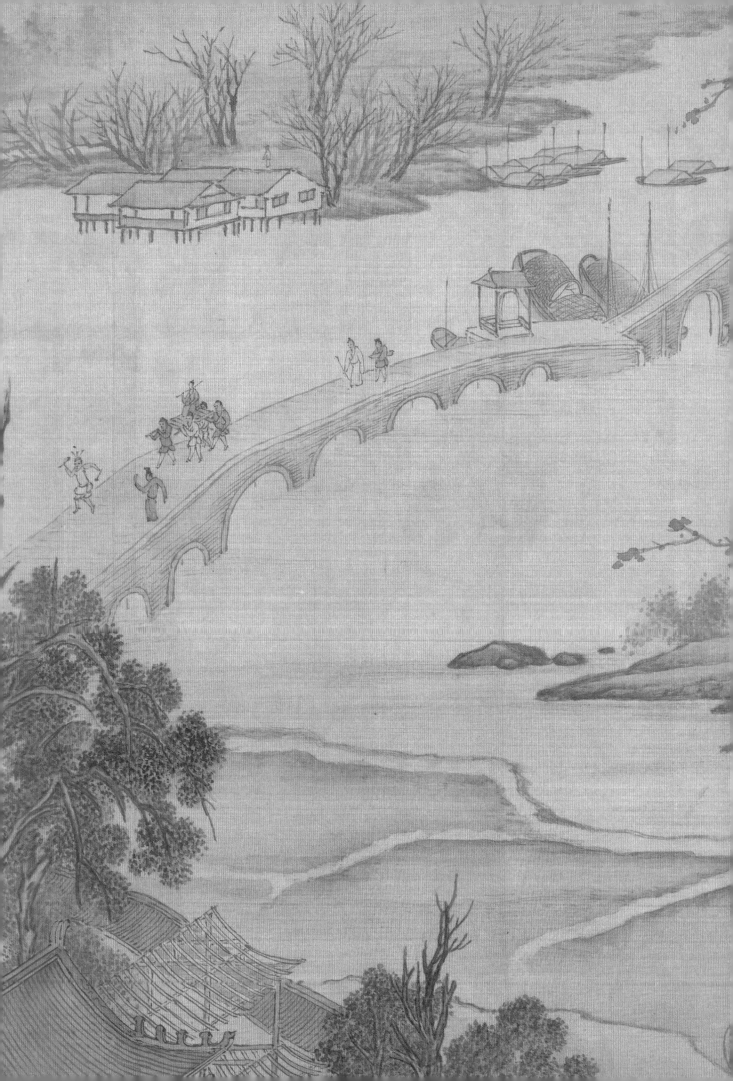

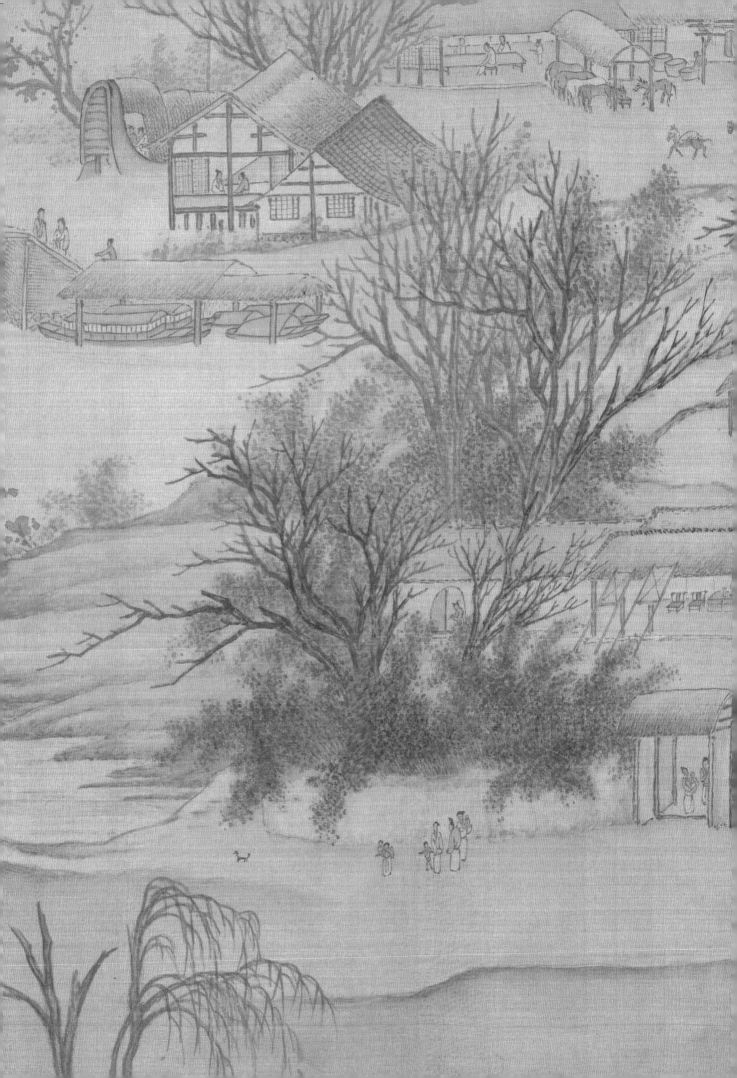

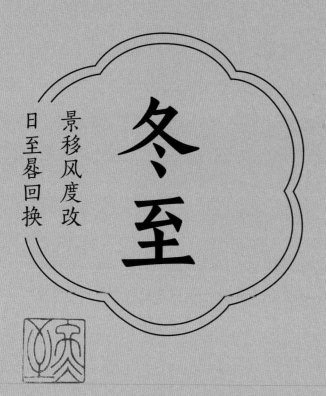

冬至

景移风度改
日至晷回换

"冰益壮，地始坼"。又迎来一年中最寒冷的时节。

冬至，是农历二十四节气的第二十二个节气，冬季的第四个节气，是北半球一年中白天最短、夜晚最长的一天。《汉书》记载："冬至阳气起，君道长，故贺。"古人云："冬至大如年。"某种意义上，正是人们对新的开始的祝祷。

冬至也称冬节、亚岁、长至节等。早在周朝，先民们就把冬至视为一年之岁首，即春节。《四民月令》记载："冬至之日，荐黍、羔。先荐玄冥于井，以及祖祢。斋、馔、扫、涤，如荐黍、豚。其进酒尊长，及修刺谒贺君师耆老，如正日。"唐宋时期，把冬至与岁首并重，皇帝与文武百官放假，并到郊外举行祭天大典，百姓也要祭祖。明清时代，冬至日沿袭古俗。明代刘侗、于奕正的《帝京景物略》记载："百官贺冬毕，吉服三日，具红笺互拜，朱衣交于衢，一如元旦。"清代文人徐士铉的《吴中竹枝词》写道："相传冬至大如年，贺节纷纷衣帽鲜。毕尽勾吴风俗美，家家幼小拜尊前。"喜庆的节日氛围，似乎冲淡了冬季的寒冷。

"冬至不端饺子碗，冻掉耳朵没人管。"在广袤的北方，每到冬至的这一天，饺子是餐桌上的必备美食。也有许多地方的人会选择吃馄饨，正如混沌初开之意，象征打破混沌，开辟天地。南方的传统习俗是煮食汤圆，寓意阖家团圆幸福美满。还有烧腊与姜饭、番薯汤果、赤豆糯米饭、羊肉汤以及冬酿酒、祭祖、赠鞋……许多流传至今的民间习俗，使冬至成为冬季里最有仪式感的日子。

煎转大黄鱼配龙虾饭

主　料： 大黄鱼1条（约500克）

小龙虾10只（约500克）

米饭80克

调辅料： 蟹黄50克

海胆20克

虾汤120克

盐5克

葱5克

姜丝5克

蛋黄50克

淀粉30克

面糊300克

迷你小萝卜2个

制作步骤：

1. 黄鱼清洗干净，改刀取肉，加入盐、葱、少许姜丝腌制备用。

2. 将腌制好的黄鱼放入蛋黄和淀粉搅裹均匀，起锅用油煎至两面金黄，放入姜丝、海胆、蟹黄炒香，加入虾汤调味。

3. 把小龙虾煮熟取肉，与米饭一起团成15克/个的圆球；另起锅放油，裹面糊炸至金黄即可。

4. 把烧好的黄鱼装入盘中，将龙虾饭团摆好，用迷你小萝卜点缀即可。

制作者： 申连升

花家怡园

厨师长

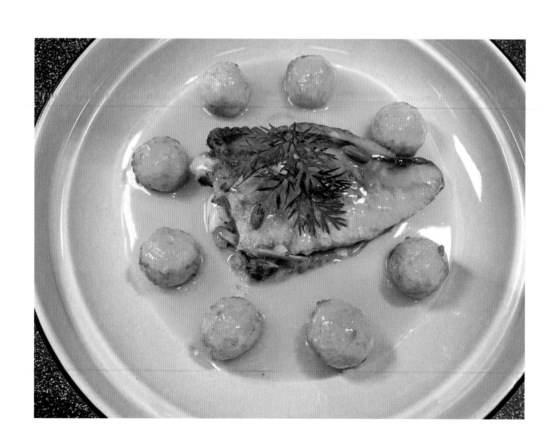

金丝菊鸡汤煮生蚝

主　料： 生蚝200克

调辅料： 金丝菊4克

海藻20克

盐2克

味精1克

鸡汤150克

枸杞2克

制作步骤：

1. 锅中加入水，调入盐，烧开关火，下入生蚝稍灼后捞出。

2. 锅中加入鸡汤、下入泡开的菊花，小火煮至菊花出香味。

3. 下入海藻和生蚝、枸杞、味精。

4. 煮至刚开即可装入炖盅。

> **制作者：** 张健
> 北京五矿君澜酒店
> 行政总厨

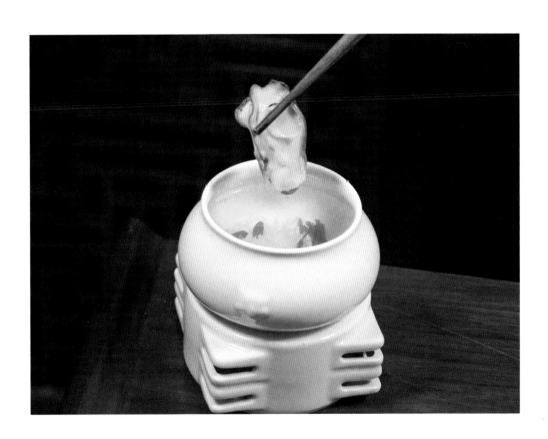

金华火腿浓汤煮茭白

主　料： 茭白400克

金华火腿20克

调辅料： 盐2克

鸡粉5克

高汤400克

鸡油10克

制作步骤：

1. 金华火腿洗净蒸熟切细丝，茭白切成丝，用水焯2分钟捞出。

2. 锅中下入高汤，加入火腿丝、茭白丝煮沸。

3. 烧制3分钟后，调入盐和鸡粉、鸡油。

4. 再烧2分钟，装汤盘即可。

制作者： 张健

北京五矿君澜酒店

行政总厨

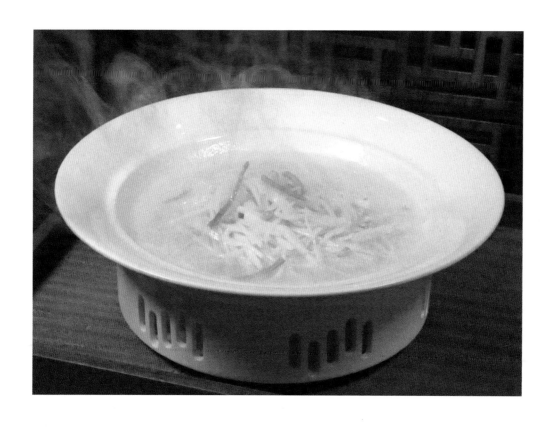

砂锅羊肉煲

主　料： 带皮羊肋肉400克

调辅料： 山药100克

　　　　　盐2克

　　　　　味精2克

　　　　　浓汤300克

　　　　　葱30克

　　　　　姜30克

　　　　　香葱5克

　　　　　料酒5克

　　　　　胡椒粉3克

　　　　　花椒5克

制作步骤：

1. 将山药切条焯水，放入砂锅备用羊肋肉焯水。

2. 羊肋肉放香葱、姜、花椒，炖2小时；

3. 将羊肉条放山药上，加入调好味的浓汤后，煲制5分钟左右即可。

制作者： 甄诚

全聚德王府井店

热菜大厨

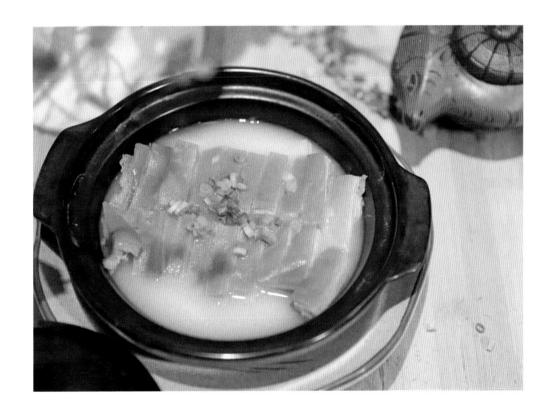

有机萝卜煮鲜蚌

主　料： 有机白萝卜50克
　　　　　 胡萝卜10克
　　　　　 象拔蚌400克

调辅料： 香菜叶3克
　　　　　 盐2克
　　　　　 鸡粉4克
　　　　　 鸡汤150克
　　　　　 柠檬冰水200克

制作步骤：

1. 白萝卜和胡萝卜切丝待用。

2. 象拔蚌开水烫一下去壳，切片，用柠檬冰水浸泡待用。

3. 锅中加水烧开，下入萝卜丝煮开。加入适量盐、鸡粉，煮透入味倒出控净水待用。

4. 锅中加入鸡汤烧开，调入盐、鸡粉，下入煮熟的萝卜丝稍煮入味。

5. 下入象拔蚌煮至八成熟。

6. 倒入汤碗，装盘，放上香菜叶即可。

制作者： 张健
北京五矿君澜酒店
行政总厨

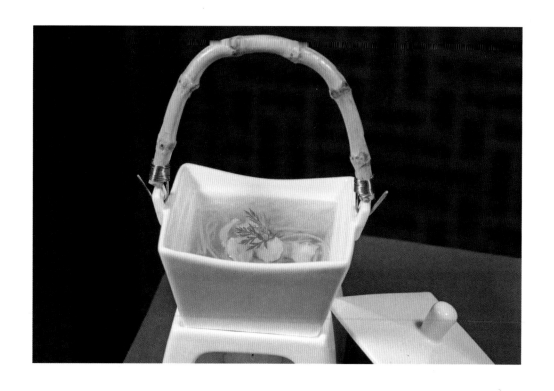

常州胡葱笃豆腐

主　料： 嫩豆腐500克

调辅料： 咸大肠100克

胡葱50克

高汤500克

熟猪油30克

姜10克

盐7克

胡椒粉3克

制作步骤：

1. 将豆腐改刀成圆形待用。

2. 将咸大肠洗净改刀切成2厘米的段，胡葱洗净改刀切成3厘米的段。

3. 起锅放入猪油、姜煸香，加入咸大肠和高汤，煮透待用。

4. 另起锅放油，放入胡葱段煸炒至香，放入豆腐，加有咸大肠的高汤，加盐调味，再加煸好的胡葱，加盖笃15分钟。

5. 在笃好的胡葱豆腐中加入胡椒粉，装盘即可。

制作者： 王斌
常州中吴宾馆
行政总厨

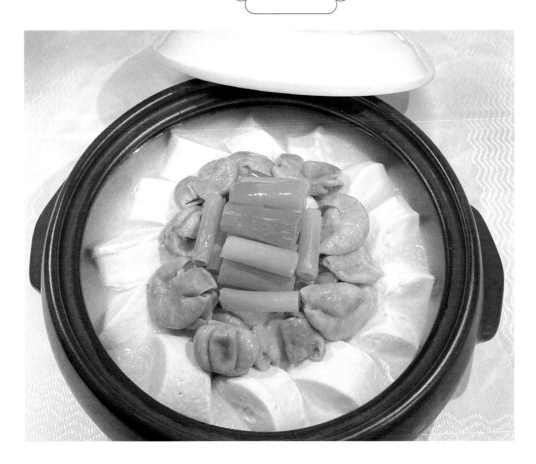

淮扬顶汤萝卜菊

主　料：象牙白萝卜800克

调辅料：清鸡汤500克

　　　　　藏红花1克

　　　　　枸杞3克

　　　　　金钱草适量

　　　　　盐5克

制作步骤：

1. 白萝卜去皮，切成适合容器的高度，改菊花花刀。

2. 菊花萝卜用少许盐腌渍5分钟，焯水2分钟左右捞出备用。

3. 清鸡汤加入2～3根藏红花、盐，放入萝卜花。

4. 将萝卜花点缀枸杞，蒸制10分钟左右拿出，点缀金钱草即可。

制作者：王秋硕
Subtraction餐厅
主厨

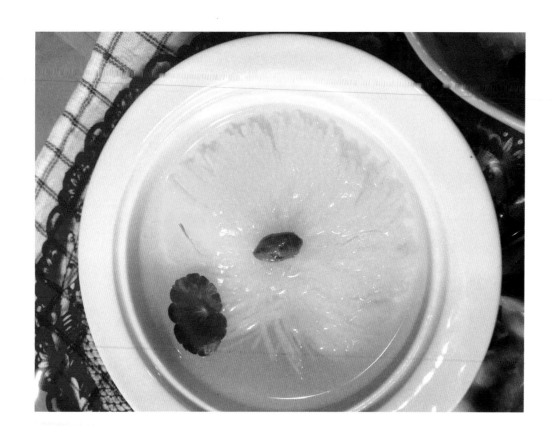

金汤铁棍山药

主　料：铁棍山药3根

　　　　熟小米100克

　　　　南瓜200克

调辅料：脆浆粉100克

　　　　大豆油500克

　　　　鸡汁10克

　　　　淀粉10克

　　　　迷迭香5克

　　　　高汤300克

　　　　水淀粉10克

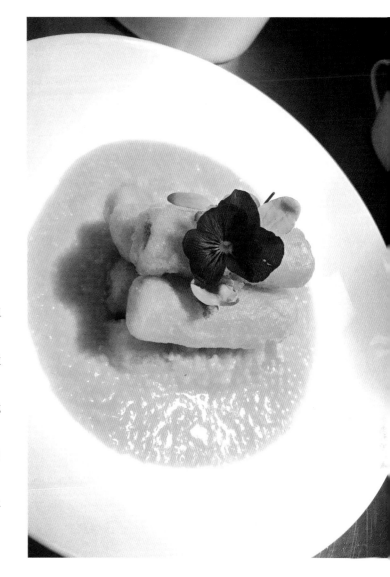

制作步骤：

1. 铁棍山药去皮，洗净，蒸制15分钟。然后放凉，改刀成段。

2. 脆浆粉加水调匀，加入少许大豆油。将山药段粘上少许淀粉，裹上脆浆糊。

3. 锅中加入大豆油，烧至六成热时，下入裹上脆浆糊的山药段，炸至金黄捞出。

4. 南瓜去皮切块，加少许迷迭香，烤制20分钟后打成南瓜泥。

5. 高汤烧开后，加入南瓜泥和熟小米调味，用水淀粉勾芡。

6. 山药段码入盘中，浇上金汤，装饰即可。

制作者： 王秋硕

Subtraction餐厅

主厨

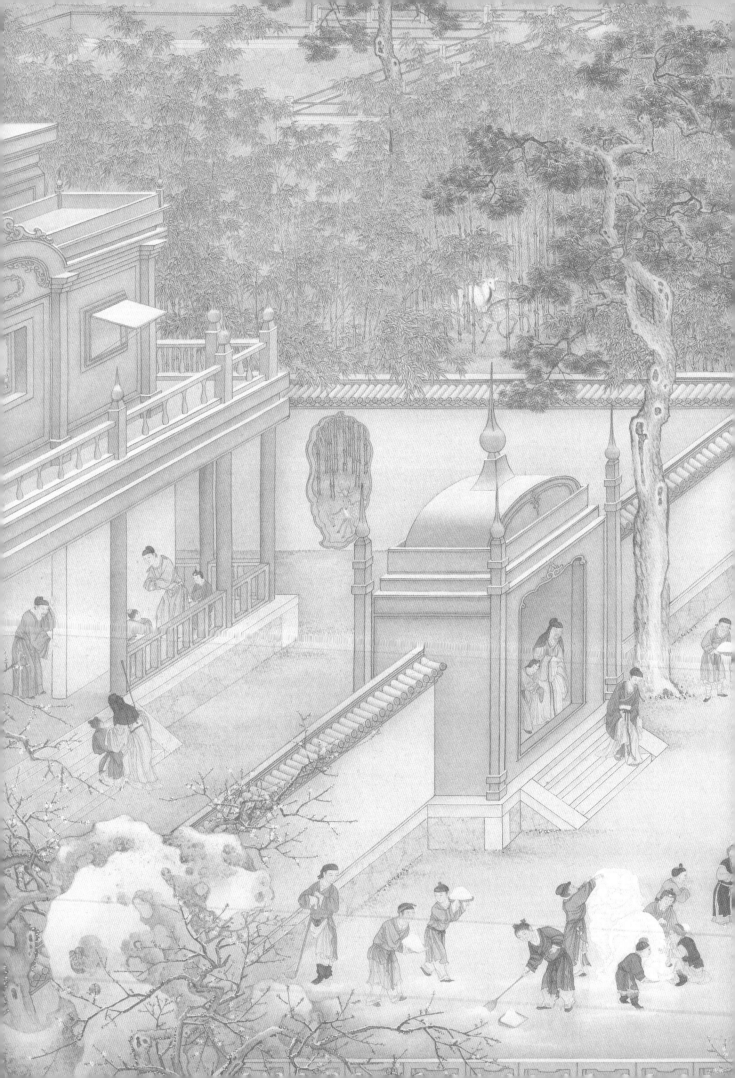

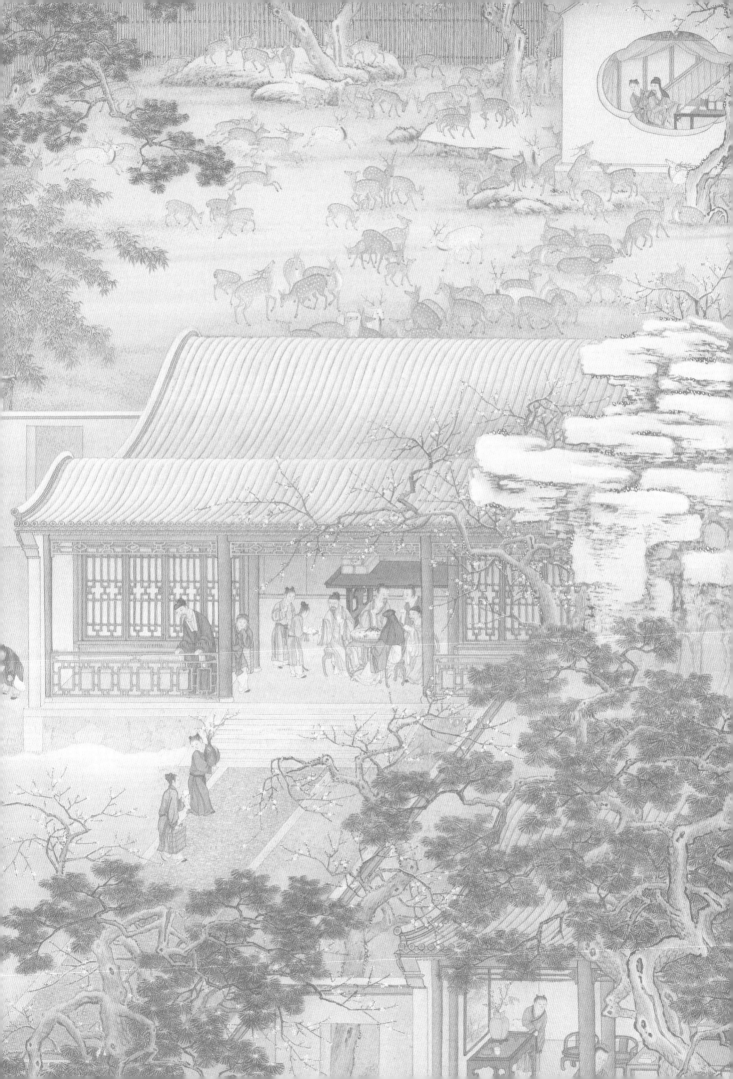

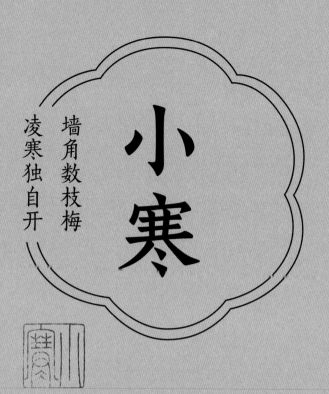

小寒

墙角数枝梅
凌寒独自开

千杯浊酒吟风月，梅影疏香入栅栏。

小寒，是二十四节气中的第二十三个节气，冬季的第五个节气。《淮南子·天文训》曰："冬至加十五日，斗指癸则小寒。"《月令七十二候集解》说："小寒，十二月节，月初寒尚小，故云。月半则大矣。"标志着一年中最寒冷的日子到来了，意味着进入了隆冬季节。

小寒，寒字下面两点是冰，《说文》释寒为冻。根据中国气象资料，小寒是气温最低的节气，民谚有云："小寒大寒，滴水成冰"，历来有"小寒胜大寒，常见不稀罕"的古谚，只有少数年份的大寒气温低于小寒。

我国古代将小寒分为三候：一候雁北乡，二候鹊始巢，三候雉始鸲，都是说阳气发动后鸟类的活动。让人不由得想起唐人元稹的《咏廿四气诗·小寒十二月节》："小寒连大吕，欢鹊垒新巢。拾食寻河曲，衔柴绕树梢。霜鹰近北首，雏雉隐蒙茅。莫怪严凝切，春冬正月交。"写得朴实而明丽，虽然正值严冬，但离春天正月已经不远了。

寒为阴邪，容易伤到人体的阳气，所以小寒养生的基本原则仍是顺应自然界收藏之势，收藏阴精、温养阳气，关键的一点就是"养肾防寒"，要多食用一些温热食物补益身体。日常起居要早睡晚起，多晒太阳，以助肾中阳气，还要坚持做一些适合冬季的运动，以舒筋活络，畅通气脉，增强自身的抵抗力。

雨林甜笋炒腊肉

主　料: 西双版纳甜笋300克

云南高黎贡山腊肉100克

调辅料: 红甜椒片20克

绿甜椒片20克

蒜片15克

盐3克

食用油20克

制作步骤:

1. 将甜笋洗净切片,焯水备用。

2. 起锅上火烧热,加入食用油,放入蒜片、腊肉煸香,再放入青红椒、笋片翻炒,加盐调味炒匀,出锅装盘即可。

> **制作者:** 董超宇
> 昆明"南城董哥"厨艺工作室
> 总经理

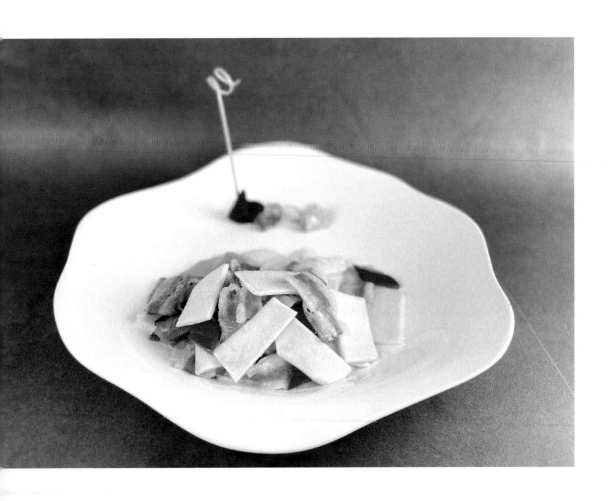

清汤羊肉

主　料： 羊腿肉400克

象牙萝卜块300克

调辅料： 盐10克

胡椒粉5克

姜10克

葱10克

高度白酒10克

香菜末5克

葱花5克

蒜蓉辣酱5克

青蒜花5克

制作步骤：

1. 羊腿肉去骨洗净放入凉水中，加葱、姜、高度白酒，焯水待用。

2. 象牙萝卜洗净切滚刀块，焯水备用。

3. 将焯好的羊腿肉放入容器中，肉与水的比例为1:3，放入象牙萝卜块，大火开锅去浮沫，转小火炖煮40~60分钟。

4. 将羊腿肉改刀切5厘米×0.3厘米的片，再放入容器中，加盐和胡椒粉调好口味，带上香菜末、葱花、蒜蓉辣酱、青蒜花等味料，一起上桌即可。

制作者： 周亚龙
庭院人家·新淮扬村和平里店
厨师长

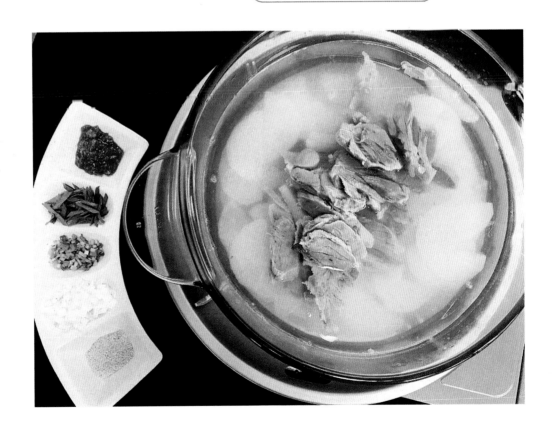

肉汁萝卜

主　料： 象牙萝卜500克

调辅料： 熟猪油100克

　　　　　蚝油5克

　　　　　糖5克

　　　　　盐3克

　　　　　老抽10克

　　　　　生抽10克

　　　　　高汤500克

　　　　　五花肉50克

　　　　　葱25克

　　　　　姜20克

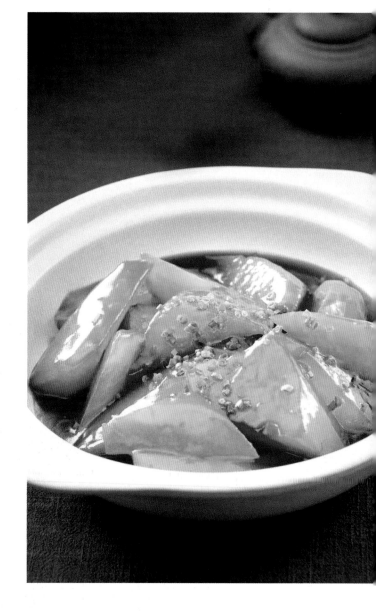

制作步骤：

1. 萝卜洗净去皮，焯水15分钟，冲水15分钟。

2. 起锅烧热，加入五花肉煸香，加入20克葱、姜，加入蚝油、糖、盐、老抽、生抽、高汤调味，放入萝卜用小火炖煮40分钟。

3. 大火收汁，加熟猪油，出锅装盘撒上5克葱花即可。

制作者： 周亚龙
庭院人家·新淮扬村和平里店
厨师长

310

伙食淮山烧海参

主　料： 发好的乌参400克

铁棍山药300克

大葱段300克

高汤500克

调辅料： 盐5克

糖10克

蚝油5克

老抽10克

猪油20克

葱油10克

萝卜叶10克

料酒100克

制作步骤：

1. 提前炸好大葱段、山药段，备用。

2. 将乌参加入料酒焯水后捞出备用；另起锅下葱油、大葱段炝锅，放入蚝油、老抽5克，加入乌参、山药、高汤煨制。

3. 小火收汁，调味，根据自己喜欢的颜色加入少许老抽，装盘即可。

制作者： 周亚龙

庭院人家·新淮扬村和平里店

厨师长

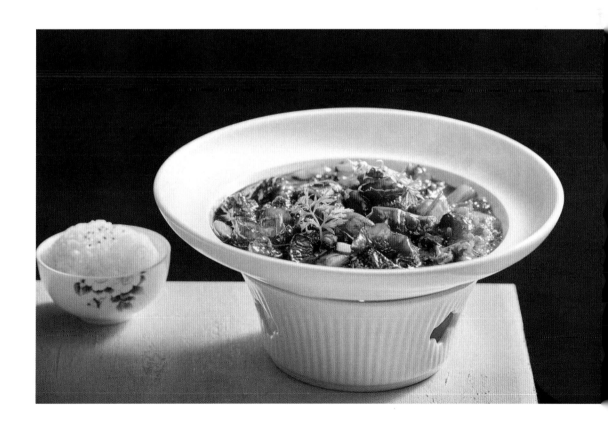

山药当归羊肉煲

主　料： 东山羊300克

调辅料： 山药200克

　　　　小枣15克

　　　　当归5克

　　　　姜片3克

　　　　枸杞3克

　　　　盐3克

　　　　胡椒粉1克

　　　　味精1克

　　　　水250克

制作步骤：

1. 将羊肉加姜片汆水切厚片，山药去皮切段。

2. 羊肉片加当归、小枣、枸杞，蒸1小时左右。

3. 加山药再蒸15分钟，调入盐、胡椒粉、味精等调料，最后装盘即可。

制作者： 渠永涛
北京嘉苑饭店
行政总厨

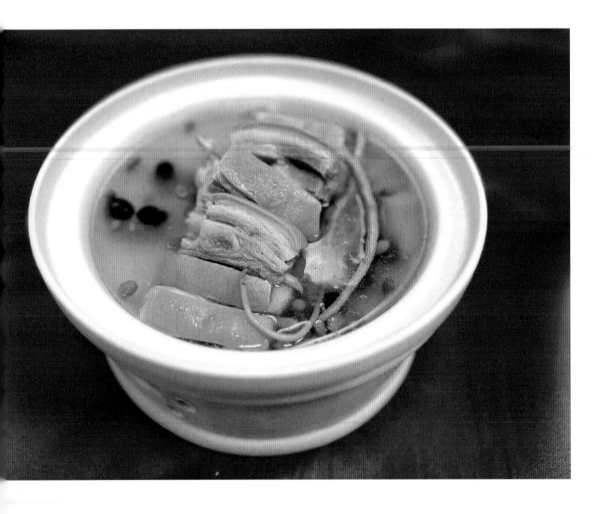

金橘烧排骨

主　料： 排骨350克

调辅料： 金橘50克

　　　　　姜片5克

　　　　　糖50克

　　　　　盐5克

　　　　　生抽50克

　　　　　八角1个

制作步骤：

1. 排骨切成5厘米长条。

2. 切好的排骨炸至金黄。

3. 锅中加热水500克，加姜片、金橘、八角，加入糖、盐、生抽调味，烧制45分钟收汁装盘即可。

制作者： 渠永涛
北京嘉苑饭店
行政总厨

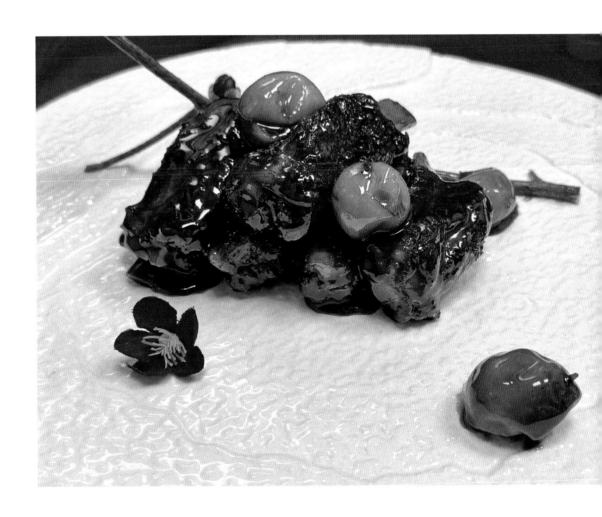

糯米八宝饭

主　料： 糯米250克

调辅料： 小枣10克

莲子10克

瓜子仁10克

核桃仁10克

红绿丝（橘子皮、萝卜

皮）各10克

红小豆10克

葡萄干10克

猪油20克

糖15克

制作步骤：

1. 将糯米用凉水泡透，蒸制八成熟。

2. 加入八宝料、糖、猪油拌匀，装碗蒸至全熟。

3. 取一个平盘，将蒸好的八宝饭扣过来即可。

制作者： 渠永涛

北京嘉苑饭店

行政总厨

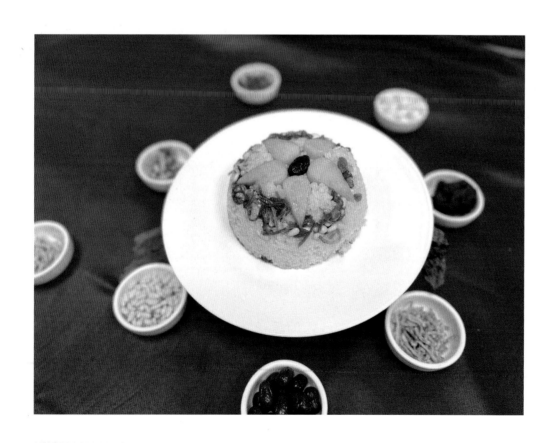

腊八蒜烧定安牛肉

主　料: 带皮定安牛肉700克

　　　　腊八蒜100克

调辅料: 姜片10克

　　　　大葱段30克

　　　　八角10克

　　　　桂皮5克

　　　　香叶3片

　　　　美极鲜30克

　　　　柱侯酱20克

　　　　海鲜酱10克

　　　　辣酱10克

　　　　生抽10克

　　　　花雕酒200克

　　　　高汤1千克

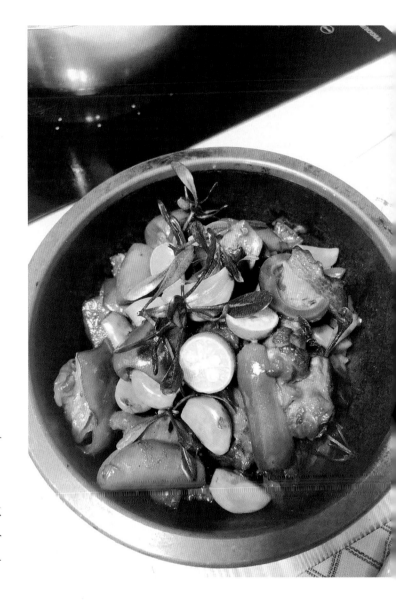

制作步骤:

1. 先将牛肉切成边长为3厘米大小的方块。

2. 锅内加入清水,下入牛肉,开火焯水,焯水时注意撇去浮沫。

3. 将焯熟的牛肉捞出冲凉后控水待用。

4. 锅烧热后倒入适量的色拉油,卜入姜片、大葱段、八角、桂皮、香叶,炒香后再下入牛肉一起煸炒。煸炒过程中可下入适量的花雕酒使牛肉增香和去异味。

5. 将牛肉外皮炒至金黄色后下入美极鲜、柱侯酱、海鲜酱、生抽、辣酱大火翻炒出香味后倒入高汤和适量的水。大火烧开后改用中小火慢烧50分钟左右至牛肉熟透,然后下入腊八蒜烧10分钟左右。最后用大火将汤汁收浓即可。

制作者: 林琳

北京市国二招宾馆

宴会部主厨

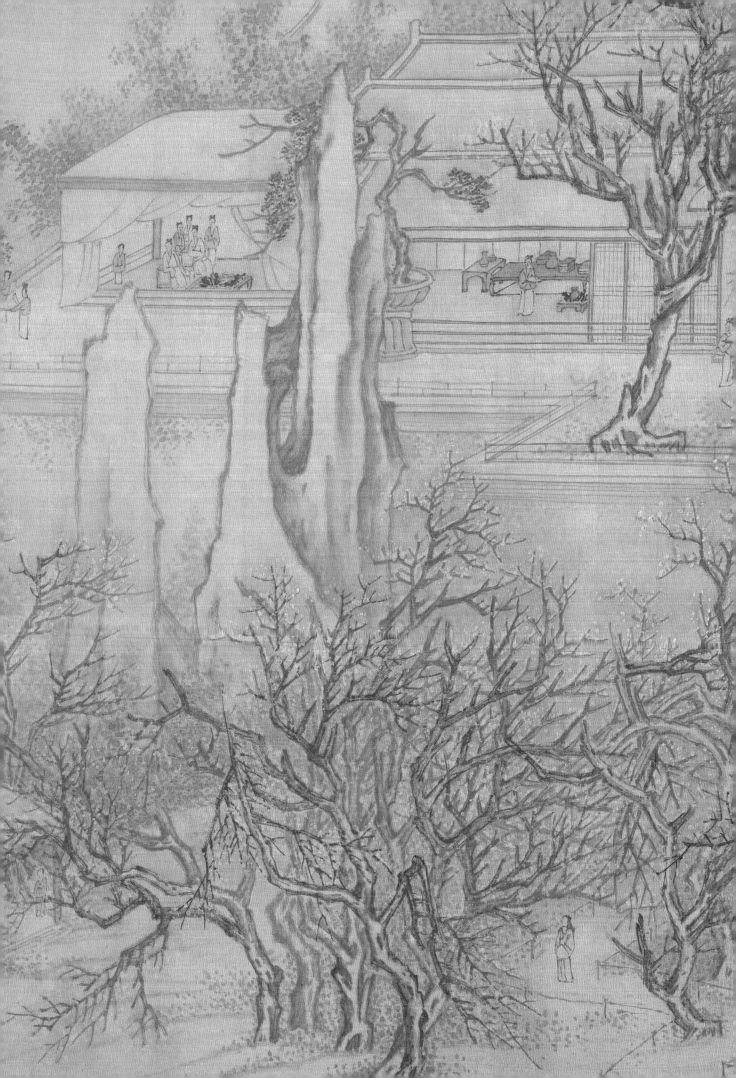

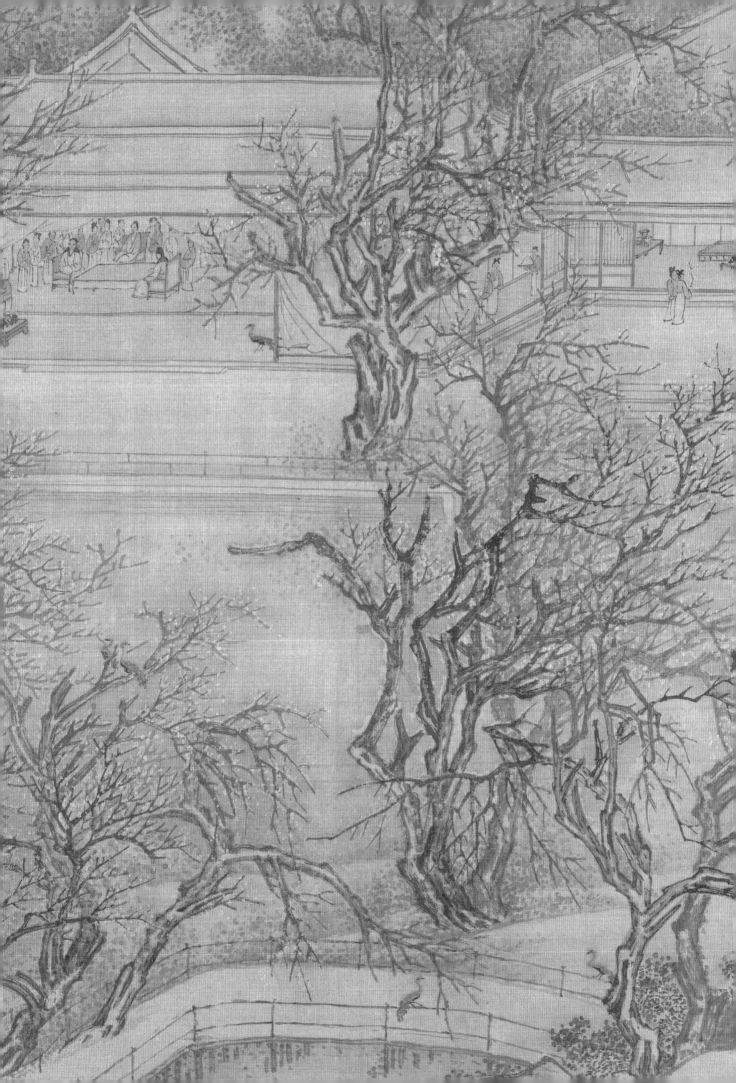

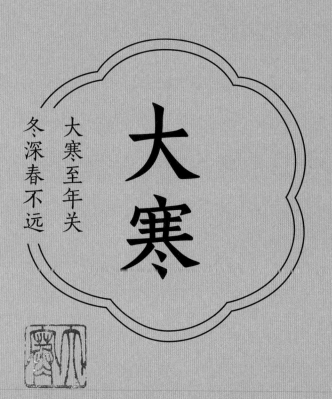

大寒

大寒至年关
冬深春不远

腌腊肉、备年货、扫房、请香、祭灶、封印、写春联、添置新衣服……就在家家户户忙着为迎接新春佳节做准备的时候，也迎来了冰天雪地、天寒地冻的大寒时节，浓浓的年味冲淡了冬日的寒冷。

大寒，是二十四节气中最后一个节气，也是天气寒冷到极点的意思。与小寒一样，大寒也是说明天气寒冷程度的名字，有谚语说"小寒大寒，冷成一团"。此间，随着寒流一路向南，天气会变得非常寒冷。尽管现代气象观测显示，在中国的某些地区，大寒期间的天气并不比小寒更冷，但是在一些沿海地区，全年最低气温仍然出现在大寒期间。

我国古代将大寒分为三候：初候鸡始乳，二候征鸟厉疾，三候水泽腹坚。此时节可以孵小鸡了；鹰隼之类的征鸟，正处于捕食能力最强的状态中，以补充身体的能量抵抗严寒；水域中的冰一直冻到水中央，且最坚硬、最厚。

"心藏后凋节，岁有大寒知"。中医认为，大寒时节，食宜温，护腰养肾；睡宜早，养精蓄锐藏阳气；头宜暖，胸背足忌寒凉；心宜平，节制喜怒，护心护肺。此时节，仍是冬令进补的好时机，古有"大寒大寒，防风御寒，早喝人参、黄芪酒，晚服杞菊地黄丸"的说法，说明人们对身体调养的重视。因大寒与立春相交，应适当增添一些具有升散性质的食物，固护脾肾、调养肝血、提高免疫力，以防御风寒邪气的侵扰，为适应春天升发特性做准备。

芝麻泡菜蟹

主　料: 肉蟹600克

调辅料: 绣球菌100克　　　姜末15克
　　　　　春笋片200克　　　蒜末15克
　　　　　跳水泡菜150克　　子姜丝50克
　　　　　菜籽油250克　　　高汤800克
　　　　　泡椒酱20克　　　　白芝麻70克
　　　　　泡小米椒酱20克　　干辣椒节10克
　　　　　味精25克　　　　　干生粉100克
　　　　　鸡精20克　　　　　红小米椒圈5克
　　　　　胡椒粉2克　　　　　色拉油100克
　　　　　白糖5克

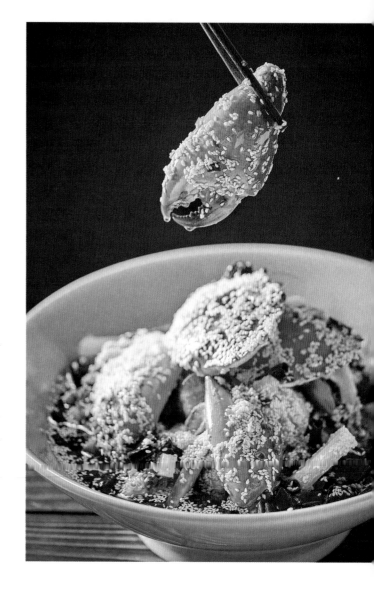

制作步骤:

1. 将肉蟹表面用百洁布清洗干净；绣球菌剪去根部并撕成3～4厘米的花朵状，清洗干净；春笋片切成长8厘米、厚0.3厘米的片。

2. 清洗好的肉蟹从心脏位置用刀后根扎一刀，抠去蟹壳、将蟹壳包裹部位及蟹嘴清理干净，保留蟹黄；用剪刀去除鳃，将肉蟹砍去大腿，再从大腿连接处一分为二，用刀轻轻拍破取出蟹肉，再从四条蟹小腿中部下刀砍开备用。

3. 将处理好的蟹肉刀口处蘸上干生粉；净锅加入色拉油，烧至170℃，放入蟹肉炸制八成熟，下蟹壳炸变色倒出控油。

4. 锅内加入菜籽油50克，烧热至120℃，放入姜末、蒜末煸香，再放入泡椒酱、泡小米椒酱，炒香出红油后加入高汤烧开煮1分钟，用密隔将料渣捞出，放入子姜丝、红小米椒圈、跳水泡菜及蟹肉，用味精、鸡精、胡椒粉、白糖烧制2分钟至入味，倒入春笋片煮开后盛出装盘垫底，将蟹肉整齐摆放并盖上蟹壳。

5. 净锅加入菜籽油200克，烧热至220℃，放入白芝麻炸至微黄，再放入干辣椒节炸成棕红色，淋到蟹肉上即可。

制作者: 刘波
北京合和红灯笼餐饮管理有限公司
三样菜行政总厨兼管理公司品控总监

糖桂花焗山药

主　料： 糖桂花40克

蜂蜜20克

山药1200克

调辅料： 朱古力2克

生粉5克

食用油500克

制作步骤：

1. 山药去皮洗净切段。

2. 起锅放水烧开，放入山药段煮2分钟，捞出冲凉，放入生粉拌均备用。

3. 另起锅放油加热至170℃，放入山药炸至金黄，出锅沥油备用。

4. 锅里留底油，加入糖桂花、蜂蜜、山药翻炒均匀，出锅装盘，撒上朱古力点缀即可。

制作者： 万来

北京三希堂

行政总厨

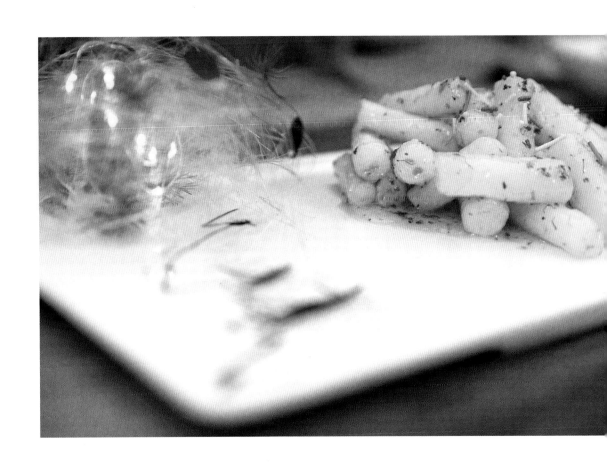

精品酥米牛小排

主　料： 牛小排250克

调辅料： 大米200克

盐5克

味精10克

鸡精10克

鸡汁8克

胡椒粉1克

高汤400克

浓汤100克

大豆油400克

制作步骤：

1. 大米洗净上笼蒸熟；将蒸熟的米饭取出后用水洗出米浆，米粒滤干水分；浓汤提前制备。

2. 将牛小排切成4厘米长、3厘米宽、1.5厘米厚的菱形块。

3. 净锅加入大豆油，加热至160℃，均匀下入蒸熟的米饭粒，炸至金黄色捞出滤油，放入铺有吸油纸的托盘中放凉，密封存放。

4. 将炸好的米饭粒放入砂锅中平铺均匀，再把切好的牛排块摆放在上面，加入高汤、浓汤烧开，再加入盐、味精、鸡精、胡椒粉、鸡汁调味，装入汤壶中。

5. 燃气灶点火，放上摆好小牛排的砂锅，浇上汤壶中的汤汁，烧开后炖煮3分钟关火，闷2分钟即可。

制作者： 刘波

北京合和红灯笼餐饮管理有限公司

三样菜行政总厨兼管理公司品控总监

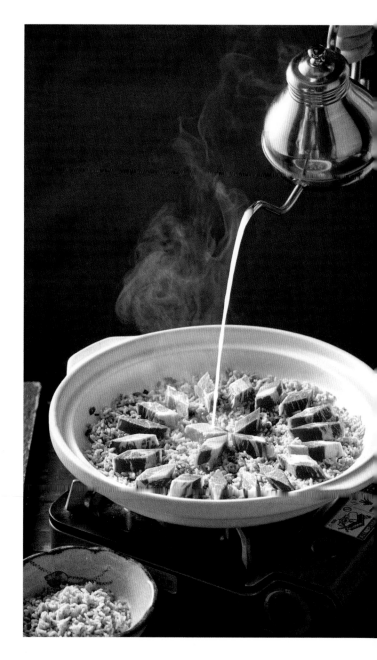

322

方竹笋炖腊猪脚汤

主　料： 腊猪蹄400克
　　　　　方竹笋300克

调辅料： 味精5克
　　　　　鸡精5克
　　　　　胡椒粉1克
　　　　　老姜片10克
　　　　　花椒5克
　　　　　大葱段10克
　　　　　盐8克
　　　　　葱花5克

制作步骤：

1. 腊猪蹄用喷火枪烧掉表皮的猪毛去除腥味，泡水，用刀或百洁布清洗干净；方竹笋提前泡发8小时。

2. 洗净的腊猪蹄剁成4厘米见方的大块；泡发好的方竹笋用刀切去老梗，切成长6厘米的段。

3. 起锅加清水，放入剁好的腊猪蹄，大火烧开焯水3分钟，撇去浮沫，倒出清洗干净。

4. 将焯好水的腊猪蹄放入大瓦罐中，加入姜片、葱段、花椒和清水，大火烧开转小火煨至八成熟，再放入方竹笋煮至熟透，加入味精、鸡精、胡椒粉后保温热藏。

5. 将腊猪蹄和方竹笋装入小号瓦罐中，煲汤炉点火再次烧开，撒上葱花即可。

制作者： 刘波
北京合和红灯笼餐饮管理有限公司
三样菜行政总厨兼管理公司品控总监

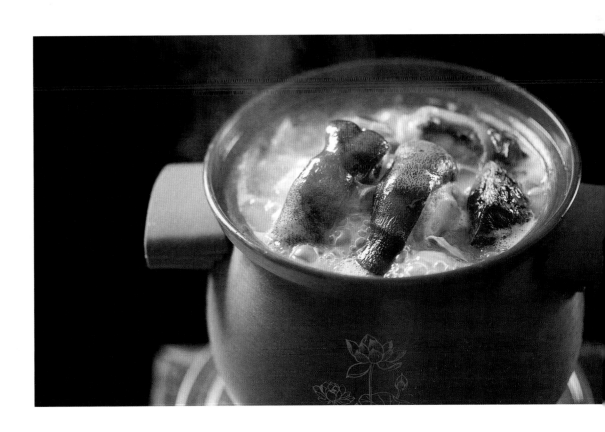

竹荪福袋养生盅

主　料： 土鸡块50克
　　　　干羊肚菌0.8克

调辅料： 干虫草花3克
　　　　松茸片8克
　　　　干竹荪3克
　　　　虾仁20克
　　　　枸杞2粒
　　　　盐0.5克
　　　　甜菜苗1棵
　　　　纯净水1000克

制作步骤：

1. 土鸡块漂洗干净，下纯净水烧沸去血沫。

2. 放小汤锅加纯净水180克，入蒸箱蒸3小时，取纱布过滤得清汤装炖盅。

3. 虾仁洗净打蓉，加盐调味装裱花带挤入竹荪内，两头用韭菜叶子扎紧烫熟。

4. 炖盅加洗净虫草花、羊肚菌、松茸片、枸杞蒸40分钟，放入烫熟酿好的竹荪，点缀甜菜苗即可。

制作者： 刘福灿
昆明学院旅游学院
烹饪与营养教育高技能人才引进教师

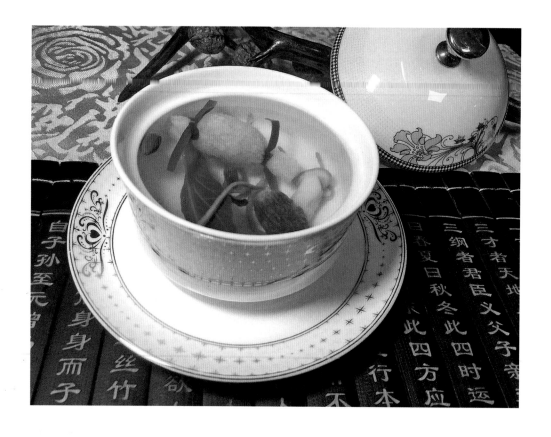

贡椒羊肉炖粉皮

主　料： 黑山羊肉600克

干红薯粉皮100克

调辅料： 湖南黄贡椒10克

自制贡椒酱40克

湖南黄姜25克

菜籽油100克

猪油50克

盐5克

鸡精8克

味精5克

白芷2克

羊骨汤1000克

制作步骤：

1. 将羊肉清洗干净，改刀切成块备用。

2. 红薯粉皮冲洗干净，泡水中变软，手撕成块备用。

3. 炒锅上火，倒入菜籽油、猪油加热，放入羊肉、黄姜、白芷翻炒出香味后，加入贡椒酱继续翻炒均匀，再放入羊骨汤和准备好的调料，调味后放入高压锅中压制8分钟。

4. 另起锅上火，将压好的羊肉倒入锅中，加入泡好的粉皮，炖至入味后装入砂锅中，点缀黄贡椒即可。

制作者： 张志刚

北京香山假日酒店品湘宴·湖南宁乡菜
总厨师长

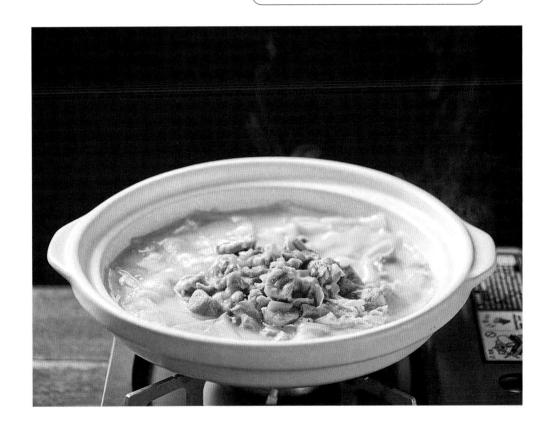

醉美人烩牛肉

主　料： 牛腩肉300克

小番茄200克

调辅料： 姜15克

葱5克

花椒2克

大料2克

香叶2克

烧焖鲜豉油20克

香油6克

红葡萄酒20克

蜂蜜30克

鸡粉6克

料酒10克

糖5克

话梅6个

老抽10克

味极鲜50克

调和油20克

制作步骤：

1. 小番茄用开水去皮，用红葡萄酒、蜂蜜、话梅、纯净水500克烧开冷凉后泡小番茄3小时。

2. 牛腩肉改长刀，冷锅沸水捞出。

3. 起锅放入调和油，姜、葱、大料、花椒、香叶煸香，牛肉放锅中，烹入料酒炒香，依次放入味极鲜、老抽王、烧焖鲜豉油、鸡粉、糖，倒入清水，烧焖90分钟，淋入香油，出锅。

4. 小番茄捞出装盘，牛肉放在番茄中间即可。

制作者： 樊继锋

山西君宸大酒店

厨师长

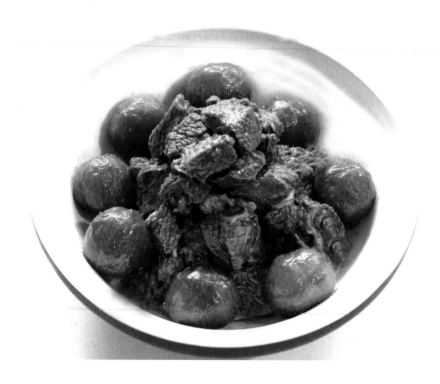

红煨湘之驴

主　料： 驴肉600克

湖南青笋80克

调辅料： 湖南黄姜50克

当归5克

菜籽油30克

猪油25克

辣妹子30克

泡椒酱15克

二汤300克

盐3克

鸡精5克

胡椒粉3克

蚝油2克

制作步骤：

1. 将驴肉清洗干净，放入高压锅中，加水、黄姜（30克）、当归（5克），压制20分钟。

2. 将炖好的驴肉放凉，改刀成片备用。

3. 将青笋洗净削皮，改刀成条，焯水备用。

4. 炒锅上火，倒入菜籽油、猪油，放入剩余黄姜、辣妹子、泡辣椒酱炒香，加入二汤烧开后，再放入驴肉和准备好的调料，调味后煨制入味，放入青笋条烧开，出锅装盘即可。

制作者： 张志刚

北京香山假日酒店品湘宴·湖南宁乡菜
总厨师长

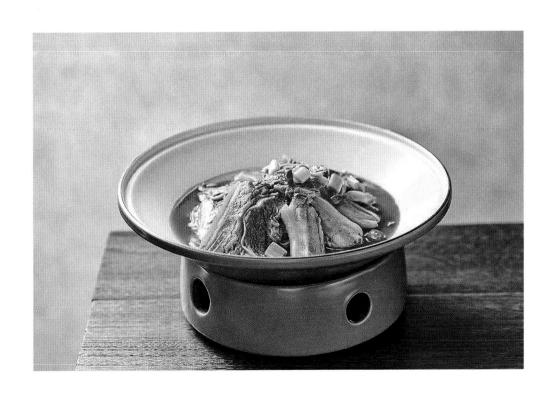

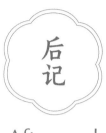

后记

Afterword

从提出"中华节气菜"概念，到推出"中华节气菜"制作，再到节气菜品结集出版，凝聚了许多人的智慧与心血。付梓在即，唯有感谢与感恩。

五年来，中华节气菜从无到有，从小到大，得到了益海嘉里金龙鱼粮油食品股份有限公司、天士力控股集团有限公司的一路相伴，得到了世界中餐业联合会国际中餐名厨专业委员会、世界中餐业联合会国际中餐青年名厨专业委员会的鼎力支持，正是他们给予的指导和帮助，开展了形式多样的主题活动和精彩纷呈的大赛，助力中华节气菜的推广和发展。

作为一本介绍中华节气菜的书籍，《中华节气菜作品选》旨在传承和弘扬中华饮食文化，展现二十四节气的丰富和多样性。收录在书中和没有收录在书中的节气菜作品，不仅以工匠精神展示了厨艺，每一道菜肴都反映了厨师们对于节气和传统文化的深厚情感和热爱之情。由于篇幅所限，不得不一次次地忍痛割爱，在此特别感谢未入选的制作者，本书得以顺利出版，同样凝聚着您的辛勤付出和汗水，每一个人都是传播中华节气菜独特魅力的践行者。

感谢本书出版过程中提供帮助的所有人。董振祥、屈浩、王海东和崇占明、闫囡一丝不苟地认真态度和无私的奉献，铭记在心；编辑、设计师、校对以及出版社领导的严谨细致的工作作风，为本书的顺利出版打下了坚实的基础，也为本书的推广和传播作出了重要贡献。

特别要感谢《餐饮世界》杂志所有读者的支持和关注。从节气菜品的设计和制作中，我们深深感受到中华饮食文化的深厚底蕴，了解到中华优秀传统文化对于自然和生命的敬畏和感恩之心，在一道道菜肴中，能够深切感受到其精神内核。同时，也为中华优秀传统文化的传承和发展注入了新的活力。

世界中餐业联合会、《餐饮世界》杂志社
2023年6月

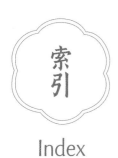

索引

Index

中华节气菜制作者（按姓氏首字母拼音排列）

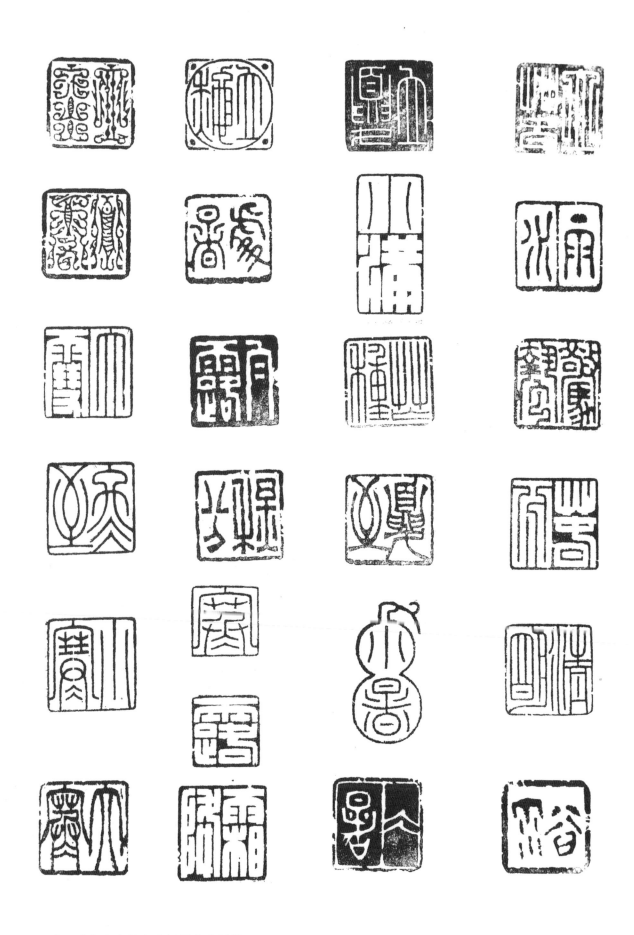

二十四节气印章均由董振祥先生提供